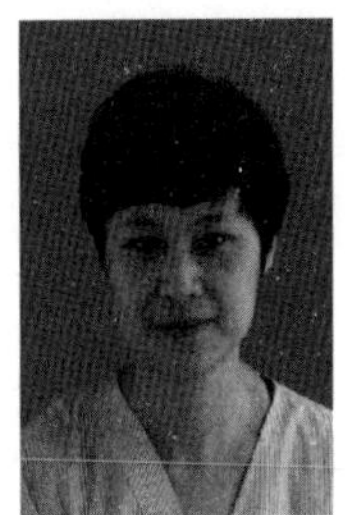

杜芹，四川省医学科学院·四川省人民医院副主任医师，口腔医学博士，硕士生导师。四川省海外高层次人才，四川省卫生健康委员会第十二批学术带头人后备人选，中华口腔医学会儿童口腔专业委员会委员，四川省口腔医学会儿童口腔专委会副主任委员，中华口腔医学会儿童口腔西南分会常委，四川省侨联青年协会委员，四川省预防保健医学会常委。主持及参与多项国家级、省部级基金项目。在中文核心期刊上发表论文数篇，在SCI期刊上发表论文4篇。

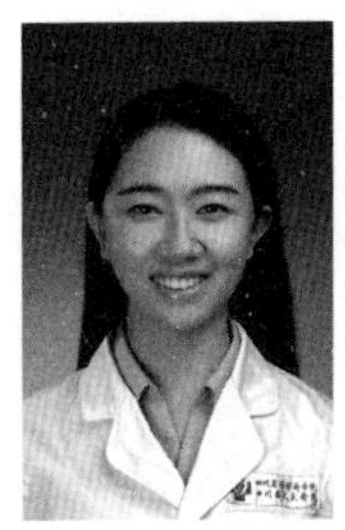

林木，四川省医学科学院·四川省人民医院主治医师，口腔医学博士。现任四川省口腔医学会儿童口腔青年委员、四川省黏膜专委会委员，参加国际和全国学术会议十数次，并作大会发言数次。长期从事儿童口腔病、牙体牙髓病及口腔黏膜病的临床医疗工作，年门诊口腔病例达6000人次以上，年互联网咨询病例达1300人次以上，每年独立带领团队开展儿童全麻舒适化治疗达50台次以上，门诊笑气镇静下舒适化治疗200人次以上，对治疗常见和疑难的儿童口腔疾病积累了丰富的诊治经验。参与编著《口腔黏膜病就医指南》（人民卫生出版社）。

儿童口腔疾病诊治与舒适化操作

杜　芹　林　木　主编

中国纺织出版社有限公司

图书在版编目（CIP）数据

儿童口腔疾病诊治与舒适化操作 / 杜芹，林木主编
.-- 北京：中国纺织出版社有限公司，2022.1
ISBN 978-7-5180-8777-8

Ⅰ.①儿… Ⅱ.①杜… ②林… Ⅲ.①小儿疾病—口腔疾病—诊疗 Ⅳ.① R788

中国版本图书馆 CIP 数据核字（2021）第 162865 号

责任编辑：樊雅莉　　责任校对：高　涵　　责任印制：王艳丽

中国纺织出版社有限公司出版发行
地址：北京市朝阳区百子湾东里 A407 号楼　邮政编码：100124
销售电话：010—67004422　传真：010—87155801
http: //www.c-textilep.com
中国纺织出版社天猫旗舰店
官方微博 http: //weibo.com/2119887771
三河市宏盛印务有限公司印刷　各地新华书店经销
2022 年 1 月第 1 版第 1 次印刷
开本：787×1092　1/16 印张：11.75
字数：264 千字　定价：78.00 元

编委会

主　编

杜　芹　林　木

副主编

罗世高　姜喜亮

编　委（按姓氏拼音排序）
杜　芹　四川省医学科学院·四川省人民医院
林　木　四川省医学科学院·四川省人民医院
罗世高　四川省医学科学院·四川省人民医院
姜喜亮　四川省医学科学院·四川省人民医院

前　言

随着国家的富强和人民生活水平的提高，广大家长逐渐意识到口腔健康是孩子茁壮成长的一个前提和保证。口腔健康不仅仅关乎孩子的牙齿健康、颜面美观、食物咀嚼效能，还关乎与全身健康密切相关的营养吸收、颌骨的发育，会影响孩子的一生。孩子的口腔健康仅靠儿童口腔医师是远远不够的，提高孩子的口腔健康水平需要儿童口腔医师、家长以及孩子三方的共同努力。

本书上篇主要讲述了儿童口腔常见疾病的诊治，包括儿童龋病、牙髓病、根尖周病、牙齿发育异常、牙外伤、牙周组织疾病和口腔黏膜病等常见儿童口腔疾病的诊断、处理原则及治疗方法，并对儿童时期错㿻畸形早期预防、预防性矫治以及早期生长控制等做了介绍。下篇讨论了儿童口腔舒适化操作相关内容，主要包括儿童常见就诊行为、非药物性舒适化操作、药物性舒适化操作以及特殊儿童口腔舒适化操作等内容。

在编写过程中，参编人员精心规划，认真编写，投入了大量的时间和精力，力求内容科学准确。但由于时间有限，书中难免有疏漏之处，敬请广大读者在使用过程中提出宝贵意见。

编　者

2021 年 7 月

目 录

上篇 儿童口腔疾病诊治

下篇 儿童口腔舒适化操作

上篇　儿童口腔疾病诊治

第一章　儿童牙体牙髓疾病

第一节　乳牙龋病

一、概述

龋病是在细菌为主的多因素作用下，牙齿无机物脱矿、有机物分解导致牙体硬组织发生慢性进行性破坏的一种疾病。乳牙龋病具有发病早、患病率高、龋蚀进展快等特点。儿童的乳牙在萌出后不久即可患龋，临床中最早见于6个月的儿童。

二、诊断

1. 病史

与喜欢进食含糖量高的食物及口腔卫生习惯差有关，浅龋、中龋时患儿多无不适感，深龋时可能出现一过性酸甜食物刺激痛，冷、热刺激痛，食物嵌塞痛等表现，无自发痛或夜间痛等症状。

2. 临床表现

乳牙龋病的好发牙位，以上颌乳切牙、下颌乳磨牙多见，其次是上颌乳磨牙、上颌乳尖牙，下颌乳尖牙和下颌乳切牙较少。

各年龄段的乳牙龋病发生部位有明显的特点。1～2岁时，主要发生于上颌乳前牙的唇面和邻面；3～4岁时，多发于乳磨牙𬌗面的窝沟；4～5岁时，好发于乳磨牙的邻面，且乳牙左右侧同名牙同时患龋的现象较为突出。

乳牙龋病的分类除了临床中常用的按龋蚀累及程度分为浅龋、中龋、深龋；按龋损是否原发分为原发龋和继发龋；按进展速度分为急性龋、慢性龋、静止龋以外，由于儿童牙齿的解剖和组织结构特点以及特殊的饮食习惯等，乳牙龋病还有一些特殊类型。

（1）低龄儿童龋（early childhood caries,ECC）：6岁以下儿童，只要在任何一颗乳牙上出现一个或一个以上的龋（无论是否成为龋洞）、失（因龋所致）、补牙面，即为低龄儿童龋。重度低龄儿童龋（severe early childhood caries,S-ECC），6岁以下儿童所患龋齿满足以下条件：3周岁或者更小年龄的儿童出现光滑面龋；或患儿口内dmfs ≥ 4（3岁），dmfs ≥ 5（4岁），dmfs ≥ 6（5岁）。

临床上，低龄儿童龋患牙在儿童2～3岁或4岁时具有典型的特征。较早的龋患首先涉及上颌乳前牙，以后逐渐波及上下颌第一乳磨牙、下颌乳尖牙，而下颌乳切牙常不受影响，这点可与猖獗龋（俗称猛性龋）相鉴别。

（2）喂养龋：是ECC的一种，主要由于不良的喂养习惯所致。不良的喂养习惯包括含奶瓶入睡、牙齿萌出后喂夜奶、延长母乳或奶瓶喂养时间、过多饮用含糖饮料等。喂养龋在临床中常表现为环状龋。即乳前牙唇面、邻面龋较快发展成围绕牙冠的广泛性的环形龋，呈卷脱状，多见于冠中 1/3 至颈 1/3 处，有时切缘残留少许正常的釉质、牙本质。环状龋主要根据龋临床表现为环绕牙齿的环状这一特点而命名。

（3）猖獗龋：突然发生、涉及牙位广泛，迅速形成龋洞，早期波及牙髓，且常发生在不易患龋的牙位和牙面上，如下颌乳前牙的唇面和近切端部位，这点可与低龄儿童龋相鉴别。猖獗龋多发生于喜食糖果、含糖量高的糕点或饮料而又不注意口腔卫生的幼儿，严重的乳牙釉质发育不全也是导致猖獗龋的重要病因，也见于因头颈部肿瘤放疗或其他疾病导致唾液腺被破坏，唾液量分泌下降的患儿。

另外，儿童龋病也可按照国际龋病检测与评估系统（international caries detection and assessment system,ICDAS）进行分级。

0 级：健康牙，在牙面干燥的情况下观察，无因龋所致的釉质白垩色改变可有非龋性牙体疾病，如氟牙症、釉质发育不全、内源性和外源性着色、生理性磨耗、磨损、酸蚀。

1 级：牙面湿润时观察，无龋源性釉质色泽改变，吹干牙面 5 秒后可见白垩色或棕色的早期釉质龋。无论牙面干燥或湿润，龋源性釉质改变仅局限于窝沟点隙底部，无扩展。

2 级：湿润的牙面即可见龋源性釉质白垩色或棕色改变，吹干牙面 5 秒后仍可见釉质色泽改变，范围超过正常窝沟点隙。

3 级：牙面湿润时可见龋导致的局部釉质崩解，表面不连续，窝沟点隙处可见棕色洞壁，无牙本质暴露。对于继发龋，修复体边缘与牙面之间有小于 0.5mm 的龋洞，或透过釉质表面可见牙本质龋坏的黑色暗影。

4 级：牙面湿润时可见釉质下牙本质暗影，无牙本质暴露。

5 级：CPI 探针可探及明显龋洞并伴有牙本质暴露，对于继发龋，在修复体边缘与牙面之间有大于 0.5mm 的龋洞。

6 级：伴有牙本质暴露的大面积龋坏，近髓。

三、鉴别诊断

乳牙龋病在临床诊断时需与以下几种疾病相鉴别。

（1）乳牙慢性牙髓炎：乳牙深龋和无症状的乳牙慢性牙髓炎在临床上较难鉴别，应尽可能收集病史、临床症状和体征，包括影像学检查来予以鉴别。乳牙慢性牙髓炎可有激发痛、自发痛病史，乳牙深龋可有咀嚼时的食物嵌塞痛，但无自发痛病史。乳牙慢性牙髓炎 X 线片可出现根分歧暗影，乳牙深龋影像学检查均为阴性体征。

（2）牙齿外源性着色：外源性色素（口服补铁糖浆或中药等）沉积或附着在牙齿表面所形成。无牙体硬组织缺损，无任何自觉症状和阳性体征。

（3）釉质发育不全：釉质在发育过程中，受到某些全身性或局部性因素的影响而出现的釉质结构异常。主要表现为牙齿变色，呈白垩色或黄褐色；点状缺陷、带状或窝沟状的凹陷或大面积釉质缺陷，质硬；病损与周围牙体组织界限清晰，纹线与生长发育线相吻合，成组或对称分布。

（4）酸蚀症：非细菌产生的机体内源性或外源性化学酸性物质引起的牙体硬组织浅

层慢性病理性丧失。婴幼儿、青少年群体长期饮用、摄入过多的碳酸类饮料又不注意防护的情况下，容易患上此类疾病。主要表现为上颌前牙唇面、后牙颊面等光滑面的自洁区出现大而浅的凹陷。

四、治疗

1. 治疗原则

乳牙龋齿的治疗目的是终止龋的发展，保护牙髓的正常活力，避免因龋而引起的牙髓病及根尖周病，恢复牙体的外形和功能，维持乳牙列的完整。

2. 治疗方法

（1）药物治疗：也称为非手术治疗。药物治疗主要是使用再矿化制剂。主要适用于龋损面广泛的浅龋或剥脱状的环状龋。

（2）充填治疗：去除龋蚀的病变组织、制备洞形，用适当的口腔科材料充填、恢复其牙体外形。常用的充填材料有玻璃离子水门汀、聚合体、光固化复合树脂等。

（3）前牙树脂冠套修复：乳前牙Ⅳ类洞，或环状龋所致广泛性龋，用复合树脂充填联合合适的透明冠套进行修复，可达到满意的效果。

（4）乳磨牙金属预成冠修复：多用于乳磨牙牙体大面积缺损的修复或作为间隙保持器的固位体。

第二节　年轻恒牙龋病

一、概述

年轻恒牙是指已萌出，在形态和结构上尚未形成和成熟的恒牙。年轻恒牙牙体硬组织矿化程度比成熟恒牙釉质差，萌出约 2 年才能完成进一步矿化，在新生牙齿萌出的 2 年内易患龋。年轻恒牙龋的好发部位依次为第一、第二恒磨牙𬌗面，邻面（上颌腭面和下颌颊面），上颌中切牙邻面。

二、诊断

1. 病史

与喜欢进食含糖量高的食物及口腔卫生习惯差有关，乳牙的高龋风险可增加混合牙列和恒牙列的患龋风险。因此，混合牙列的儿童在治疗乳牙龋病的同时，应常规检查年轻恒牙有无患龋，一旦发现有龋，应及时治疗。

2. 临床表现

年轻恒牙龋的分类和成熟恒牙相同，临床中一般根据龋损破坏的深度分为浅龋、中龋和深龋；根据龋损是否原发分为原发龋、继发龋。但因年轻恒牙具有牙体硬组织硬度比成熟恒牙差，龋齿多为急性，牙本质小管粗大，髓腔又近牙齿表面，牙髓易受外来刺激等特点，所以其临床表现与乳牙龋和成熟恒牙龋不同。

（1）乳牙列为高龋风险的儿童新萌年轻恒牙容易发生龋坏，如远中尚有部分龈瓣附着的新萌第一恒磨牙常可见𬌗面近中出现白垩色改变。

（2）年轻恒牙龋病进展迅速，临床中多为颜色较浅的湿性龋表现。

（3）年轻恒牙中龋及深龋的临床自觉症状明显重于乳牙龋和成熟恒牙龋，可有明显的冷、热刺激痛，食物嵌塞痛，去除刺激后疼痛迅速消失。

（4）隐匿性龋多见。

三、鉴别诊断

年轻恒牙龋病在临床诊断中主要与釉质发育不全、酸蚀症、氟牙症相鉴别。

1. 釉质发育不全

同乳牙龋病鉴别诊断中与釉质发育不全的鉴别。

2. 酸蚀症

同乳牙龋病鉴别诊断中与酸蚀症的鉴别。

3. 氟牙症

氟牙症，是由于牙发育期间摄取过多氟，造成釉质表现白垩色横纹或斑状，多数显现黄褐色变，重症合并有牙体硬组织的凹陷缺损。斑块呈散在云雾状，界限不清，发病部位遵循牙发育矿化规律，累及牙尖、牙嵴、光滑面的自洁区。而龋病发生的好发部位为点隙裂沟内、唇颊面牙颈部。

四、治疗

1. 治疗原则

无痛、微创、护髓，尽可能恢复牙体外形，预防继发龋的发生。

（1）年轻恒牙牙体硬组织硬度比成熟恒牙差，弹性、抗压力等较低，备洞时应减速切削，减少釉质裂纹。

（2）年轻恒牙因髓腔大、髓角高，龋坏多为急性，去腐多采用低速手机，备洞时应避免意外穿髓。

（3）护髓：去腐备洞过程中及充填修复时需要保护牙髓，注意无痛操作，波及牙本质中层以下深度时应注意护髓，同时选择合适的充填材料。

2. 治疗方法

基本同于成熟恒牙龋的治疗，更强调恢复牙体外形和降低患儿的患龋风险，防止继发龋的发生。

（1）窝沟早期釉质龋（白垩色改变尚未破坏釉质表面完整性）可采用窝沟封闭术；光滑面早期龋（白垩色斑）可采用局部应用氟化物等制剂的再矿化治疗。

（2）小面积的年轻恒牙窝沟龋制备洞形时不推荐进行预防性扩展，而提倡用预防性树脂充填术进行治疗。

（3）当年轻恒磨牙萌出不全，远中尚有龈瓣覆盖部分牙冠时发生龋齿的患牙，如果龋坏波及龈瓣下，需推开或去除龈瓣，去腐备洞，进行充填；如果龋坏边缘与龈边缘平齐，可去腐备洞后进行玻璃离子水门汀暂时充填，待完全萌出后，进一步永久充填修复。

（4）磨牙和前磨牙龋损可选用光固化复合树脂、聚合体或树脂嵌体修复。

（5）前牙龋损多用光固化复合树脂或聚合体材料行前牙美容修复术。

第三节　儿童牙髓病

牙髓病根据临床表现可分为可复性牙髓炎、急性牙髓炎、慢性牙髓炎和牙髓坏死。牙髓炎在乳牙和年轻恒牙有各自的临床表现和治疗方法，而且都需要与根尖周炎症鉴别。

一、乳牙牙髓病

（一）乳牙急性牙髓炎

乳牙急性牙髓炎主要为龋齿未及时治疗，侵入牙髓，使牙髓发生炎症反应，多是由慢性牙髓炎急性发作而来。

1. 症状

起病急，疼痛剧烈为主要症状。

2. 体征

（1）表现为自发性痛、阵发性加重。

（2）夜间痛剧烈，影响睡眠。

（3）疼痛不能定位，不能指出明确的患牙位置。

（4）冷、热刺激都会引起和加剧疼痛。炎症晚期牙髓坏死、化脓时，典型的症状为冷的刺激可能使疼痛缓解，而热的刺激会使疼痛加剧，这是由于牙髓组织坏死产生的气体热胀冷缩的缘故。

（5）检查可以发现深龋或充填体存在，探诊疼痛（+）。

（6）叩诊多无明显不适，晚期可以有轻度叩痛（+）。

3. 治疗

可采用乳牙根管治疗。

（1）急性期：开髓引流，缓解疼痛。开髓时通常可见牙髓出血明显。

（2）乳牙牙髓切断术：适于乳牙部分冠髓牙髓炎。

（3）乳牙根管治疗：用于乳牙牙髓炎症波及根髓；乳牙牙髓坏死。

（二）乳牙慢性牙髓炎

乳牙慢性牙髓炎是儿童临床最常见的一类牙髓炎，多是由深龋发展而来。可表现为慢性闭锁性牙髓炎、慢性溃疡性牙髓炎和慢性增生性牙髓炎 3 种类型。

1. 临床表现

症状很不典型，多数无明显疼痛。

（1）慢性闭锁性牙髓炎。

1）没有明显的自发痛，间或有钝痛。

2）当牙髓部分或全部化脓或坏死时，对热刺激敏感。

3）检查发现深龋洞，牙髓没有穿通。

4）后期容易出现急性发作。

5）需与深龋鉴别，后者无自发疼痛，仅有刺激疼，刺激去除后疼痛随即消失。

（2）慢性溃疡性牙髓炎。

1）牙髓已露出，表面形成溃疡。

2）温度刺激或食物嵌入龋洞时有剧痛，刺激去掉后疼痛持续一段时间，方可逐渐缓解。

3）儿童的乳磨牙患这种类型牙髓炎的较多见。

（3）慢性增生性牙髓炎。

1）无自发痛。

2）髓已经暴露，牙冠一般破坏较广泛，牙髓组织向龋洞内增生，形成息肉。

3）有触痛，易出血。

4）有时牙齿有轻微叩痛。

2. 治疗

乳牙牙髓切断术或乳牙根管治疗。

（三）乳牙牙髓坏死

乳牙牙髓坏死多由牙髓炎发展或牙外伤导致。

1. 症状

（1）一般无疼痛症状。

（2）有牙髓炎或牙外伤史。

（3）如果部分牙髓坏死，也可以表现为牙髓炎症状。

2. 体征

（1）检查牙齿变色，黯灰色或黑色，是牙髓坏死组织分解产物渗入牙本质小管的结果。

（2）龋源性所致牙髓坏死开髓时多有恶臭味。

二、年轻恒牙牙髓病

（一）年轻恒牙可复性牙髓炎

可复性牙髓炎是牙髓炎的早期阶段，此阶段去除病原刺激因素，经过治疗，炎症可以得到控制，牙髓恢复正常。

1. 诊断

（1）患牙无自发疼痛。

（2）受冷、热、酸、甜刺激时，出现瞬间疼痛，刺激去除后疼痛随即消失。

（3）检查可见深龋洞或有牙外伤缺损，探诊敏感，未露髓。

（4）咬合翼X线检查显示透射区达牙本质深层。

2. 鉴别诊断

深龋：有时较难鉴别，深龋也可表现为刺激痛，疼痛稍轻微，刺激去除后疼痛消失更快。

3. 治疗

（1）去除腐质或局部刺激因素，洞底氢氧化钙间接盖髓，氧化锌丁香油暂封。

（2）观察2周，未出现疼痛等不适症状，更换复合树脂或嵌体等永久充填材料。

（二）年轻恒牙不可复性牙髓炎

不可复性牙髓炎指牙髓发生明显的严重性病变，包括急性牙髓炎和慢性牙髓炎。

1. 诊断

（1）急性牙髓炎。

1）自发性疼痛。早期持续时间短，晚期持续时间长。

2）冷、热等温度刺激诱发或加重疼痛。

3）夜间疼痛加重时影响睡眠。

4）检查可发现深龋洞，探痛明显。

5）叩诊可以出现敏感。

6）X 线片显示龋病变接近或深达髓腔，根尖周组织基本正常。

（2）慢性牙髓炎。

1）疼痛特点不典型，无明显的自发疼痛。

2）温度刺激有时会引起疼痛，刺激去除后疼痛持续一段时间才能缓解。

3）慢性溃疡性牙髓炎：探诊检查时可探及穿髓孔，有疼痛感，或溢出脓血性渗出物。

4）慢性增生性牙髓炎：探诊检查牙髓暴露，增生的牙髓形成较大的息肉，充满整个龋洞，触之易出血。

5）慢性闭锁性牙髓炎：探诊牙髓未暴露。由于年轻恒牙牙体组织薄，钙化度低，龋齿进展快，很容易穿透牙髓，故此类型较少见。

6）X 线片显示龋病变深达髓腔，根尖周可见根尖周膜增宽或骨小梁致密影像。

2. 鉴别诊断

（1）牙龈息肉：与慢性增生性牙髓炎鉴别。用探针探查息肉的蒂部可查明息肉的来源，X 线片可协助诊断。

（2）深龋：与慢性闭锁性牙髓炎鉴别。深龋无自发痛，温度刺激痛，刺激去除后疼痛立即消失。

3. 治疗

原则上尽量保存活髓组织，如不能保存全部活髓组织，尽量保存根部活髓组织；如不能保存根部活髓组织，尽量保存根尖乳头，保存患牙。

（1）急性牙髓炎。

1）开髓引流。

2）待急性症状消除，行牙髓摘除术。

3）因根尖大部分未发育完成，需做根尖诱导成形术。

4）定期复查，待根尖发育完成，改做常规根管充填术。

（2）慢性牙髓炎。

1）早期炎症局限在冠髓的患牙，可以做活髓切断术。

2）炎症已波及根髓的牙齿，行牙髓摘除术及根尖诱导成形术。

3）如果慢性闭锁性牙髓炎与深龋鉴别诊断困难，可以先行氢氧化钙间接盖髓，观察 2 周。如无症状，做永久充填；如出现疼痛、肿胀等症状，改做牙髓摘除术及根尖诱导成形术。

第四节　儿童根尖周病

根尖周炎是指发生在牙根尖周围或根分歧部位牙骨质、牙周膜及牙槽骨等组织的炎症性疾病。儿童的根尖周炎大多是由龋齿继发牙髓感染，扩散到根尖区所引起的，部分牙齿外伤造成牙髓坏死、感染可导致根尖周炎。根尖周炎根据临床表现分为急性炎症和慢性炎症。

一、乳牙根尖周病

乳牙根尖周病是指炎症发生在乳牙根分歧周围及根尖周围的牙周膜、牙槽骨及牙骨质的一种疾病，多数由牙髓炎发展造成。由于乳牙髓室底薄，副根管多，因此牙髓感染很容易通过髓室底进入根分歧下方的牙槽骨，并成为乳牙特有的常见根尖周病类型。

（一）乳牙急性根尖周炎

乳牙急性根尖周炎主要是慢性根尖周炎急性发作而来，牙外伤及不当牙髓治疗也可能导致急性根尖周炎。

1. 诊断

（1）症状。

1）突然出现较剧烈的牙齿自发性疼痛。

2）咬合痛，影响进食。

3）严重者可伴有牙龈或面部肿胀。

4）有时伴有发热、白细胞（WBC）增多、下颌下淋巴结肿大等全身症状。

（2）体征。

1）检查患牙可见患牙深龋洞、牙齿发育异常及旧充填物等。

2）牙齿变黯黑色，失去光泽。

3）患牙牙根相应部位黏膜充血、肿胀、压痛或出现波动感。

4）牙齿松动，叩痛明显。

5）颌面相应部位软组织肿胀。

6）X线片显示患牙根尖周牙槽骨破坏的阴影。

（3）急性根尖周炎在排脓后，症状逐渐缓解，可转为慢性。急性根尖周炎化脓期的排脓途径有以下几种。

1）穿透唇、颊侧骨壁排到口腔前庭。①形成黏膜下脓肿，溃破后留有瘘道。由于颊侧骨壁薄，这种排脓途径在幼儿多见。②如果排脓在根尖区深部，上颌容易形成眶下蜂窝织炎，下颌容易形成颌下蜂窝织炎，并可能穿透面部皮肤形成皮瘘；上颌皮瘘多在眶下，下颌皮瘘多在下颌骨下缘处。幼儿上颌乳尖牙和乳磨牙根尖深部感染容易引起眶下蜂窝织炎。上颌切牙根尖脓肿常导致上唇肿胀。

2）穿透舌侧骨壁排脓到固有口腔内：上牙可形成腭脓肿，下后牙可形成舌侧脓肿。幼儿由于舌侧骨壁较成年人为薄，乳牙可见此种情况。

3）脓液沿牙周膜从牙龈沟排出：乳磨牙极易由此通路排脓，临床常被误认为是牙周脓肿而不做根管引流，应特别注意。

4）脓液通过根管从龋洞排出：最好的排脓通道。乳牙和年轻恒牙深龋进展较快，特别是乳牙，常自动穿透洞底由根管排脓。

5）向上颌窦内排脓：多发生在低位上颌窦，小儿少见。

2. 治疗

（1）牙髓开放，拔髓，清除感染牙髓，建立根管引流。

（2）已经形成黏膜下脓肿，可触及波动感时，需做局麻下切开引流。

（3）静脉滴注或口服抗生素抗感染。

（4）急性炎症缓解后，根据牙根发育情况进行根管治疗。

（二）乳牙慢性根尖周炎

乳牙慢性根尖周炎主要由牙髓炎或牙外伤发展而来。

1. 诊断

（1）症状。

1）通常无明显自觉症状，偶有咬合痛。

2）有的患儿出现患牙牙龈反复肿胀、流脓。

（2）体征。

1）检查患牙可见深龋洞、牙齿发育异常及旧充填物等。

2）牙齿变黯黑色，失去光泽。

3）患牙牙根相应部位黏膜可见脓肿或瘘管。

4）牙齿可有松动，有时出现叩痛或叩诊不适感。

5）X 线片显示患牙根尖周或根分歧下方牙周骨板及牙槽骨破坏的病变区。

2. 治疗

（1）根管治疗术：去除根管内的感染牙髓组织，根管预备，使用可吸收材料根管充填，牙体复合树脂修复或冠修复。

（2）脓肿或瘘管引流，局部上药，常用的药物有碘甘油等。

（3）龋坏严重无法保留，或根尖病变波及恒牙胚的牙齿，应及时拔除。

（4）根管治疗的牙齿应每 3 ～ 6 个月定期检查。

二、年轻恒牙根尖周炎

（一）年轻恒牙急性根尖周炎

可以是根尖周炎的初期，也可以由慢性根尖周炎急性发作、牙外伤及不当牙髓治疗造成。

1. 诊断

（1）症状。

1）突然出现牙齿自发性疼痛，严重时持续跳痛。

2）自觉牙齿伸长，咬合痛，影响进食。

3）严重者可伴有牙龈及面部肿胀。

4）可以伴有发热、WBC 增多、下颌下淋巴结肿大等全身症状。

（2）体征。

1）检查患牙可见深龋洞、牙齿发育异常如畸形舌侧窝、畸形中央尖折断、外伤史及旧充填物等。

2）牙齿变黯黑色，失去光泽。

3）患牙牙根相应部位黏膜充血、肿胀、压痛或出现波动感。

4）牙齿可有松动，叩痛明显。

5）颌面相应部位软组织肿胀。

6）X 线片显示患牙根尖周牙槽骨破坏的阴影。

7）牙髓活力测试阴性。但需注意年轻恒牙牙髓活力测试结果受到多种因素的影响，仅供参考。

2. 治疗

（1）牙髓开放，拔髓，清除感染牙髓，建立根管引流。

（2）已经形成黏膜下脓肿，可触及波动感时，需做局麻下切开引流。

（3）静脉滴注或口服抗生素抗感染。

（4）急性炎症缓解后，根据牙根发育情况进行咬合诱导形成术或根管充填术。

（二）年轻恒牙慢性根尖周炎

1. 诊断

（1）症状。

1）通常无明显自觉症状，有时咬合不适感。

2）有时出现患牙牙龈瘘管或皮肤瘘管，反复溢脓。

（2）体征。

1）检查患牙可见深龋洞、牙齿发育异常及旧充填物等。

2）牙齿变黯黑色，失去光泽。

3）患牙牙根相应部位黏膜可见脓肿或瘘管。下颌前牙的根尖周脓肿可以穿透颏部皮肤形成颏瘘，下颌磨牙的根尖脓肿可以穿透颊部皮肤形成颊瘘或颌下皮瘘。

4）牙齿可有松动，有时出现叩痛或叩诊不适感。

5）温度试验及牙髓活力测试无反应。

6）X 线片显示患牙根尖周牙周骨板消失及牙槽骨破坏的病变区。

2. 治疗

（1）根尖诱导形成术：去除根管内的感染牙髓组织，根管预备，Vitapex 根管充填。

（2）脓肿或瘘管引流，局部用药，常用的药物有碘甘油等。

（3）皮瘘需要局麻下手术搔刮。

（4）龋坏严重无法保留，或根尖病变波及恒牙胚的牙齿，应及时拔除。

（5）每 3 ～ 6 个月定期检查，观察根尖发育情况。待根尖发育完成，做常规根管充填术。

第五节　牙异常

牙异常可分为牙齿数目异常、牙齿结构异常、牙齿形态异常和牙齿萌出与脱落异常四类。

一、牙齿数目异常

牙齿数目异常表现为牙齿数目不足或牙齿数目过多。

（一）牙齿数目不足

牙齿数目不足又称先天缺牙，按照缺失牙的数目，可分为个别牙缺失、多数牙缺失和先天无牙症。按照与全身疾病的关系，先天缺牙又可分为单纯型先天缺牙和伴综合征型先天缺牙。常见的伴综合征型先天缺牙有外胚叶发育不全综合征、Reiger 综合征等。

个别牙缺失的病因尚未明确，多数牙缺失多认为与遗传因素有关。

1. 症状

（1）个别或部分牙齿先天缺失。可发生在乳牙列和恒牙列，恒牙较乳牙多见。除第三磨牙外，最常见的缺牙是下颌第二双尖牙、上颌侧切牙、上颌第二双尖牙和下颌切牙。缺失牙不多时，无自主症状，较大间隙会影响美观。

（2）先天性无牙症者，咀嚼困难，影响美观。

2. 体征

（1）比正常牙齿数目少，出现牙齿散在间隙或咬合异常。

（2）伴综合征型先天缺牙、无牙症患者常伴有全身症状，如先天性外胚叶发育不全综合征，可伴有智力低下、皮肤干燥多皱纹、毛发稀疏、指甲发育不良、少汗或无汗及不能耐受高热。

（3）全口无牙者，无牙部位缺乏牙槽嵴，面部下 1/3 较短。

（4）常规拍摄曲面体层 X 线检查以确定缺失牙的数目。

3. 治疗

（1）缺失牙数量少，对咀嚼功能和美观影响不大时，可以不处理。

（2）多数牙先天缺失为了恢复咀嚼功能，促进颌面骨骼和肌肉的发育，可做活动性义齿修复体。

（3）修复体必须随患儿牙骀的生长发育和年龄的增长及时更换，待成年后再考虑永久性修复。

（二）牙齿数目过多

牙齿数目过多常称为多生牙。多生牙又称额外牙，是指超过正常牙数以外的牙齿。多生牙的病因至今仍未明确。

1. 症状

（1）萌出的牙齿形状异常，或口腔内牙齿数目较正常牙齿数目多。

（2）正常牙齿不能萌出，或牙列拥挤影响美观。

2. 体征

（1）多生牙可发生于颌骨的任何部位，最常见于上颌前牙区，可出现 1 个或多个多生牙。

（2）多生牙占据正常牙位，常导致正常恒牙发育和萌出障碍，表现为恒牙迟萌或阻生，乳牙滞留、邻牙扭转倾斜。

（3）多生牙的形态变异很多，多数呈较小的圆锥形、圆柱形、三棱柱形，其次为数尖融合型、结节型，也有与正常牙形态相似的。

（4）约 20% 的多生牙埋伏于颌骨内不能萌出。

（5）临床发现或怀疑有多生牙时，需要拍摄X线片明确诊断，并确定多生牙的数目和位置。常用的X线片有根尖片、全口牙位曲面体层X线片和CBCT。

3. 治疗

（1）萌出的多生牙应及时拔除，以利于邻近恒牙的顺利萌出并减少恒牙错位。

（2）对埋伏的多生牙，如果影响恒牙胚的发育、萌出和排列，应尽早拔除，术中要避免损伤恒牙胚。

（3）如果埋伏的多生牙位置较深，不影响恒牙胚的发育，可以暂时不处理。需定期复查，如果发生囊性变，则及时手术摘除。

二、牙齿结构异常

牙齿结构异常是反映在牙齿发育期间，机体的营养、代谢、严重全身性疾患等都能影响发育中的牙齿组织，造成发育不良，留下永久性的缺陷或痕迹。临床表现常为釉质发育不全、牙本质发育不全、氟牙症和先天梅毒牙等。

（一）釉质发育不全

釉质发育不全是牙釉质在发育过程中，受到某些全身性或局部性因素的影响而出现的釉质结构异常。全身性因素包括维生素和钙磷的缺乏、代谢障碍、佝偻病、手足搐搦症、内分泌病和高热等。乳牙根尖感染影响恒牙胚发育，导致恒牙釉质发育不全的局部因素。此外，还可能与遗传因素有关。

1. 症状

（1）发生在前牙影响美观，多数无自觉症状。

（2）并发龋齿时，可出现相应症状。

2. 体征

（1）出现在同一时期发育的牙齿，左右同名牙对称牙釉质颜色或结构发生改变。

（2）轻症：釉质形态正常，无实质缺损，牙面横纹明显，釉质呈白垩色且不透明，表面疏松粗糙，易于着色。

（3）重症：釉质有实质缺损，表面呈带状、窝状，严重者整个牙而呈蜂窝状，甚至无釉质覆盖。

3. 治疗

（1）轻症可不处理，主要注意保持口腔卫生。

（2）重症可做复合树脂修复、贴面或瓷冠修复。

（3）并发龋齿应及时进行充填治疗。

（二）遗传性牙本质发育不全

遗传性牙本质发育不全是一种常染色体显性遗传疾病。可以在一个家族的几代人中连续出现，男女都可患病。

1. 症状

（1）牙齿萌出时即可发现颜色或结构异常，全口牙齿颜色异常影响美观，一般无自觉症状。

（2）全口牙齿磨损明显，影响咀嚼功能。

2. 体征

（1）乳牙和恒牙均可发生，乳牙的病损表现更严重。

（2）主要表现为牙本质病损，牙釉质基本正常，全口牙呈半透明的灰蓝色、棕黄或棕红色，或琥珀色。

（3）全口牙齿磨损明显，牙齿萌出不久，切缘或殆面釉质因咀嚼而磨耗或剥离，牙冠变短，牙本质没有小管。

（4）临床可分为三个亚型。

1）Ⅰ型牙本质发育不全：伴有骨骼发育不全，身材矮小和骨质疏松，易发生骨折和骨关节畸形。部分患者巩膜蓝染，进行性听力丧失。

2）Ⅱ型牙本质发育不全：又称遗传性乳光牙本质，不伴有骨质发育不全的表现。

3）Ⅲ型牙本质发育不全：牙齿空壳状和多发性露髓，牙本质很薄，极易磨损后露出髓腔而发生根尖周炎症。

3. X 线检查

（1）Ⅰ型和Ⅱ型牙齿变化基本相同，X 线片显示牙髓腔狭小或完全没有髓腔，牙根短小。

（2）Ⅲ型牙本质发育不全：X 线片显示牙本质很薄，牙根发育不足，在釉质和牙骨质处有一层很薄的牙本质，宛如空壳。

4. 治疗

（1）原则是防止牙齿过度磨耗，维持牙齿功能，改善美观。

（2）乳牙Ⅰ型和Ⅱ型牙本质发育不全，没有症状时可暂不治疗。

（3）牙冠外形明显异常时，后牙可以全冠修复，前牙可采用树脂贴面修复。

（4）出现牙髓炎及根尖周炎时，需做相应的根管治疗。

（三）氟牙症

氟牙症又称斑釉或氟斑牙，是一种特殊类型的釉质发育不全，也是一种地方性的慢性氟中毒症状。氟是人体必要的元素之一，但过多则会引起中毒。氟牙症主要原因是在牙齿发育期摄入过多的氟，损害了牙胚的成釉细胞，使釉质的形成和矿化发生障碍，导致釉质发育不全。氟主要来源于饮水和周围环境。7 岁前有高氟地区生活史。

1. 症状

（1）多数牙呈白垩色，影响美观，一般无自觉症状。

（2）并发龋齿时，可出现相应症状。

2. 体征

（1）主要发生于恒牙，乳牙因有胎盘屏障很少受累。

（2）同一时期发育的牙齿，牙釉质表面呈现白垩色状、黄褐色斑块或牙冠完全呈黄褐色或褐色。轻者釉质表面凹凸不平，严重者可伴有釉质发育不全、釉质剥落。

（3）临床根据牙齿受累程度分为三种类型。

1）轻度：牙齿表面 1/2 以下有白垩状斑块，可有少量散在的浅表凹陷，探诊坚硬。

2）中度：牙齿表面超过 1/2 有黄褐色或棕色斑块。

3）重度：全口牙的整个牙面出现白垩或黄褐色斑块，同时伴有缺损，如蜂窝状失去正常牙齿形态。

（4）重症患者可伴有氟骨症，即全身骨质变化，关节疼痛，背驼腰弯，甚至瘫痪。

3. 治疗

（1）仅有着色无缺损者，可以选择漂白脱色。

（2）有缺损者，可以采用釉质微量磨除，树脂修复。

（3）重度患者可以用贴面修复或全冠修复。

4. 预防

氟斑牙根本在于预防。主要措施是改换含氟低的饮用水源，提高饮用水的质量和改善高氟环境。

（四）先天梅毒牙

先天梅毒牙是指在胚胎发育后期和出生后一年内牙胚受到梅毒螺旋体侵害而造成的牙釉质和牙本质发育不全。母亲感染梅毒后，梅毒螺旋体导致胎儿发生梅毒性炎症，引起牙齿发育障碍。

1. 症状

牙齿形状异常，一般无自觉症状。

2. 体征

（1）主要表现上中切牙半圆形或桶状，切缘窄且中央有半月形凹陷。

（2）第一恒磨牙呈现桑葚状或花蕾状。

（3）可能伴有听力或视力障碍。

3. 检查

患者梅毒血清康－瓦反应阳性。双亲之一有梅毒病史。

4. 治疗

对形态异常的牙齿可采用复合树脂修复、嵌体修复或全冠修复。

5. 预防

重点是预防，患有梅毒的母亲在妊娠 4 个月内用抗生素进行抗梅毒治疗，可以预防婴儿先天梅毒的发生。

（五）萌出前牙冠内病损

萌出前牙冠内病损是指尚未萌出或部分萌出的恒牙牙冠缺陷。病因尚不清楚，可能与乳牙的根尖炎症、牙本质发育异常或吸收有关。

1. 诊断

（1）通常为单发，偶有两颗以上牙齿发生病损，好发于第一和第二恒磨牙。

（2）一般无明显自觉症状。

（3）通常在 X 线片上偶然发现尚未萌出或部分萌出的恒牙牙冠部牙本质内透影区，有时出现根尖病变。

（4）外科切开后看见牙冠内有黄褐色软化组织。

2. 治疗

（1）治疗原则与龋齿治疗基本相同。

（2）早期发现时要注意观察 X 线片，确定病损是进展性还是静止性，如果是进展性病损，早期外科手术暴露充填，避免影响牙髓。

（3）静止性病损可以观察，定期复查，待患牙萌出再治疗。

三、牙齿形态异常

牙齿形态异常是由于受到遗传因素和环境因素的影响导致的牙齿形态变异。常见的牙齿形态异常有：锥形牙、弯曲牙、双牙畸形、畸形中央尖、畸形舌窝、畸形舌尖、过大牙、过小牙等。

（一）过大牙

过大牙指牙齿的形态正常，但体积明显大于正常牙齿。个别牙过大病因尚不清楚，可能与遗传和环境等因素有关。普遍性牙过大常与脑垂体功能亢进（巨人症）有关。

1. 诊断

（1）牙形状与正常牙相似，但体积明显过大。

（2）多见于上颌中切牙。

（3）普遍性牙过大，可伴有牙齿缺失、埋伏牙、牙髓钙化等。

2. 治疗

对健康无影响，可以不做处理。为美观要求，过大牙可适当调磨。

（二）过小牙及锥形牙

过小牙指小于正常的牙齿，多与遗传有关。普遍性牙过小常与脑垂体功能低下（侏儒症）有关。圆锥形的过小牙又称锥形牙。

1. 诊断

（1）体积小于正常牙，通常形态为圆锥形，出现牙间隙。

（2）多见于上颌侧切牙。

（3）若为综合征的一种表现，还会有口腔或全身其他异常表现，如外胚叶发育不全。

（4）需要拍摄 X 线片与多生牙鉴别，多生牙常表现为锥形牙。

2. 治疗

对健康无影响，可以不做处理。如影响美观，可做树脂修复或冠修复。多生牙则需要拔除。

（三）弯曲牙

弯曲牙是指牙冠和牙根形成一定的弯曲度，多见于上颌恒切牙，主要由于乳牙外伤，嵌入正在发育的恒牙胚，使其方向改变形成角度。也可因为乳牙慢性根尖周炎或多生牙阻挡恒牙萌出导致牙根弯曲。

1. 诊断

（1）因牙齿弯曲萌出困难或不能自行萌出。患儿常因乳牙迟迟不脱落或乳牙脱落后恒牙不萌出而就诊。

（2）有时出现牙齿异位萌出，如从唇黏膜向前萌出，造成创伤性溃疡。

（3）X 线检查发现牙齿冠根形成一定的角度，可确诊。

2. 治疗

（1）牙冠正常萌出，不影响美观即功能可保留。

（2）牙根未发育完成的，可以考虑手术开窗，加正畸牵引复位。

（3）牙根弯曲严重，无法保留则需拔除。

（四）双牙畸形

双牙畸形指两个牙胚融合或结合为一体的牙齿形态畸形。包括融合牙、双生牙及结合牙三种类型。

1. 融合牙

融合牙是在牙齿发育期间，两个正常牙胚的牙釉质和牙本质融合在一起。有遗传倾向。

（1）乳牙及恒牙均可出现融合，乳牙列更多见。常见下颌乳中切牙和侧切牙融合，或乳侧切牙和乳尖牙融合。

（2）可以表现为：冠融合，根分离；根融合，冠分离；冠根完全融合。髓腔可能是一个，也可能是两个分开的，但两个牙的牙本质是相连的。

（3）融合线的部位易发生龋齿。

（4）需要拍摄 X 线检查恒牙胚情况，有时会出现继承恒牙胚缺失。

2. 双生牙

双生牙是指成釉器内陷形成牙冠完全或不完全分开，但有一个共同牙根的畸形牙齿。

（1）乳牙列及恒牙列均可发生。

（2）双生乳牙常伴有继承恒牙胚缺失。

（3）牙齿根尖 X 线片或全口牙位曲面体层 X 线片可确诊。

3. 结合牙

结合牙是两个或两个以上基本发育完成的牙齿，由增生的牙骨质将其结合在一起而成。常因外伤或拥挤导致两个牙根靠拢结合。

（1）可发生在牙齿萌出前或萌出后。

（2）与融合牙区别在于牙本质完全分开，牙骨质结合。

（3）牙齿根尖 X 线片或全口牙位曲面体层 X 线片可确诊。

4. 治疗

（1）双牙畸形对牙列没有影响，可不做处理。

（2）由于形态异常影响美观，可用光固化树脂修复。

（3）两牙分开或结合处不规则的沟窝容易龋坏，可做窝沟封闭或预防性充填。

（五）畸形中央尖

中央尖是指在前磨牙的中央窝处，或接近中央窝的颊尖三角脊上，突起一个圆锥形牙尖。常染色体显性遗传。

1. 症状

（1）一般中央尖无自主症状。

（2）中央尖过高，高过咬合面时可妨碍咬合。

（3）过高、过细的中央尖易折断，导致牙髓炎、根尖炎，并出现牙髓炎、根尖炎相应症状。

2. 体征

（1）最好发于下颌第二前磨牙，其次为下颌第一前磨牙、上颌第二前磨牙、上颌第一前磨牙。

（2）牙齿的咬合面中央尖细或圆钝或结节状牙尖，高度 1 ～ 3mm，有时看不见中央尖，但可见咬合面中央环状痕迹，是中央尖折断所致。

（3）中央尖折断导致无龋性牙髓炎、根尖炎时，会有牙齿变色、冷热刺激征、叩痛等。

（4）X线检查，可见凸向中央尖的过高髓角，慢性根尖炎可有根尖阴影。

3. 治疗

（1）低而圆钝的中央尖，不影响咬合的，可不作处理，让其自行磨损。

（2）尖细的中央尖可采取分次磨除法或充填法。分次磨除每次不超过0.5mm，每4～6周一次。

（3）髓角较高的牙因易露髓不能分次磨除，应行局麻下一次磨除中央尖直接盖髓充填，也可在中央尖周围用树脂加固防止折断。

（4）若年轻恒牙发生早期牙髓炎，可做活髓切断术。

（5）已发生根髓炎症或根尖炎症的年轻恒牙，牙根尚未发育完全，需做根尖诱导成形术，促进根尖发育。

（6）牙根过短且根尖周病变范围过大的患牙，可以拔除。

（六）牙内陷

牙内陷是牙齿发育时期成釉器出现皱褶，向内陷入牙乳头中形成的窝状畸形。临床根据内陷的程度和形态分为：畸形舌侧窝、畸形舌侧沟、畸形舌侧尖及牙中牙。主要原因是受遗传因素的影响，机械压力也可造成牙齿形态的变异。

1. 症状

（1）畸形舌窝无自觉症状。

（2）畸形舌尖过高达咬合面时，则妨碍咬合。

（3）畸形舌尖折断或畸形舌窝龋坏时，可出现疼痛等龋齿、牙髓炎及根尖炎症状。

2. 体征

（1）最多见于上颌侧切牙，其次为上颌中切牙，偶发于尖牙。

（2）畸形舌尖突表现为圆锥形或尖形突起，有时易折断。

（3）畸形舌侧窝为深浅不等凹陷，易发生龋齿。内陷形成畸形舌窝。

（4）畸形舌侧沟存裂沟越过舌隆突，严重时可延伸至根尖。

（5）牙中牙是釉质内陷比较严重的畸形。X线片可见牙冠中央内陷的空腔形似大牙中包含的小牙。龋坏时极易进展到牙髓。

（6）并发龋齿或牙髓炎时，会有牙齿变色、冷热刺激征、叩痛等。

（7）伴有根尖周炎时可有局部肿胀及牙齿松动。

3. 治疗

（1）畸形舌尖如不妨碍咬合可不处理，如妨碍咬合可早期在局麻下去除舌尖，做间接盖髓术或直接盖髓术。

（2）畸形舌尖折断或畸形舌窝龋坏导致牙髓炎或根尖炎，可做根管治疗术。

（3）畸形舌窝的牙齿应早期进行窝沟封闭或预防性充填，如有龋齿发生应及时充填。

（4）如年轻恒牙发生牙髓炎，需做根尖诱导成形术。

四、牙齿萌出与脱落异常

牙齿的萌出与脱落异常包括牙齿萌出过早、牙齿萌出过迟、牙齿异位萌出、牙齿过早脱落等。恒牙萌出障碍大多由于乳牙滞留、乳牙过早脱落或过早拔除等原因所致。

（一）牙齿萌出过早

牙齿萌出过早是指牙齿萌出时间超前于正常萌出时间，而且萌出牙齿的牙根发育不足根长的 1/3。

1. 乳牙早萌

婴儿初生时口腔内已萌出的牙，称为诞生牙。出生后 30 天内萌出的牙称为新生牙。病因尚不清楚，有人认为有遗传倾向，有人认为由于牙胚距口腔黏膜较近而早萌。

（1）诊断。

1）多见于下中切牙部位，多数为正常牙，经常成对萌出。

2）多数为早萌乳牙，少数为多生牙。

3）多数诞生牙松动度较大，牙根未开始发育或发育较少。

4）有的牙虽不松动，由于婴儿吮乳时舌系带及其两侧软组织与牙齿摩擦，而发生创伤性舌系带溃疡，长期不愈，称为 Riga-Fede 病。婴儿有拒食、啼哭等症状。

（2）治疗。

1）松动明显的早萌牙，有脱落而被吸入气管的危险，应尽早拔除。

2）如果早萌牙不松动，没有异常症状，可以保留，密切观察。

3）出现创伤性溃疡，应立即停用吮吸哺乳方式，改用汤匙喂乳，以避免摩擦溃疡区，同时调磨牙齿切缘，必要时拔牙。这种溃疡有时呈慢性增生性病变，若误诊为肿物而切除，极易引起严重出血。

2. 恒牙早萌

恒牙早萌多见于前磨牙，下颌多于上颌，主要与乳牙根尖周病变或过早缺失有关。

（1）诊断。

1）恒牙过早萌出，常伴有釉质矿化不良。

2）因牙根发育不足会出现松动。

3）X 线片显示牙根尚未发育或发育不足，可以帮助确诊。

（2）治疗。

1）早萌牙松动不明显，可以不做阻萌。

2）如果对聆牙缺失，可以制作阻萌器防止早萌牙过长。

3）对早萌牙应进行涂氟防龋处理。

4）预防恒牙早萌，积极治乳牙龋齿极为重要。尽早拔除残根、残冠，积极治疗相邻乳牙根尖周炎，有利于早萌恒牙的继续发育。

（二）牙齿萌出过迟

牙齿萌出过迟是指牙齿萌出期显著晚于正常萌出期，可以是个别牙迟萌，也可能是全部乳牙或恒牙迟萌。

1. 乳牙萌出过迟

个别乳牙迟萌，多见于牙瘤或萌出间隙不足，妨碍牙齿萌出。全口或多数乳牙萌出过迟或萌出困难，就应考虑有无全身性疾病，如佝偻病、甲状腺功能减退、极度营养缺乏、先天梅毒或全身性骨硬化症等。长期不萌第一个乳牙要考虑是否有先天缺牙的可能，可照 X 线片查明。

（1）诊断。

1）婴儿出生后 1 周岁以上尚未萌出第一个乳牙，超过 3 周岁乳牙还未完全萌出。

2）X 线片显示乳牙胚埋伏在颌骨内，或先天缺失牙胚。同时可能出现牙瘤或萌出间隙不足等影响牙齿萌出的问题。

3）全口或多数乳牙萌出过迟，多伴有其他的全身症状和体征，需要进一步进行相关的检查。

（2）治疗。

1）需要查明原因，由于牙瘤或萌出间隙不足导致的个别乳牙迟萌，可以手术摘除牙瘤及开窗助萌。

2）由于全身性疾病引起的乳牙迟萌，需要针对性治疗，促进乳牙萌出。

2. 恒牙萌出过迟

恒牙明显晚于正常萌出期，仍未能萌出。恒牙迟萌原因很多，常与乳牙滞留、乳牙早失及乳牙病变有关；多生牙、牙瘤或含牙囊肿也可造成恒牙萌出困难；遗传因素，如颅骨、锁骨发育不全，为常染色体显性遗传，表现为牙槽骨重建困难，恒牙缺乏萌出动力；其他全身性疾病，如先天性甲状腺功能减退、全身发育迟缓，牙齿也会萌出过迟。

（1）诊断。

1）个别恒牙迟萌，检查常可见乳牙滞留、乳牙早失及乳牙根尖病变。

2）乳牙过早丧失者，缺隙处的牙龈致密，恒牙萌出困难，常发生在上中切牙部位。

3）乳尖牙和乳磨牙过早脱落，邻牙移位萌出间隙不足导致相应恒牙萌出过迟。

4）全口牙位曲面体层 X 线检查，可以帮助发现多生牙、牙瘤或含牙囊肿等阻碍恒牙萌出的病因。

5）多数恒牙迟萌，常伴有全身性疾病，如颅骨、锁骨发育不全，先天性甲状腺功能减退等。

（2）治疗。

1）乳牙过早脱落，牙龈坚韧导致的恒牙迟萌，可以开窗切龈助萌。主要掌握指征，当恒牙切缘已突出牙槽嵴处到达龈下时，才是切龈指征。过早切龈，易形成瘢痕，使牙齿更不易萌出。

2）由于牙瘤，多生牙或囊肿等阻碍恒牙萌出者，需手术摘除牙瘤、多生牙及囊肿等，待萌或正畸牵引复位。

3）全身性疾病相关的恒牙迟萌，应查明原因，针对全身性疾病进行治疗。

3. 牙齿异位萌出

牙齿异位萌出是指恒牙未在正常牙列位置萌出。多与颌骨发育不足，乳磨牙牙冠过大及恒牙萌出角度异常有关。

（1）诊断。

1）最常见于上颌尖牙和上颌第一恒磨牙，其次是下颌侧切牙、下颌第一恒磨牙及上颌中切牙。

2）第一恒磨牙近中边缘阻生于第二乳磨牙远中牙颈部的下方。

X 线片显示第二乳磨牙远中根有弧形的吸收区，第一恒磨牙近中边缘嵌入吸收区，是第一恒磨牙牙移位萌出的诊断依据。

3）恒尖牙异位萌出表现为侧切牙牙冠过度远中或唇舌侧倾斜，尖牙可能位于侧切牙的唇侧或腭侧，有时也会出现在第一前磨牙的唇侧或腭侧。X 线检查可以帮助确诊。

（2）治疗。

1）第一恒磨牙异位萌出需判断是否为可逆性异位萌出。可逆性的异位萌出可以先观察，伴随着颌骨的发育一般在8岁前可自行解除。不可逆性异位萌出应积极治疗。

2）近中牙尖阻挡不严重者，可采用分牙圈、分牙簧、结扎铜丝，解除近中牙尖锁结。

3）阻挡较为严重者，可以制作上腭弓，推第一恒磨牙向远中。

4）如果第二乳磨牙远中根完全吸收、近中根完好，可以截除第二乳磨牙远中冠，近中根及腭根根管充填，剩余牙冠修复，诱导第一恒磨牙萌出。

5）如果第二乳磨牙根吸收无法保留，则拔除后，固定矫正器推磨牙向远中。

（三）牙齿脱落异常

乳牙明显晚于正常脱落期仍未脱落，主要表现为牙齿固连和乳牙滞留。

1. 牙齿固连

牙齿固连是指牙骨质与牙槽骨直接结合，患牙处于萌出停滞状态。原因尚不明确，一般认为与乳牙根生理性吸收和骨沉积交替过程中，牙周组织发育障碍有关，也可能与遗传因素有关，因为一个家族常有多个成员发生固连。

（1）诊断。

1）最常累及的牙齿是下颌第一乳磨牙，其次是下颌第二乳磨牙。

2）牙齿下沉，低于邻牙的正常𬌗平面。①轻度：患牙𬌗面在与邻牙接触接点上方。②中度：患牙𬌗面在与邻牙接触接点平齐或平齐以上的位置。③重度：患牙𬌗面平齐或低于邻面牙龈。

3）叩诊检查：高调实性叩诊音。

4）牙齿缺乏正常的生理活动度。

5）X线片可能表现为牙周膜消失，根骨连接处不清楚。由于拍摄角度的问题，并不能完全准确显示，需结合临床检查。X线检查需注意有无继承恒牙胚，有时会出现恒牙胚的先天缺失。

（2）治疗。

1）轻度者定期复查。如不能自行脱落替换，根据恒牙胚的发育状况择期拔除。

2）中度者或轻度者恒牙胚先天缺失时，可以用树脂或全冠修复，恢复咬合高度。

3）重度者考虑拔除乳牙，保持间隙。

4）松解法加正畸牵引的方法，目前尚有争议。

2. 乳牙滞留

乳牙滞留指继承恒牙胚已经萌出，乳牙仍未脱落。主要原因为继承恒牙胚萌出方向异常；继承恒牙胚先天缺失、埋伏阻生；继承恒牙胚萌出无力；以及全身性因素，如佝偻病，侏儒症，外胚叶发育异常，颅骨、锁骨发育不全等。有些多数或全部乳牙滞留的原因目前尚不明确。

（1）诊断。

1）最常见于替牙期的下颌乳切牙，其次是乳磨牙或上颌乳切牙的残根、残冠滞留。

2）已经到达替牙期，继承恒牙从舌侧或唇颊侧萌出，乳牙仍未脱落，呈“双排牙”现象。乳牙可能松动，也可能不松动。

3）继承恒牙胚先天缺失时，乳牙可滞留于恒牙牙列中，维持较长时间不脱落。

4）伴有全身性疾病时，常出现多数或全部乳牙不能按时脱落，恒牙胚埋伏阻生。

5）X线片可协助诊断及查找原因。

（2）治疗。

1）恒牙已经萌出，相应乳牙尚未脱落者，因尽早拔除滞留乳牙，以利于恒牙复位。

2）若继承恒牙先天缺失，滞留乳牙又不松动，也无病损者，可暂保留。待乳牙脱落后，修复治疗。

第二章　儿童牙周组织病及口腔黏膜病

第一节　儿童牙龈病

一、单纯性龈炎

（一）概述

单纯性龈炎是菌斑性牙龈病中最常见的牙龈疾病，龈缘附近牙面上堆积的牙菌斑是单纯性龈炎的始动因子，其他如牙石、不良修复体、牙齿的错位拥挤、口呼吸等因素均促进牙菌斑的聚积，引发或加重牙龈的炎症。

（二）诊断

1. 病史

患儿自觉刷牙出血或咬硬物出血，但无明显疼痛史。

2. 临床表现

（1）牙龈炎症一般局限于游离龈和龈乳头，以前牙区和上颌乳磨牙颊侧为主，龈缘和龈乳头红肿，龈沟可加深形成龈袋，但附着水平无变化，也无牙槽骨吸收。

（2）局部有牙石、软垢堆积和食物残渣附着，一般无自发性出血，但用圆头探针轻探龈沟即可出血，即探诊出血。

（3）多伴有口腔清洁不到位、牙齿错位拥挤、口呼吸等导致菌斑滞留因素。

（4）若及时去除局部刺激物，病损可自行减轻或愈合。

（三）鉴别诊断

单纯性龈炎应与青春期龈炎相鉴别：青春期龈炎与全身激素水平有关，患儿处于青春前期、月经前期和青春期，刷牙出血或咬硬物出血、口腔异味等，主要累及前牙唇侧牙龈，典型的牙龈缘及龈乳头肿大、球状突起、颜色黯红或鲜红，探诊出血，去除局部刺激因素后，症状好转。

（四）治疗

1. 治疗原则

寻找并及时去除引起牙龈炎症的因素；局部治疗为主，积极预防。

2. 治疗方法

（1）牙周基础洁治。

（2）口腔卫生宣教与指导，指导正确刷牙，使用牙线。

二、萌出性龈炎

（一）概述

萌出性龈炎是乳牙和第一恒磨牙萌出时常见的暂时性牙龈炎症。牙齿萌出时，牙龈常有异样感，使儿童喜用手指、玩具等触摸或咬嚼，造成牙龈黏膜擦伤；或由于萌出过程中，部分残留的牙龈覆盖于牙面，导致龈袋内软垢或食物残屑等堆积引发疾病，也易因咀嚼咬伤而加重炎症。

（二）诊断

1. 病史

患儿自觉患侧磨牙后区胀痛不适，进食、吞咽、张口活动使疼痛加重，若病情继续发展，可能会出现不同程度的张口受限。

2. 临床表现

（1）新萌出的牙齿冠周牙龈组织充血，可无明显的自觉症状，随着牙齿的萌出逐渐自愈。

（2）新生恒磨牙萌出时常见冠周红肿，远中龈袋内可有溢脓，患儿诉疼痛，严重时炎症扩散可引起间隙感染、面肿。

（三）鉴别诊断

萌出性龈炎应与萌出性囊肿相鉴别：萌出性囊肿发生在乳牙或恒牙即将萌出时，覆盖牙冠的黏膜局部肿胀，呈青紫色，内含组织液和血液，萌出性龈炎是牙齿部分萌出、冠周牙龈发生的炎症。

（四）治疗

1. 治疗原则

（1）炎症轻微、无明显自觉症状者，可不做处理，加强口腔卫生，随着牙齿萌出可自愈。

（2）炎症较重者可行局部清洗、上药。

（3）伴发淋巴结肿大或间隙感染者需全身应用抗生素治疗。

（4）积极预防。

2. 治疗方法

（1）局部清洗、上药：3% 过氧化氢溶液和生理盐水交替清洗冠周和龈袋，于冠周或龈袋内上碘甘油。

（2）口腔卫生宣教及指导。

三、青春期龈炎

（一）概述

青春期龈炎是受内分泌影响的龈炎之一，牙菌斑仍然是其主要病因。男女均可患病，女性稍多于男性。青春期龈炎常发生于青春前期、月经前期和青春期。青春期儿童体内性激素水平的变化是青春期龈炎发生的全身因素。

（二）诊断

1. 病史

患儿常主诉刷牙出血或咬硬物出血、口腔有异味等。常有牙菌斑、牙石、牙列拥挤、口呼吸等局部因素存在。

2. 临床表现

（1）前牙区唇侧牙龈龈缘肿大，龈乳头呈球状突起，颜色黯红或鲜红，探诊出血。

（2）当存在局部刺激物时，龈乳头呈球状肿大的程度远甚于局部刺激物所能引起的程度。

（3）龈沟可加深形成龈袋，但附着水平无变化。

（三）治疗

1. 治疗原则

去除局部刺激因素，改善口腔卫生状况，积极预防，基础治疗无效者行牙周手术治疗。

2. 治疗方法

（1）以清洁牙齿等基础治疗为主。

（2）口腔卫生宣教及指导：指导正确刷牙，使用牙线。

（3）牙龈切除术：适应于基础治疗无效，病程长且牙龈过度增生的患儿。

四、与糖尿病有关的龈炎和牙周病

（一）概述

糖尿病是以高血糖为特征的代谢紊乱性疾病，与多种遗传因素有关，是一种严重影响牙龈健康的内分泌失调性全身性疾病。研究表明，较之非糖尿病患儿，糖尿病患儿更倾向于罹患更严重的菌斑性龈炎。常见于 1 型糖尿病，即胰岛素依赖型糖尿病，发病高峰期为 5 ～ 7 岁和青春期，学龄期儿童患病率为 2%，有遗传倾向。

（二）诊断

1. 病史

患儿有典型的糖尿病病史，牙龈息肉样增生，可形成牙龈瘤，牙周肿胀，牙齿松动。

2. 临床表现

（1）牙龈组织对牙菌斑等局部刺激物的反应性增强，龈缘红肿增生可呈息肉样，严重时形成有蒂或无蒂的牙龈瘤。

（2）与健康青少年的牙龈状况相比较，尽管牙菌斑指数相同，前者龈炎严重程度明显加深。

（3）糖尿病患儿绝大多数易患牙周病。牙周病被称为糖尿病的第六症状，易发生牙周脓肿，牙槽骨破坏迅速，牙齿易松动。

3. 辅助检查

全景片显示有牙槽骨吸收破坏。

（三）治疗

1. 治疗原则

积极治疗糖尿病；以非手术治疗为主，病情严重者需考虑手术治疗。

2. 治疗方法

（1）口腔卫生宣教，指导刷牙，清洁牙面。

（2）牙龈切除术：适应于基础治疗无效，病程长且牙龈过度增生的患儿，但在手术治疗前必须先控制好血糖，术后应使用抗感染药物。

五、遗传性牙龈纤维瘤病

（一）概述

遗传性牙龈纤维瘤病又称家族性或特发性牙龈纤维瘤，以牙龈组织慢性、渐进性、弥散性纤维结缔组织增生为特征，发病率低，病因尚不明确，未发现有性别差异，部分患儿有家族史，可能为常染色体显性或隐性遗传，但有的患儿可无家族史。

（二）诊断

1. 病史

患儿牙龈组织呈慢性、渐进性、弥散性纤维结缔组织增生。

2. 临床表现

（1）牙龈纤维增生可发生于乳牙列和年轻恒牙列，通常会随着牙齿萌出持续增生，可累及全口的牙龈缘、龈乳头和附着龈，甚至达膜龈联合处，但不影响牙槽黏膜。

（2）增生的牙龈组织致密而硬，色泽正常或略白。

（3）范围可呈局限性，也可呈广泛性。通常为双侧对称，也有单侧性增生。

（4）一般下颌症状轻于上颌，上颌磨牙区、上颌结节及下颌磨牙区的病变，舌腭侧比颊侧明显，其中以上颌磨牙腭侧最为严重。

（5）增生组织可覆盖全部临床牙冠。坚韧的纤维性组织常引发牙齿移位和错𬌗畸形，一般不会引起疼痛。牙龈增生到部分覆盖磨牙的𬌗面时，可因咬伤而产生疼痛。

3. 辅助检查

组织学检查结果描述为“牙龈上皮增生，角化过度，钉突增长”，牙龈组织表现为高度分化，并有一些幼稚的成纤维细胞出现，增生主要是结缔组织基质的胶原纤维束增多、增厚所致。

（三）鉴别诊断

遗传性牙龈纤维瘤应与药物性牙龈增生相鉴别：药物性牙龈增生有服药史但无家族史，且增生一般局限于游离龈和龈乳头，常呈小球状突起于牙龈表面，形成假性牙周袋，盖住部分或全部牙面，但上皮附着水平通常保持恒定。增生严重时能使牙齿发生移位、扭转，以致牙列不齐。

（四）治疗

1. 治疗原则

口腔卫生宣教与指导，手术切除增生的牙龈，术后有效的牙菌斑控制及定期复查可延迟牙龈增生的复发。

2. 治疗方法

牙龈纤维瘤病的治疗以牙龈成形术为主，切除增生的牙龈并修整成形，以恢复牙龈的生理功能和外形。

六、维生素 C 缺乏性龈炎

（一）概述

维生素 C 缺乏病性龈炎与维生素 C 缺乏相关。除了营养不良者，维生素 C 缺乏性龈炎也可能发生于进行放、化疗的患儿。

（二）诊断

1. 病史

患儿果汁过敏，或营养不良，或有放、化疗史，无明显局部刺激因素的牙龈红肿，疼痛，自发性出血。

2. 临床表现

（1）无局部致病因素的游离龈及龈乳头的炎症和肿胀可能为维生素 C 缺乏病性龈炎的征兆，其累及范围一般局限于游离龈和龈乳头。

（2）一般主诉为剧痛，可能出现明显自发性出血。

（三）治疗

1. 治疗原则

对因治疗，去除局部刺激因素，积极预防。

2. 治疗方法

（1）改善饮食，补充维生素 C。

（2）积极治疗全身系统性疾病。

（3）洁治、刮治清除牙菌斑、牙石，并消除一切可能导致牙菌斑滞留的因素。

第二节　儿童牙周病

一、概述

长期以来人们认为牙周病是一种成人疾病。目前，已有证据表明，牙周病可以在儿童时期产生并随年龄增长进入破坏期。近年来对成人牙周病的研究已进入分子生物学阶段，对儿童青少年牙龈、牙周病的研究有利于牙周病的早期诊断和治疗，以及牙周病的预测和早期控制。

儿童牙周炎是由牙菌斑生物膜引起的牙周组织的感染性疾病，导致牙齿支持组织的破坏牙周袋形成、进行性附着丧失和牙槽骨吸收。大多数学者认为，儿童易患牙龈炎，但很少患牙周炎。有的学者认为，儿童可能存在防御因素，或许是免疫因子阻止了牙龈炎发展成为牙周炎，这方面还需要进一步研究证实。

乳牙列由于牙槽骨丧失引起牙早失往往伴有全身性疾病，如低磷酸酯酶血症、慢性粒细胞减少症、掌跖角化牙周破坏综合征等。

二、儿童牙周组织特点

（1）儿童时期由于颌骨的生长发育，乳牙的萌出和脱落，年轻恒牙的萌出，儿童的牙周组织随年龄增长而不断发生变化。

（2）乳牙列时期的儿童牙龈上皮薄，角化程度差，血管丰富，固有层的结缔组织疏松，质地松软，颜色通常呈粉红色。

（3）儿童龈沟深度平均为 1mm 左右。新萌出恒牙的龈沟深度可达 5 ～ 7mm，随着牙冠逐渐达到咬合平面，其龈沟逐渐接近成年人正常龈沟深度。

（4）儿童乳牙附着龈宽度随年龄增长而增加，下颌乳尖牙及下颌第一乳磨牙的附着龈最窄，上颌乳中切牙和侧切牙的附着龈最宽。

（5）年轻恒牙列附着龈的宽度为（0.75 ± 0.71）～（3.53 ± 0.73）mm，下颌尖牙及下颌第一前磨牙的附着龈最窄，上颌侧切牙及上颌第一磨牙的附着龈最宽。

（6）儿童各牙列时期附着龈上的点彩均不明显。乳牙牙龈乳头扁平，乳牙列尚无生理间隙时，牙接触紧密，牙龈乳头充满牙间隙。随着乳牙间生理间隙出现，牙龈上皮呈鞍状完全填充牙间隙。

（7）混合牙列期的牙龈色淡红而柔软，年轻恒牙初萌时，常致牙龈局部充血水肿，龈缘圆钝，稍似卷曲状，牙龈与牙冠连接疏松，龈沟深。磨牙的远中可有龈瓣覆盖，随着恒牙的萌出而逐渐退缩至牙颈部。

（8）儿童的牙周膜较宽，纤维束不太致密，单位面积内的纤维含量较少，细胞含量多，血管、淋巴管丰富，活力较强。

（9）儿童的牙槽骨硬骨层较薄，骨小梁较少，骨髓腔较大，骨质钙化度低，血液和淋巴液的供应也较丰富。乳牙的牙槽嵴稍呈扁平状，牙槽骨内有正在发育的恒牙胚，恒牙完全萌出后牙槽嵴逐渐达到最大高度。随着儿童咀嚼功能的增强、年龄的增大，牙槽骨进一步钙化，血管减少，纤维增加，逐渐接近成年人的正常牙周组织结构。

三、儿童牙周病的分类

1999 年在美国召开的牙周病分类临床研讨会上，将牙周炎分为慢性牙周炎（chronic periodontitis，CP）、侵袭性牙周炎（aggressive periodontitis，AgP）、反映全身疾病的牙周炎等多种类型。慢性牙周炎患者大多数为成人，1999 年以前称此类牙周炎为成人牙周炎，实际上 CP 也偶可发生于青少年和儿童，整个病情进展较平缓。因此，学者们主张将其更名为慢性牙周炎。

发生在儿童的慢性牙周炎的病因、临床表现及治疗并无特异性。1999 年以前牙周病分类中的青少年型牙周炎（juvenile periodontitis，JP）、快速进行性牙周炎（rapidly progressive periodontitis，RPP）及青春前期牙周炎（prepuberty periodontitis，PP）一度合称为早发性牙周炎（early-onset periodontitis，EOP），实际上这类牙周炎虽多发生于年轻人，也见于成人。因此，在 1999 年的国际研讨会上更名为侵袭性牙周炎。

四、侵袭性牙周炎

侵袭性牙周炎按其患牙的分布可分为局限型侵袭性牙周炎（localized aggressive periodontitis，LAgP）和广泛型侵袭性牙周炎（generalized aggressive periodontitis，GAgP）。局限型侵袭性牙周炎相当于过去的局限型青少年牙周炎，广泛型侵袭性牙周炎相当于过去的广泛型青少年型牙周炎和快速进展性牙周炎。

（一）病因

侵袭性牙周炎的病因虽未完全明了，但某些特定微生物的感染及机体防御能力的缺陷可能是引起本病的两个主要因素。大量研究表明，伴放线菌聚集杆菌是侵袭性牙周炎的主要致病菌。此外，AgP 的龈下优势菌还有牙龈卟啉单胞菌、福赛坦氏菌、牙垢密螺旋体等其他牙周致病微生物。

研究表明，本病患儿可出现外周血的中性粒细胞和（或）单核细胞的趋化功能降低，宿主自身的易感因素可降低宿主对致病菌的防御能力和组织修复能力，也可加重牙周组织的炎症和破坏。但不同的研究结果显示不同地区和人种可能存在吞噬细胞功能的差异。

（二）临床表现

（1）局限型侵袭性牙周炎：LAgP 的发病始于青春期前后，女性多于男性，进展快速，早期出现牙齿松动和移位。局限于第一恒磨牙或切牙的邻面有附着丧失，至少波及2颗恒牙，其中1颗为第一恒磨牙，其他患牙（非第一恒磨牙和切牙）不超过2颗，多为左右对称。牙的移位多见于上切牙，呈扇形散开排列，后牙移位较少见，可出现不同程度的食物嵌塞。本病的早期患者牙菌斑、牙石量很少，牙龈炎症轻微，但却能探及深牙周袋，袋壁有炎症和探诊后出血，晚期可发生牙周脓肿。牙周组织的破坏程度与局部刺激物的量不成比例。X线片可见第一恒磨牙的邻面有垂直型骨吸收，若近、远、中均有垂直型骨吸收则形成典型的“弧形吸收”，在切牙区多为水平型骨吸收。

（2）广泛型侵袭性牙周炎：GAgP受累的患牙广泛，LAgP和GAgP究竟是2个独立的类型，抑或后者是前者发展和加重的结果，尚不确定，但有不少研究支持两者为同一疾病的不同阶段的观点。GAgP在临床上可见广泛的邻面附着丧失，累及除切牙和第一恒磨牙以外的牙至少3颗；有严重而快速地附着丧失和牙槽骨破坏，在活跃期牙龈有明显的炎症；患者有时伴有发热、淋巴结肿大等全身症状。

（三）诊断

侵袭性牙周炎初期时无明显症状，就诊时多已为晚期。如果青少年患者的牙石等刺激物不多，炎症不明显，但发现少数牙松动、移位或邻面深牙周袋，应引起高度警觉LAgP的可能性。重点检查切牙及第一恒磨牙邻面，拍摄X线片有助于发现早期病变。有条件时可做微生物学检测，观察有无伴放线放线杆菌（Actinobacillus actinomycetemcomitans，Aa）等的异常，有助于本病的诊断。早期诊断及治疗对保留患牙极为重要。

临床上常以全口多数牙齿的重度牙周破坏作为诊断GAgP的标准，但应注意排除一些明显的影响因素，如是否接受过不正规的正畸治疗，有无1型糖尿病、HIV感染等全身疾病。

（四）治疗

本病特别强调早期、彻底消除感染的治疗。通过洁治、刮治等牙周基础治疗大多数患者可有较好的疗效。但因Aa可入侵牙周组织而不易清除，不少学者主张全身服用抗生素作为洁刮治疗的辅助疗法。研究和临床实践证明，甲硝唑和阿莫西林联合使用可有效抑制Aa和厌氧致病菌，对于一些单纯刮治术效果不佳的病例可起到很好的效果。

五、反映全身疾病的牙周炎

反映全身疾病的牙周炎涵盖的是一组以牙周炎作为其突出表征之一的全身疾病，而不仅仅是受某些全身的影响而出现或加重的牙周病变。过去大多数被诊断为GAgP的患儿实际上都患有某种全身疾病，这些疾病能影响患儿对细菌的抵抗力，因而大幅增加了牙周炎的易感性。

（1）低磷酸酯酶症患儿的口腔表征：按发病年龄低磷酸酯酶血症一般分为婴儿型、儿童型和成人型3型。婴儿型为常染色体隐性遗传，6个月前发病，骨骼为佝偻病表现，许多患儿在婴儿期就已死亡。儿童型为常染色体显性或隐性遗传，6个月以后发病，症状较婴儿型轻，主要口腔表征为乳牙早失，下颌前牙好发，其次为上前牙，磨牙较少累及。成人型为常染色体显性遗传，是3型中较轻的一型，在病史中可有乳牙早失和佝偻病的表现。X线片显示牙槽骨水平性破坏，主要在前牙区。牙本质钙化不良和髓腔扩大，牙根牙骨质形成不全或发育不良。

治疗方案包括积极治疗全身性低磷酸酯酶血症，义齿修复早失乳牙，注意口腔卫生，控制牙菌斑，并定期复查。

（2）朗格汉斯细胞组织细胞增生症患儿的口腔表征：朗格汉斯细胞组织细胞增生症可发生在任何年龄、任何器官，主要好发于儿童和青少年，发病率为 3/1000 000 左右，1 ～ 4 岁是发病高峰期，牙槽骨或颌骨经常被累及。

在口腔表现为牙龈糜烂、红肿、出血，牙根暴露，牙松动，甚至脱落。不同发育时期的牙由于牙槽骨破坏而萌出于口腔。X 线片显示牙槽骨或颌骨内有单发或多发的边缘不规则的溶骨性缺损，不同发育期的牙悬浮在病灶中成为“浮牙”。组织病理学检查是本病诊断的重要依据，镜下可见大量的组织细胞浸润，电子显微镜可见病损细胞中有诊断意义的 Birbeck 颗粒。

确诊本病后，应及时将患儿转诊到儿童专科医院，做全面细致的检查并按分型施治。目前的治疗方法有免疫治疗、化学药物治疗、手术治疗及放射治疗。

六、创伤性牙周炎

咬合时牙的早接触、牙尖干扰、正畸治疗时加力不当均可造成牙周组织创伤。不正常的咬合力除了引起牙周组织病变外，还可以引起牙根吸收和牙髓病变。

（1）橡皮圈引起的创伤性牙周炎：在混合牙列期，恒中切牙萌出时，牙冠常向远中倾斜，其中间产生一暂时性的间隙，此间隙随着侧切牙和尖牙的萌出而逐渐关闭。有些家长和牙科医师不了解此生理现象，擅自用橡皮圈直接套在中切牙上进行间隙的关闭。橡皮圈逐步滑向根尖，可引起急性创伤性牙周炎。

橡皮圈引起的急性创伤性牙周炎病变仅局限于 2 颗中切牙，牙龈红肿，牙周袋深，可伴有溢脓，患牙松动，甚至伸长。

本病的处理，首先要去除埋入牙龈中的橡皮圈，局部涂抹抗炎防腐药物，松动患牙可应用超强石英纤维或正畸托槽固定法予以固定。

预后与病程长短有关，若发现及时、治疗得当、牙槽骨吸收未达根尖尚可保留患牙。发现时牙周破坏已达根尖、牙槽骨吸收明显、患牙松动明显多数情况下无法保留患牙。

（2）个别牙反𬌗引起的创伤性牙周炎：个别恒前牙反𬌗可引起对𬌗牙的牙周组织创伤，常合并下切牙的唇侧牙龈退缩和牙周袋形成，下切牙突出于下颌𬌗曲线唇侧，出现异常松动度。

引起个别恒前牙反𬌗的常见原因有①唇向的多生牙导致恒切牙位置发生扭转和舌向异位。②受外伤的乳切牙可引起正常发育的继承恒切牙牙胚位置发生改变。③由于外伤或龋齿导致乳牙牙髓坏死，引起乳牙脱落延迟，滞留乳牙阻挡了继承恒切牙的唇向移动，导致恒前牙异位萌出。④牙弓长度不足引起上颌侧切牙舌向萌出，发生反𬌗。

一旦解除个别恒牙的反𬌗，经局部的牙面清洁及牙菌斑控制，下颌前牙的牙周破坏会逐渐修复。

第三节 儿童口腔黏膜病

一、急性假膜型念珠菌口炎

（一）概述

婴幼儿口腔黏膜因感染白色念珠菌可致念珠菌性口炎，主要为急性假膜型念珠菌口炎，临床表现为凝乳状的假膜，又称“鹅口疮”或“雪口”。新生儿和6个月以内的婴儿最易患此病，分娩是使新生儿受感染的重要环节。乳头或哺乳用具等感染白色念珠菌时，常致婴儿的口腔黏膜发生感染。

（二）诊断

1. 临床表现

（1）婴幼儿多表现为假膜型，感染多发于唇、舌、颊、软腭与硬腭等黏膜，若不及时治疗，假膜可蔓延至咽喉部。

（2）受损黏膜最初充血、水肿，随后表面出现散在的凝乳状斑点，并逐渐扩大而相互融合，形成色白微凸的片状假膜。假膜与黏膜粘连，若强行剥离假膜，则露出黏膜的出血创面。

（3）患儿全身反应多不明显，部分婴儿有体温轻微升高、拒食与啼哭不安等症状。

2. 涂片检查

取少许假膜置于载玻片上，加1滴10%氢氧化钾溶液，镜下观察见真菌菌丝及孢子即可确诊。

（三）治疗

1. 治疗原则

抑制念珠菌生长繁殖，消除感染源。

2. 治疗方法

（1）碱性药物或抗真菌抗生素局部擦洗患儿口腔，如5万～10万U/mL的制霉菌素混悬液、2%～4%碳酸氢钠溶液，重症患儿可口服克霉唑。

（2）注意口腔卫生及食具的消毒，母乳喂养者应用制霉菌素混悬液清洗乳头，及时换洗内衣。

二、疱疹性龈口炎

（一）概述

疱疹性龈口炎是单纯疱疹病毒感染引起的急性感染性炎症，多发于6岁前的儿童，特别是在出生6个月至3岁的婴幼儿更为多见。单纯疱疹病毒分为Ⅰ型和Ⅱ型（HSV-Ⅰ和HSV-Ⅱ），Ⅰ型感染主要引起口腔、口周皮肤及颜面部皮肤等部位的疱疹；Ⅱ型感染主要引起生殖器、子宫颈及其邻近部位皮肤的疱疹，有时在口腔中也可分离出Ⅱ型病毒。

（二）诊断

1. 病史

常有疱疹接触史，潜伏期为 4 ～ 7 天，期间可有感冒、发热或咳嗽等症状，儿童发病多急骤。

2. 临床表现

（1）口腔症状：可发生于口腔黏膜角化程度不等的任何部位，如唇、颊、舌、牙龈与上腭等处。初期为部分黏膜充血、水肿、平伏而不隆起或界限清楚的红斑。随后出现成簇的圆形小水疱，疱壁容易破裂，形成溃疡。溃疡愈合后不留瘢痕。患儿常伴有急性龈炎，舌面有明显的舌苔。

（2）皮肤损害：唇、口角、鼻等口周区域可出现瘙痒、灼热与肿胀感，进而形成水疱，疱壁可结成黄色痂皮。痂皮脱落后可有暂时性浅黑色素沉着，无继发性感染者不会留有瘢痕。

（3）全身症状：唾液增多并流涎，拒食、烦躁不安、发热，且有时发生高热、颌下淋巴结肿大、牙痛、咽喉部轻度疼痛等前驱症状。全身症状往往在出现口腔损害后逐渐消退。

（三）鉴别诊断

疱疹性口炎需与疱疹性咽峡炎、手足口病相鉴别。

1. 疱疹性咽峡炎

临床表现和急性疱疹性龈口炎相似，但前驱期症状和全身反应都较轻，病损的分布只限于口腔后部，如软腭、腭垂、扁桃体等口咽部，少发于口腔前部，牙龈不受损害。

2. 手足口病

托幼单位群体发病，患儿多为 3 岁以下幼儿，前驱症状为低热、困倦、淋巴结肿大，口腔和咽喉部疼痛，皮疹多在第 2 天出现，手、足、口部位突然发疹起疱，皮肤的水疱不破溃，全身症状较轻。发病初期（1 ～ 3 天）采集咽拭子、疱液或粪便标本可分离出病毒，疱液中分离病毒诊断最为准确。

（四）治疗

1. 治疗原则

局部抗炎防腐止痛，全身对症和支持疗法，积极预防。

2. 治疗方法

（1）抗炎防腐止痛剂局部涂布或撒敷，年龄较大的儿童可用含漱法。皮肤损害的治疗以保持洁净、防止感染、促使干燥结痂为主。若疱疹已破裂，且范围比较广泛时应采用湿敷。

（2）保证患儿充分休息及充足的营养，进食困难者可静脉输液。体温升高者给退热剂，必要时可考虑补液。防止继发感染。

（3）隔离患儿，暴晒衣服被褥，消毒食具、玩具，保持房间良好通风。

三、创伤性溃疡

（一）Riga-Fede 病

1. 概述

Riga-Fede 病专指发生于儿童舌腹的创伤性溃疡。主要有两种原因：一是最新萌出的下颌乳中切牙的锐利边缘不断与舌系带摩擦而发生溃疡；二是舌系带过短，且偏近舌尖，或下颌乳中切牙早萌，即使是正常的吮乳动作也可发生此病。

2. 诊断

（1）病史：患儿口腔内可见新萌出的下颌乳中切牙边缘锐利或萌出过早，某些患儿可见舌系带过短。

（2）临床表现：①损害常位于舌系带中央的两侧，类似希腊字母的“φ”形，左右对称。②局部起始为充血、糜烂，随后形成溃疡，由于常受摩擦刺激，溃疡面可扩大。③病程长者，可形成肉芽肿，甚至局部发生质硬、颜色苍白的纤维瘤，影响舌的运动。

3. 治疗

（1）治疗原则：尽快去除刺激因素，局部抗炎防腐。

（2）治疗方法：①锐利的牙齿边缘应该进行磨改。损害明显者可适当改变喂养方式，尽量减少吮吸动作，促进溃疡愈合。舌系带过短者应行修整手术，以免复发。②局部可涂擦 2% 利多卡因胶浆对症止痛。

（二）Bednar 溃疡

1. 概述

婴儿上腭黏膜较薄，常因吸吮拇指、橡胶乳头或玩具等摩擦，或在护理婴儿口腔时用纱布擦洗不当，造成上腭黏膜损伤，称为 Bednar 溃疡。

2. 诊断

Bednar 溃疡为上腭黏膜浅在性溃疡，常呈圆形或椭圆形，且左右对称。

3. 治疗

问明病史，去除刺激因素，局部对症止痛，等待自愈。

（三）创伤性溃疡

1. 概述

乳牙残冠、残根以及慢性根尖周炎导致的根尖外露等刺激，持续损伤相对应的黏膜，形成局部溃疡，称为创伤性溃疡。或在口腔注射局部麻醉药物后，患儿用牙咬麻木部位的黏膜造成损伤，形成糜烂、溃疡；或患儿由于行为控制不佳，反复用牙、手刮舌等口腔黏膜，导致同一位置或附近反复溃疡，称为自伤性溃疡。

2. 诊断

（1）病史：口腔内可见乳牙残冠、残根或慢性根尖周炎引起的根尖外露、行局部麻醉后或反复自伤行为等。

（2）临床表现：①早期损害色鲜红，糜烂状，逐渐发展成溃疡，且有渗出液，周围显示程度不等的红晕。②陈旧性损害呈紫红色或黯红色，中央凹陷，溃疡底部可有灰白色或黄白色膜状物。③长期未治疗者，边缘呈不均匀隆起，基底稍硬。④损害形态多与创伤因子契合。⑤自伤性溃疡表现往往面积较大，表面呈白色或黄白色，扪质地粗糙，可有明显破溃糜烂面。

3. 治疗

（1）治疗原则：去除诱发因素，局部应用抗炎、止痛等对症药物。

（2）治疗方法：①由儿童乳牙残冠、残根以及慢性根尖周炎引起者，应及时拔除患牙。对需要应用局部麻醉进行治疗的患儿，应在治疗后向家长及患儿交代勿在麻木感未消失前进食，勿咬麻木侧的黏膜。对有反复自伤行为的患儿应进行心理行为引导。②局部给予药物。6 岁以上儿童局部可应用皮质类固醇抗炎，6 岁以下儿童局部仅可使用 2% 利多卡因胶浆止痛。

四、儿童常见唇舌疾病

（一）地图舌

1. 概述

地图舌又称地图样舌，是一种浅表性、非感染性的舌部炎症。因其表现类似地图样标示，故称地图舌。其病损的形态和位置多变，又称游走性舌炎。其确切病因尚不明了，可能与遗传、免疫、微量元素及维生素缺乏有关。任何年龄都有可能发病，但多见于幼儿期和少儿期，随年龄增长可能自行消失。

2. 诊断

（1）病史：患儿一般无明显自觉症状，局部无痛，可有灼热感、轻度瘙痒或对刺激性食物稍敏感。

（2）临床表现：①地图舌好发于舌面、舌尖和舌缘部。②病损部位由周边区和中央区组成。中央区表现为丝状乳头萎缩微凹，黏膜充血发红、表面光滑的剥脱样红斑。周边区表现为丝状乳头增生而形成的白色或黄内色的弧形边界，微微隆起，与周围正常黏膜形成明晰的分界。多个红斑扩大、融合，损害区呈边缘清楚的地图状。③可不断改变病损形态和部位，故有游走性。损害区移动位置后，原部位能自行愈合。④通常地图舌没有任何症状，但约有 1/10 患者会有一些轻微的不适，尤其是在进食刺激性食物时。

3. 治疗

（1）分析有关的发病因素，尽可能地去除发病因素。若有进食刺激性食物引起疼痛者，尽量避免热、辣、酸等刺激饮食。

（2）注意口腔卫生，适当给予消毒防腐剂含漱、清洗，如 4% 碳酸氢钠溶液等。

（二）口角炎

1. 概述

口角炎是发生于上、下唇两侧联合处口角区的炎症，多发于儿童，特点为口角区皮肤对称性的潮红、脱屑、糜烂及皲裂。创伤、感染、变态反应及维生素 B_2（核黄素）缺乏可能是其致病因素。

2. 诊断

（1）病史：患儿可有口角局部创伤史；或口角区细菌、白色念珠菌等感染史；或过敏体质者，有接触变应原或毒性物质史；或由于食物摄入量不足、消化不良导致机体维生素 B_2 缺乏等。

（2）临床表现：①主要为对称性的口角区皮肤潮红、脱屑，形成糜烂面，发生皲裂。局部皮肤因口角溢出唾液的浸湿而呈苍白色，其周围为范围不等的轻度皮炎。②皲裂的渗出液可结成淡黄色痂，张口可导致痂裂出血、疼痛，影响患儿的说话与进食，口唇的活动又延缓损害的愈合。③一般口角炎为双侧性，但因咬手指、铅笔、钢笔或其他异物摩擦唇角所致的口角炎则为单侧性。

3. 治疗

（1）对因治疗：如缺乏维生素 B_2，应补充维生素 B_2；接触变应原，应去除过敏原。

（2）局部涂擦皮质类固醇减轻炎症，如 0.05% 地奈德或 1% 氢化可的松，配合凡士林防护，促进上皮屏障恢复。若持续用药 2 周无效，需行涂片排除细菌及真菌感染，对症局部使用抗生素。

（三）慢性唇炎

1. 概述

慢性唇炎又称慢性非特异性唇炎，是一种病程迁延、反复发作、不能归为各种有特殊病因或病理变化的唇部炎症。其病因不明，可能与温度、化学性因素、机械性因素或长期持续性刺激有关，如气候干燥、风吹、身处高原寒冷地区，喜欢舔唇或咬唇等不良习惯等。

2. 诊断

（1）病史：病程反复，时轻时重，寒冷、干燥季节多发。

（2）临床表现：①下唇唇红部好发，以干燥脱屑、发痒灼痛、渗出结痂为主要临床表现。②患处干胀、痒疼。③患儿经常舔唇或咬唇，有时可引起皲裂，可见血痂形成于唇部，反复感染可有脓痂。

3. 治疗

（1）消除患者所处环境中的致病刺激物或变应原是治疗的主要方式，如改变咬唇、舔唇的不良习惯，避免风吹、寒冷刺激。

（2）对症治疗：外用皮质类固醇有助于减轻炎症和瘙痒，可使用低效至中效皮质类固醇，每日 2 次，持续 1 ～ 2 周。除了用皮质类固醇外，还可联用单纯的润肤剂（如凡士林等），剂量不限。

第三章　儿童口腔颌面外科疾病

第一节　牙及牙槽疾病

一、阻生牙

（一）临床特点

上颌前牙骨埋伏阻生是临床上常见的疾病，临床上多选择牙槽外科手术开窗结合正畸牵引的方法治疗。上颌前牙埋伏阻生的主要原因是牙胚位置异常和萌出道障碍。因此，对于牙根已形成，缺乏萌出动力，而未能萌出的埋伏阻生牙，均可考虑进行手术开窗导萌。

针对那些只有软组织阻生导致恒牙萌出困难者，临床上采用切龈助萌术，这类情况多由于乳牙过早脱落，儿童习惯用牙龈咀嚼，导致局部牙龈角化增生，牙龈肥厚，坚韧的牙龈组织阻碍恒牙萌出，多见于上颌前牙。临床上往往可以在牙龈上看到牙冠切缘的外形。

（二）手术要点

1. 术前检查

进行X线检查，确定埋伏阻生牙的位置，锥体束CT扫描并对其图像进行三维重建，是目前比较理想的判定骨埋伏阻生牙位置的技术，可以清楚地显示阻生牙在颌骨内的位置、牙冠萌出方向以及萌出通道上可能存在的阻力等情况，以便确定手术路径和方案。

同时，X线检查可以了解受阻牙的牙根发育状况。若牙根弯曲，牙轴方向异常，或存在其他障碍，助萌术后牙也难以萌出。若手术时机掌握不当，过早的实行切龈术，但牙齿尚缺乏萌出动力，切开处有重新愈合的可能，这时可以形成更坚韧的瘢痕组织，以后牙齿的萌出将会更加困难。

2. 手术方法

（1）开窗导萌术：常规口外、口内消毒，铺手术孔巾，在局部麻醉下切开埋伏牙上黏膜，沿骨膜下翻开黏骨膜瓣，用高速手机或骨凿去除埋伏牙表面覆盖骨质，暴露埋伏牙牙面，暴露牙冠最宽径，使暴露的牙冠面比所黏结的正畸附件大，窗口填塞碘仿纱条，压迫止血，防止创面感染和创面粘连，为术后的正畸牵引做准备。术后2～3天复诊，黏结正畸托槽、舌侧扣或牵引钩。也可根据手术创口情况，在行开窗手术时即期黏结正畸牵引附件，黏结过程中充分止血，良好隔湿，保证正畸附件黏结牢固。

闭合式开窗导萌法是目前多数学者推荐的术式，其优点是可以形成美观的龈缘外形和良好的牙周附着。手术切口从牙槽嵴开始，延伸至埋伏牙相邻两牙的近、远、中轴角处，在唇侧做一梯形切口，翻开梯形黏骨膜瓣，用高速手机或骨凿去除埋伏牙表面部分牙槽骨及导萌道上的致密骨组织，暴露埋伏牙牙冠，形成一萌出通道。充分止血隔湿，黏结正畸牵引附件。用0.3mm不锈钢丝结扎于牵引附件上作为牵引丝，从牙槽嵴顶的切口或从所需牵引方向的黏骨膜瓣中穿出，然后缝合伤口。牵引丝末端弯成小拉钩。术后1周拆线后即可进行牵引导萌。

（2）切龈助萌术：在局部麻醉下，切除受阻牙切缘部位增厚的龈片组织，暴露整个切缘，牙冠周围稍做分离，术后止血。一般情况下牙很快萌出。

二、多生牙

多生牙是指超过正常牙数以外的牙。

（一）临床特征

（1）数目不等，上颌恒前区多见。

（2）可以萌出到口腔，也可埋藏于颌骨内。

（3）可在牙弓内，也可在牙弓的唇、颊、舌侧。

（4）埋藏于颌骨内多生牙常见冠根向倒置，有的位置较深，甚至进入鼻腔，难以自行萌出。

（5）多生牙形态变化很大，多数呈较小的锥形，少数呈结节状，有的与正常牙形态相似。

（6）多生牙的存在主要是对恒牙列的发育产生多种病理干扰。例如，引起恒牙发育异常、恒牙迟萌、牙间出现缝隙、牙移位、邻牙扭转或与正常牙融合，有的造成含牙囊肿，甚至有的造成邻牙牙根的生理性吸收等。

（7）常因多生牙影响牙列美观引起家长的注意而就诊。

（二）拔除的适应证

1. 萌出于口腔的多生牙

（1）萌出于上颌乳切牙舌侧或唇侧位的，出现咬𬌗干扰，或致乳切牙松动的多生牙。

（2）萌出于上颌恒中切牙之间的，致中切牙出现缝隙的多生牙。

（3）因正畸需要，妨碍牙齿正畸移动或妨碍恒牙排列的多生牙。

（4）萌出于鼻腔或上颌窦内，并出现相应部位症状的多生牙。

2. 埋藏多生牙

（1）影响周围邻牙的正常萌出，如导致邻牙阻生、迟萌与错位萌出的埋藏多生牙。

（2）导致邻牙牙根吸收的埋藏多生牙。

（3）引起牙源性囊肿或含牙囊肿的埋藏多生牙。

多生牙如能早期发现，应及时拔除。埋藏多生牙拔除一般应＞8岁。

（三）埋藏多生牙在颌骨内位置的确定方法

（1）进行全口曲面断层X线检查，以观察埋藏多生牙的数目、轴位及邻牙的关系。

（2）进行埋藏多生牙的定位X线检查，以了解其位于已萌出邻牙的唇侧还是舌侧，颊侧还是腭侧。

定位X线检查：先后将2张X线片放置于受检前牙区腭侧的相同部位，一张摄片时，X线片锥尖置于受检牙左侧曝光，后一张则置于受检牙右侧曝光。结果，若埋藏牙的移动方向与锥尖的移动方向相同，埋藏牙则位于牙列的腭侧。反之，则位于牙列的唇侧。

（3）三维成像的锥形束CT（Cone beam CT,CBCT），通过扫描和图像的三维重建，可清楚观察埋藏多生牙在颌骨内的位置和方向与唇、腭侧骨皮质的距离，以及它与邻近牙胚和组织结构的关系等。埋藏多生牙的拔除，锥形束CT可精准定位，减少手术创伤。

（四）无须处理的情况

（1）颌骨内的埋藏多生牙，不产生任何病理干扰或病理变化时可不处理。但需定期观察与进行X线检查，一旦出现病理变化应及时拔除。

（2）若多生牙造成邻近正常牙的根吸收或根弯曲时，可考虑保留多生牙面拔除已受影响的正常牙。

（3）若多生牙形态近似正常，且牙根有足够长度，而邻近的侧切牙牙冠为锥形或异位，则考虑保留多生牙面拔除异常的侧切牙。

（五）拔牙方法

拔除正常牙弓位置上的已萌出的多生牙并不困难，多生牙一般呈锥形，牙根较短，牙钳从唇舌向紧扣牙颈近根部，然后轻轻使用与牙体长轴方向一致的旋转力就能拔除。唇颊侧萌出的多生牙几乎没有支持的骨组织，容易拔除，可以在近、远中向使用直钳加轻的旋转力，顺利拔除。腭侧错位的多生牙在不能用拔牙钳拔除时，可用牙挺。

埋伏多生牙拔除需要术者进行充分的术前准备，也需要儿童患者的积极配合，有时还需要在全身麻醉或镇静下完成。一般选用局部浸润麻醉，对埋伏较深的多生牙可采用眶下神经阻滞麻醉和鼻腭神经阻滞麻醉。位于邻牙唇侧或邻牙牙根间的多生牙，多选用牙槽突唇侧弧形切口或唇侧龈缘梯形切口；位于邻牙腭侧的，常选用腭侧龈缘切口。对于埋伏很深，位于邻牙根尖上方、且偏腭侧的多生牙，唇侧进路可能较腭侧进路更易于操作。确定手术进路后，翻瓣去骨，暴露牙冠的最宽处，用牙挺挺出。

第二节　口腔颌面部肿瘤及肿瘤样病变

一、口腔颌面部囊肿

（一）萌出囊肿

萌出囊肿是指正在萌出的乳牙或恒牙的牙冠部，缩余釉上皮与釉质之间液体滞留而成的囊肿，是软组织的含牙囊肿。

1. 诊断

（1）症状：在正萌出的牙齿上方，出现淡蓝色或粉红色光滑的肿物。

（2）体征。

1）肿物质地软而有波动感。

2）囊腔内含清亮液体或血性液体。

3）可能破溃，局部形成溃疡。

2. 治疗

将牙冠表面的组织去除，以帮助牙齿萌出，也可让牙齿穿破囊肿自行萌出。

（二）皮脂腺囊肿

皮脂腺囊肿为皮脂腺排泄管阻塞而形成的潴留性囊肿。

1. 诊断

（1）症状。

1）可发生于面部任何部位，但多发于面颊及额部。

2）病程长，生长缓慢。

3）囊肿位于皮内，并向皮肤表面突出。

4）伴有感染可以有局部红肿、疼痛。

（2）体征。

1）囊肿多可触及边界，质地软。

2）顶部常与皮肤粘连，并有蓝黑色小点。

3）囊肿内容物为乳白色粒状或油脂状，有时会因压力而自行溢出。

4）极少数病例会恶变为皮脂腺癌。

（3）鉴别诊断：与皮样（表皮样）囊肿的鉴别，多可以通过中央小的黑色素点相鉴别。还应与钙化上皮瘤相鉴别。

2. 治疗

手术应顺皮纹方向梭形切口切除，切除时应包括囊肿及粘连皮肤一并切除。如有继发感染，应先控制感染，待急性炎症期过后再行手术切除。

（三）甲状舌管囊肿

甲状舌管囊肿为胚胎发育时甲状舌管退化不全，残留上皮退变而形成的囊肿，多发于 10 岁以下的儿童。

1. 诊断

（1）症状。

1）可发生于胸骨切迹至舌盲孔的连线上的任何位置，多位于舌骨下水平。

2）未感染时为无痛性生长，生长缓慢。

3）如反复感染或被误以为脓肿切开，可以形成甲状舌管瘘。

4）甲状舌管瘘经常有黏性或脓性分泌物。

（2）体征。

1）未继发感染者周界清，呈圆形，质软，如继发感染则边界不清。可随吞咽上下活动。

2）甲状舌管囊肿穿刺检查，可抽出透明或微混的黏稠液体。

3）甲状舌管瘘可以通过碘油造影来判断瘘管的走向。

（3）鉴别诊断。

1）需要与鳃裂囊肿、颈部皮样、表皮样囊肿相鉴别。

2）位于舌根部舌盲孔附近的甲状舌管囊肿，需与异位甲状腺鉴别。异位甲状腺常位于舌根部，呈瘤状突起，表面紫蓝色，可有“含橄榄”语音，较大时有不同程度的吞咽及呼吸困难。核素扫描可见有核素浓集。

2. 治疗

手术治疗，可分别采取甲状舌管囊肿或甲状舌管瘘切除术，术中注意如囊肿通道与舌骨粘连或者贯穿舌骨，去除部分粘连舌骨，注意勿损伤甲状舌骨膜，如在舌骨以上的舌肌内进行手术时，应连同周围正常组织做柱状切除。如瘘管与舌盲孔相通时应在瘘口末端行贯穿缝孔，以封闭与口咽的通道。

（四）鳃裂囊肿

鳃裂囊肿为胚胎触、裂残余所形成的囊肿，多来源于第二鳃弓。

1. 诊断

（1）症状。

1）多发于青壮年，生长缓慢，感染后可骤然增大。

2）第二鳃裂来源者最多见，可位于舌骨水平，胸锁乳突肌上 1/3 前缘附近，发生于下颌角部水平以上及腮腺区者，常为第一鳃裂来源，发生在颈下部者多为第三、第四鳃裂来源。

3）囊肿穿破后长期不愈，可形成鳃裂瘘。也有先天未闭合者，称为原发性鳃裂瘘。

4）极少数病例可以恶变或在囊壁上找到原位癌。

（2）体征。

1）囊肿表面光滑、质地软、有波动感、无搏动。

2）囊肿穿刺可抽出囊液，可见棕色、清亮或微浑浊的液体。

（3）鉴别诊断：需要与颈动脉体瘤相鉴别，后者可以触及明显搏动感。需与淋巴管畸形相鉴别，后者常可自肿物内抽出清亮淋巴液。

2. 治疗

（1）手术摘除囊肿或切除瘘管，有继发感染者，应先控制感染再行手术。

（2）第一鳃裂囊肿常与面神经关系密切，需要保护面神经。

（3）手术应彻底摘除囊肿及切除瘘管，否则易复发，鳃裂瘘内门需严密封闭。

（五）皮样、表皮样囊肿

皮样囊肿及表皮样囊肿为胚胎发育时期遗留于组织中的上皮细胞发展而形成的囊肿。表皮样囊肿还可因损伤或手术植入上皮细胞而形成。

1. 诊断

（1）症状。

1）多见于儿童及青年，多发于口底，生长缓慢，可影响进食及发声。

2）表皮样囊肿口外型还多发于额部、眼睑、眶外缘、耳后等处。

（2）体征。

1）质地中等硬度，边界清楚，有面闭状感觉，与皮肤或黏膜无粘连。

2）穿刺可抽出乳白色豆渣样物。

3）皮样囊肿可含毛发、牙、汗腺、毛囊等组织。

4）术前 CT 及 MRI 可提示低密度边界清晰病灶。

（3）鉴别诊断：需要与甲状舌管囊肿、鳃裂囊肿及舌下腺囊肿口外型相鉴别。

2. 治疗

囊肿摘除术，一般囊壁较厚，可行钝性剥离。在口底下颌舌骨肌，特别是颏舌骨肌或颏舌肌以上的囊肿，应行口内切口显露囊壁。囊肿位于下颌舌骨肌以下，则应在颏下皮肤上做切口。面部表皮样囊肿，应沿皮纹在囊肿皮肤上做切口。

（六）畸胎囊肿

畸胎囊肿是一种先天性发育畸形，可包含有三个胚层的衍生物。

1. 诊断

（1）症状。

1）多为先天发病，生长缓慢，病程较长。

2）多位于舌体、口底，也可位于面颈及其他部位。

3）继发感染可以出现迅速肿胀加重，影响进食及呼吸。

（2）体征。

1）肿物质软，囊性，有波动感。

2）穿刺可以抽出灰白色或者褐色稀薄液体。

3）肿瘤内含胃肠上皮或鳞状上皮、呼吸上皮和其他组织可以诊断。

（3）鉴别诊断：与皮样囊肿较难鉴别，需手术后进行病理鉴别。

2. 治疗

囊肿摘除术，根据囊肿部位选择切口部位（同皮样、表皮样囊肿）。

（七）牙源性颌骨囊肿

牙源性颌骨囊肿由牙组织或成牙组织演变而来的囊肿称为牙源性囊肿，又可分为根尖周囊肿、含牙囊肿与角化囊肿。

1. 诊断

（1）症状。

1）为慢性无痛性长大，早期一般无自觉症状，逐渐增大可使颌骨膨隆造成面部畸形。

2）囊肿过大时，部分囊肿可侵入鼻腔及上颌窦，少数巨大的下颌囊肿也可引起病理性骨折。

（2）体征。

1）骨质受压变薄时，触诊有压乒乓球样感。

2）根尖周囊肿在口腔内可发现深龋、残根或死髓牙。

3）含牙囊肿囊腔穿刺可见黄绿色液体，内含胆固醇结晶。角化囊肿内容物为乳白色角化物或皮脂样物质。

4）X 线片见圆形或卵圆形透光阴影（可为单房或多房），含牙或有牙齿缺失，角化囊肿多沿下颌骨长轴生长。

5）多发角化囊肿如伴有皮肤基底细胞痣、分叉肋、脊柱畸形、小脑镰钙化，可诊断为痣样基底细胞综合征。

（3）鉴别诊断：与成釉细胞瘤等牙源性肿瘤鉴别。

2. 治疗

（1）根尖周囊肿可采用保守的口腔内科治疗达到理想的效果，但对保守治疗无效者可行根尖外科治疗，争取去除病灶保留患牙。

（2）保守治疗：可行囊肿开窗袋形成形术，适用于囊肿范围较大或囊腔累及牙齿。

（3）手术摘除囊肿：囊腔内的牙根据具体情况拔除或行根管治疗。

（4）角化囊肿易复发、可恶变，手术不应过于保守，囊腔可用苯酚烧灼或冷冻处理，或者行病灶刮切术，多次复发者应行颌骨部分切除术并立即植骨。

（八）单纯性骨囊肿

单纯性骨囊肿主要为损伤因素引起骨髓内出血、机化、渗出后而形成，与牙组织本身无关，又称损伤性骨囊肿、孤立性骨囊肿或渗出性骨囊肿。

1. 诊断

（1）症状。

1）有损伤史，多发生于青壮年，以下颌前牙部位较为多发。

2）部分病例有咬合创伤病史。

3）牙齿数目可以正常，常无明显牙齿移位。

（2）体征。

1）病变部位牙可有活力。

2）X 线片见囊肿边缘不如牙源性颌骨囊肿清楚，无明显白色骨白线。

3）穿刺可见的内容物为含少量红细胞、白细胞和类组织细胞的血色或草绿色液体。

（3）鉴别诊断：需要注意有无全身出血性疾病。

2. 治疗

同其他牙源性囊肿。

（九）动脉瘤样骨囊肿

动脉瘤样骨囊肿是因创伤、血管畸形或肿瘤引起骨髓内血流动力学改变发展而来，无上皮衬里，故非真性囊肿。

1. 诊断

（1）症状。

1）多见于青少年，可有损伤史。

2）多发生于下颌骨，表现为颌骨膨胀、压痛。

（2）体征。

1）X 线片示骨质膨胀伴单囊或多房性透光病损。

2）腔内含血液时有搏动，可误诊为中心性血管瘤、巨细胞瘤、囊性成釉细胞瘤和骨肉瘤。

（3）鉴别诊断：需与中心性血管瘤、巨细胞瘤、囊性成釉质细胞瘤和骨肉瘤相鉴别。

2. 治疗

诊断不明时可在术中行冷冻切片检查。诊断明确后，原则上应进行刮治术，但应做好止血及输血准备，囊腔可用碎骨充填。

二、口腔颌面部良性肿瘤及瘤样病变

（一）牙瘤

牙瘤是颌骨内较少见的牙源性肿瘤，在牙胚发育到牙本质和釉质形成阶段时发生。根据组织排列不同，分为混合性牙瘤和组合性牙瘤两类，两者临床表现基本相同。

1. 诊断

（1）症状。

1）多发生于青年人。

2）生长缓慢，有自限性，一般无自觉症状，可发生于上下颌骨。

3）牙瘤发生区域可有恒牙迟萌、乳牙滞留或缺牙现象。

（2）体征。

1）肿瘤生长可引起骨质膨隆或压迫神经产生疼痛、麻木等症状。

2）如穿破黏骨膜可发生继发感染。

3）X线片可见骨膨胀，内有许多大小、形态不同的牙样结构（组合性牙瘤），或透射度似牙组织的影像（混合性牙瘤），在影像与正常骨组织之间见有一条清晰的阴影包绕。

2. 治疗

手术切除，较少复发，如同时伴有牙迟萌，可以同时进行正常恒牙导萌。

（二）牙龈瘤

1. 诊断

（1）症状。

1）女性多见，多发生于青年及中年人。

2）妇女妊娠期间容易发生。

（2）体征。

1）多位于牙龈乳头部，有蒂或无蒂，唇颊侧较舌腭侧多见。

2）牙齿可有松动或被压移位。

3）局部可有残根、牙石、不良修复体等刺激因素存在。

4）纤维型、肉芽肿型、血管型依次因血管分布的情况不同而使瘤体颜色表现为苍白色、粉红色、紫红色。

5）X线检查可见骨吸收与牙周膜增宽阴影。

（3）鉴别诊断：注意与牙龈癌及乳头状瘤相区别，儿童牙龈癌发病率极低。

2. 治疗

除妊娠期龈瘤外，其他应手术切除，并去除慢性刺激因素（如牙石、不良修复体等）。妊娠期龈瘤应在妊娠结束后仍不消退时，进行手术处理。

（三）乳头状瘤

乳头状瘤是一类良性肿瘤，临床常见鳞状细胞乳头状瘤及基底细胞乳头状瘤两类，前者多由人乳头瘤病毒（human papilloma virus,HPV）引起，后者多由慢性刺激引起。

1. 症状

发生于皮肤或黏膜，呈乳突状突起，表面高低不平。

2. 体征

（1）分有蒂或无蒂两种，界限清楚。

（2）口腔乳头状瘤可在白斑的基础上发生，此时具有较大的恶变倾向。

（3）伴有溃破、出血、疼痛、基底浸润时应考虑恶变可能。

3. 鉴别诊断

应与痣和疣相鉴别，发生于牙龈者需与牙龈瘤相鉴别，可通过病理诊断鉴别。

4. 治疗

手术包括基底部的切除，标本行病理组织检查，以证实诊断及排除恶变。对于明确良性病变者可采取液氮冷冻、激光或化学烧灼的治疗方法。

（四）脂肪瘤

脂肪瘤是来源于脂肪组织的良性肿瘤。

1. 诊断

（1）症状。

1）多发于多脂肪区，如颊部、颈部、口底等。

2）病程长，生长慢，多无自发症状，无意中发现。

（2）体征。

1）边界不清楚，触之柔软，可呈分叶状，似有波动感。

2）穿刺无液体。

（3）鉴别诊断：与囊肿、血管瘤可通过穿刺鉴别。

2. 治疗

手术切除，较少复发。

（五）钙化上皮瘤

钙化上皮瘤又称毛母质瘤，是由表皮毛母质细胞分化的肿瘤，病变在真皮深层或皮下，属皮肤深层良性肿物。

1. 症状

（1）在小儿多见，通常小儿无自觉症状。

（2）多发生在面部、颈部、上肢及臀背部。

（3）常缓慢生长，质由软变硬。

2. 体征

（1）损害为单发的皮下软骨样肿物或结节，直径一般为 0.5 ～ 3cm，圆形，边界清楚。

（2）表面皮肤正常或黯紫红色，位置较浅时呈淡蓝色、红色。

（3）肿物可与皮肤紧密粘连，但基底可推动，极少破溃，内含石灰样砂粒。

（4）彩超所见无血流或见点状血流。

3. 鉴别诊断

需与皮肤血管瘤及皮脂腺囊肿相鉴别。

4. 治疗

手术完整切除肿瘤。

（六）色素痣

色素痣来源于上皮基底层能产生黑色素的色素细胞。按组织病理学特点可分为皮内痣、交界痣、混合痣三种。其中交界痣位于表皮和真皮交界处，比较少见，可发生恶性变。

1. 诊断

（1）症状。

1）女性多于男性，主要发生于皮肤，偶见于口腔黏膜，多位于腭部及牙龈。

2）一般无自觉症状，如因长期机械刺激，可发生恶变。

3）口腔黏膜痣以黑色素斑为多，其黑色素痣多属交界痣或混合痣。

（2）体征。

1）临床表现为扁平或稍隆起的淡棕色、深棕色或蓝色斑，大小不定，一般较小，边界可清楚或模糊，表面无毛或有毛。

2）皮内痣罕有发生恶变，交界痣和混合痣如出现近期明显增大，微痒、灼热或疼痛，颜色变深，周边出现卫星痣、放射状黑线、黑色素环，表面感染、破溃、出血，区域淋巴结肿大，应考虑恶变。

（3）鉴别诊断：需要与恶性黑色素瘤相鉴别。

2. 治疗

（1）如果色素痣位于易受摩擦刺激的部位或者突然出现增大、溃破、疼痛等症状，应尽快进行手术治疗。

（2）口腔黏膜色素痣有时难与早期的黑色素瘤区分，由于黑色素瘤预后差，应进行活体组织检查。

（3）较小的痣可以手术一次切除，面积较大的痣，如无恶变，可以分次切除，一般间隔 3 ～ 6 个月进行一次手术。

（4）在进行激光冷冻等非切除手术治疗前，必须做病理学检查，以明确诊断。

（七）错构瘤

错构瘤为各胚层组织异位混合发生的良性肿瘤或发育畸形。

1. 症状

（1）多在儿童及青年时期发病。主要位于面颊部软组织，也可发生于口腔内。

（2）局部肿胀畸形，边界可清晰也可弥散。

2. 体征

皮肤及口腔黏膜突出的乳头状瘤样病损。

3. 治疗

局限者可手术切除，弥散性者只能根据病变情况行部分或单个切除，以改善功能与外形。

（八）嗜酸性粒细胞增生性淋巴肉芽肿

嗜酸性粒细胞增生性淋巴肉芽肿又称嗜酸淋巴肉芽肿，病因尚不明确，在日本称为木村病，主要表现为淋巴结肿大、淋巴增生及嗜酸性粒细胞浸润，并可侵犯淋巴结外的软组织，呈肉芽肿病变。

1. 症状

（1）多见于成年男性。

（2）任何年龄均可发生，但以 20 ～ 40 岁最常见。

（3）生长缓慢，病程较长，可有肿物时大时小的病史。

2. 体征

（1）多发于腮腺区、颊部、下颌下区及肘部。

（2）嗜酸性粒细胞计数常明显增高，绝对值可超过 0.3×10^9/L 以上，淋巴细胞也相应增多。

（3）侵犯骨质者罕见，与骨嗜酸肉芽肿应有所区别，后者应属于组织细胞增多症 X 的一种。

3. 鉴别诊断

需与组织细胞增多症 X 之一的骨嗜酸细胞肉芽肿相鉴别。

4. 治疗

（1）预后尚佳，对放疗敏感，应以放疗为首选。

（2）激素治疗有明显疗效。多发者应以化疗和激素治疗为主，停药后易复发。

（3）孤立性病变可行手术，术后酌情予以放疗。

（九）骨纤维异常增殖症

骨纤维异常增殖症又称骨纤维结构不良或骨纤维营养不良，是指骨内有化生为骨质能力的纤维组织异常增生，并取代正常骨质为特点的病变。目前认为本病并非真性肿瘤。

1. 症状

（1）多发生于 20 岁以下青年人，女性多于男性。

（2）上下颌骨、颧骨均可发生，但以上颌骨、颧骨为多见。

（3）多从儿童期开始发病，呈进行性肿大，青春期后可停止生长或速度减慢。

2. 体征

（1）本病可见单发或多发两大类，单发性者较多见。

（2）本病主要引起面部畸形及咬合功能障碍，也可出现眼球移位、鼻阻塞等症状。

（3）多发性者除颅、面、颌骨受累外，还可累及肋骨、盆骨及长骨。多发性合并皮肤色素沉着、内分泌紊乱以及性早熟等现象者称为 Albright 综合征。

（4）X 线片中见骨硬化型、磨砂玻璃状型、囊型等表现，与骨化纤维瘤很难鉴别。

（5）某些囊性变的骨纤维异常增殖症病例，穿刺可抽出血液或棕色液体。

3. 鉴别诊断

应与骨化纤维瘤、甲状旁腺功能亢进、畸形性骨炎、巨颌症等相鉴别。

4. 治疗

手术应在生长发育期后进行。多采用保守性外科手术，以改善功能与畸形。

（十）血管瘤

婴幼儿血管瘤是婴儿最常见的良性肿瘤，女婴发病率较高，据统计发病率为男婴的 2 ～ 5 倍。有三个明显的发展阶段，快速增生期（8 ～ 12 个月）、较长的退化期（1 ～ 12 年）和伴有不同程度的纤维脂肪残留的末期。一般患儿在出生时病变不明显，或仅表现为皮肤或黏膜上的点状红斑和（或）白斑，进入增殖期后，以血管内皮细胞的快速增殖为特征，临床表现为两个快速生长期，出生 1 个月内和 4 ～ 6 个月时。此期若不干预，有可能发生一些并发症，如溃疡、感染、外耳道阻塞、呼吸道压迫、视力障碍、骨骼变形（约 1%），甚至充血性心力衰竭。增殖期过后，血管瘤进入消退期，在儿童阶段逐渐消退，Bowers 报道约 50% 的血管瘤在 5 岁时可消退，而血管畸形不会自发消退，一生都在缓慢生长变大。

1. 组织学特点

（1）增生期：光镜观察可见内皮细胞增生，聚集成团，血管腔很小，血管壁增厚、肥大，细胞明显增多。

（2）退化期：内皮细胞数目减少，血管间有纤维组织增生和脂肪组织沉积，肥大细胞数逐渐恢复到正常水平。

2. 发病机制

目前，关于血管瘤的病因学观点有：胎儿性血管母细胞性组织持续存在；血管发生原始阶段的阻断；局部异常的血管发生因子的反应。

3. 临床表现与诊断

血管瘤可累及浅表皮肤或黏膜，也可为深部占位性病变，有时两者同时存在。浅表血管瘤表现与微静脉畸形临床表现有一部分重叠，早期可表现为浅红的斑痣，进入快速生长期则表现为典型的深红斑块，在过去被称为草莓状血管瘤。病变累及深在时，表现为团块伴有皮肤或黏膜表面浅蓝或紫色斑块状，类似静脉畸形。约 80% 的患儿为单发病变，其他可有 2 个及以上的多发病变。

对于大多数血管瘤病例，通过临床表现及特征性可以进行诊断，病程在三、四个月时经过反复评估，大多能建立准确的诊断，出生后发现红色丘疹样病变是血管瘤重要特征。出生时未看到病变，但有增生期，大多数情况是血管瘤。所以首先要仔细询问家长病变的发展变化，有无快速增长。彩色多普勒超声可观察内部血流，与其他一些不富含血流的包块性疾病相鉴别。因为血管瘤导致骨破坏较少，CT 检查仅表现为软组织密度影像，对确定病变范围及周围组织的关系不如 MRI 显示清晰。在 T_1 加权像，病变信号与肌肉相似或低于肌肉信号，T_2 加权像为高信号。对诊断不明确病例可在隐僻位置手术切取活检。

4. 治疗

血管瘤的治疗可分为保守观察、药物治疗、激光治疗和手术治疗。

对于婴幼儿血管瘤，因其自发消退的特性，任何治疗都基于早期的明确诊断。对于没有临床并发症、病变无过快生长时，可采取保守观察。此时需要做好家长的教育及解释工作，消除家长恐惧心理。但是头颈部大范围的血管瘤病变会留下面部浅瘢痕，适当早期干预有利于改善外形，最后达到较理想的美容效果。

激素类药物曾经作为血管瘤治疗的一线用药。2008 年以来，普萘洛尔被发现对血管瘤有较好的治疗作用，并且对消退期血管瘤有效，近年来逐渐取代激素成为一线用药。

抗肿瘤药物平阳霉素注射血管瘤在国内应用较为广泛，其机制是抑制血管内皮细胞过度增殖，使血管腔发生栓塞，诱导细胞退化、瘤体消失。对具有膨隆表现的血管瘤无论是增殖期或消退期均有治疗作用，用药量有一定的限制，一般总量不超过 40mg。

其他治疗药物还有干扰素等，由于其临床并发症较重，只在其他药物控制不佳时使用。

激光主要用于皮肤或黏膜浅表血管瘤的治疗，适用的主要激光种类为脉冲燃料激光（595nm、585nm）和长脉冲 1064nm Nd：YAG 激光。

手术治疗适用于有严重梗阻、溃疡及巨大血管瘤药物控制无效的患儿，在消退期和消退末期病变消退遗留的多余组织、瘢痕和产生的继发畸形可以通过手术进行矫正，以获得较好的美容效果。

三、儿童口腔颌面部常见恶性肿瘤

（一）朗格汉斯细胞组织细胞增生症

朗格汉斯细胞组织细胞增生症（Langerhans cell histiocytosis,LCH）又称朗格汉斯细胞病，过去因其病因不明而称为组织细胞增生症 X。按照发病年龄和临床特点，可分为 3 型：勒雪病、韩雪柯病和骨嗜酸性肉芽肿。

1. 症状

（1）为全身性疾病，但可因口腔颌面肿块等症状就诊。

（2）多发生于婴幼儿及青年人，勒雪病多见于 2 岁以下，韩雪柯病多见于 2 ～ 4 岁，骨嗜酸性肉芽肿多见于儿童及青年人。

2. 体征

（1）累及牙龈可引起牙龈红肿、溃烂、坏死性溃疡，受累牙松动、脱落。

（2）还可出现肝脾大、贫血、白细胞增多等全身表现。

（3）韩雪柯病常多骨受损，以颅骨缺损、眼球突出和尿崩为本症的第二大典型症状。肺部 X 线片常见间质性浸润。

（4）勒雪病为全身播散型，主要侵犯皮肤、内脏和骨髓。病变发展迅速，可广泛侵犯骨髓、肝、脾、淋巴结、皮肤、肺等，预后极差，可在数月内死亡。

（5）骨嗜酸性肉芽肿发病最慢，主要侵犯骨，以长骨、颅骨多见，下颌骨也有发生，局部可以无任何症状，血常规可见嗜酸性粒细胞增多，预后较好。

（6）X 线片显示骨质缺损呈圆形或卵圆形，多数呈非典型性变化，常与牙源性肿瘤等不易区分，有时可见蝶鞍周围有骨质破坏。

3. 治疗

（1）应用放疗、化疗及激素可缓解。

（2）骨嗜酸性肉芽肿，放疗及激素均有效，对骨的局限性病变也可行手术刮除后再辅以放疗。

（二）骨肉瘤

骨肉瘤是来源于成骨组织的高度恶性肿瘤。

1. 症状

（1）多见于儿童及青年人，常有损伤史。男性比女性多见。

（2）可发生于上、下颌骨及其他面骨，下颌骨较上颌骨多见。

（3）骨肉瘤恶性程度较高，生长迅速，易发生远处转移，预后差。

2. 体征

（1）可出现颌骨膨隆肿块，局部皮肤血管怒张，颜色黯红，温度升高。

（2）可有牙齿松动，口唇麻木、疼痛。

（3）碱性磷酸酶可升高。

（4）可沿血液循环转移至肺与肝，偶见转移至区域淋巴结。

（5）骨肉瘤在 X 线片上表现为以溶骨性破坏为主的溶骨型，以成骨为主要表现的成骨型及两种表现共存的混合型。

3. 鉴别诊断

与软骨肉瘤等相鉴别。

4. 治疗

（1）该肿瘤侵袭性强，极易复发，以手术广泛切除为主，切除不彻底者可考虑辅以大剂量放疗。

（2）因易发生血行转移，术后应配合化疗。

（3）已有远处转移者，一般只能行化学治疗等姑息性治疗。

（4）骨源性肉瘤淋巴转移率低，一般采用治疗性颈部淋巴结清扫而不选择预防性颈部淋巴结清扫。

（三）横纹肌肉瘤

横纹肌肉瘤是来源横纹肌母细胞的恶性肿瘤，可发生于人体各部位，最常见于头颈部。

1. 症状

（1）多发生于儿童及年轻人，男性多于女性。

（2）实质性、进展性肿块，伴或不伴疼痛。

2. 体征

（1）体积可以长得很大，晚期可出现溃疡、出血，因部位不同而出现各种功能障碍，其症状有眼球突出、声音改变、吞咽困难、呼吸梗阻、咳嗽及外耳道有分泌物。

（2）晚期大多侵犯骨质，引起骨质破坏。

（3）侵及神经，则发生疼痛及相应症状。

（4）由于肿瘤的膨胀及浸润性生长，可使症状加重，最后出现脑部症状。

（5）发生转移，则产生相应的表现。

3. 鉴别诊断

X线、CT与MRI可以协助确定肿瘤的侵犯范围，与骨源性肉瘤相鉴别。

4. 治疗

（1）局部根治性广泛性切除，术后可辅以放疗及化疗等综合治疗。

（2）如有颈部淋巴结转移，可以行颈部淋巴结清扫，一般不做选择性颈部淋巴结清扫。

（3）对远处转移病例，原发病灶已经控制的单个或可切除的转移灶，仍可采用手术治疗，原发灶未控制，或多个转移灶及不能手术切除的病灶，则只能采用姑息治疗，包括全身化疗、生物治疗等。

（四）恶性淋巴瘤

恶性淋巴瘤是原发于淋巴结或其他淋巴组织的恶性肿瘤。临床上一般分为霍奇金淋巴瘤与非霍奇金淋巴瘤两大类。伯基特淋巴瘤发于儿童，主要侵犯颌骨及牙槽突，可伴肝、脾大，预后差。

1. 症状

（1）可发生于任何年龄，但以青壮年为多。

（2）起源于淋巴结内者称为结内型，多发生于颈部或下颌下淋巴结，起源于淋巴结外者称为结外型，可发生于咽、舌根、牙龈、面颊及颌骨内。

2. 体征

（1）结内型者常表现为多发性，早期表现为淋巴结肿大，中等硬度，逐渐增长至相互融合，早期易被误诊为淋巴结核或淋巴结炎。

（2）结外型者早期多表现为溃烂、坏死及肿块。

（3）随病情进展可伴全身症状，如发热、多处淋巴结肿大、贫血、乏力、肝大、脾大等，部分病例伴皮肤瘙痒、色素沉着。

（4）原发于颌骨内者，X 线片示骨质不规则浸润性破坏，与其他颌骨恶性肿瘤难以区分。

（5）有的患者白细胞总数升高，骨髓检查或周围血可找到瘤细胞时，则称为淋巴瘤性白血病。

（6）恶性淋巴瘤的临床表现与实际病变范围常有不一致，故进行下肢淋巴管造影和全身 CT 或核素扫描检查，观察腹膜后淋巴结有无侵犯，有利于临床分类、分期。

3. 鉴别诊断

应与其他软组织及骨组织肉瘤相鉴别。

4. 治疗

（1）恶性淋巴瘤对化疗和放疗均敏感，应首先考虑化疗，结合放疗。

（2）早期或局限性或区域性病变者，局部手术应联合放疗。

（3）孤立性病变于术后始确诊者，应补充化疗。对于早期区域性病变，又无放疗条件者，也可用手术治疗后再辅以化疗和生物治疗。

（4）晚期姑息治疗，除全身性病变用化疗外，尚可辅以局部放疗和全身支持治疗。

（五）恶性肉芽肿

恶性肉芽肿是一种病程进展迅速的高度恶性病变。

1. 症状

（1）多见于青壮年，男性。

（2）多发于口腔、硬软腭中线、上颌窦等部位。

2. 体征

（1）局部表现为软组织与骨组织溃烂、坏死、脱落、恶臭，口、鼻腔穿孔。病程进展迅速。

（2）伴高热、无力、贫血征。

（3）实验室检查，贫血、红细胞沉降率快，可有蛋白尿、血尿。

（4）晚期肝、脾、全身淋巴结肿大，心、肺、肾等脏器受侵症状。

活体组织病理检查常为坏死组织，应综合局部表现、全身症状、实验室及病理检查结果分析确诊。

3. 鉴别诊断

应与恶性淋巴瘤等相鉴别。

4. 治疗

（1）首选放疗，联合化疗。

（2）对症支持疗法。

（六）恶性肿瘤颌面部转移

颌面部转移瘤是指身体其他部位的恶性肿瘤转移至颌骨及口腔软组织者。较为常见的原发癌部位为肺、肝、前列腺、乳腺、直肠、子宫、甲状腺等。

1. 症状

（1）口腔颌面部转移性肿瘤的部位以颈部、下颌角、升支及牙龈为最常见，口腔及面部软组织较少。

（2）既往有其他脏器恶性肿瘤病史，但也有原发灶不明，转移瘤先于原发瘤确诊者。

2. 体征

（1）具有恶性肿瘤的特征。发生于颌骨者，易出现下唇麻木与溶骨性破坏。

（2）发生于软组织者，肿瘤生长迅速，较易出血。

（3）淋巴结转移者，主要表现为颈部肿块。

（4）转移性肿瘤病理学检查与原发癌一致。

（5）颈部淋巴结转移癌多为鼻咽癌及甲状腺癌，有时可查不到原发癌，称为隐匿性转移，这种患者可以在治疗后才发现原发灶。

（6）颌骨内转移癌的 X 线片可见骨质呈中心性不规则破坏。

（7）核素扫描或者 PET-CT 有助于查找原发灶。

3. 鉴别诊断

应通过病史与各种原发肿瘤相鉴别，注意询问既往病史及全身情况。

4. 治疗

（1）未发现原发灶者，根据肿瘤组织病理学类型确定手术、放疗、化疗等综合治疗方案，定期进行全身系统检查。

（2）既往有恶性肿瘤治疗史，经病理学检查转移性肿瘤与原发灶形态一致者，根据肿瘤生物学特点、治疗效果、患者全身情况、生存质量等设计转移性肿瘤的治疗方案。

（3）伴有全身其他部位转移灶者，应以化疗为主。

第三节　牙及颌面部外伤

一、乳牙外伤

（一）概述

乳牙外伤指乳牙受到急剧创伤所引起的牙体硬组织、牙髓组织及牙周支持组织的创伤。乳牙外伤多发生于 1 ～ 2 岁儿童，约占乳牙外伤的 1/2。乳牙外伤多见于上颌前牙，造成牙齿移位较常见，主要表现为嵌入、脱出、唇舌向移位，以及不完全脱出等。

（二）诊断

1. 病史

（1）记录患儿姓名、年龄、性别及陪同监护人与患儿关系、联系方式等信息。

（2）首先确认全身状况，如发现有颅脑或严重肢体损伤等全身损伤迹象，应暂缓口腔治疗，及时救治或转诊治疗全身损伤。

（3）采集外伤相关病史，主要询问并详细记录外伤发生时间、地点、方式、是否经初步处理、是否有牙外伤史等。应注意患儿有无自发痛，冷、热刺激痛，咀嚼痛，牙齿移位等症状。

2. 临床表现

（1）乳牙简单冠折及复杂冠折：①外伤造成乳牙牙冠釉质及牙本质实质缺损且未露

髓即为乳牙简单冠折。如釉质及牙本质折断伴有露髓，即为乳牙复杂冠折。②乳牙简单冠折时常出现冷、热刺激痛，其疼痛程度与牙本质暴露的面积及牙齿发育程度有关，探诊常表现敏感或疼痛。X 线片可见牙体缺损，未累及髓腔。部分患儿常因缺损不大、症状不重而被忽视。③乳牙复杂冠折：牙髓外露，触痛明显，可有冷、热刺激痛，影响进食。X 线片可见牙体缺损，髓腔开放。

（2）乳牙冠根折及根折：①乳牙牙体组织折断，包括釉质、牙本质及牙骨质，如未累及牙髓即为简单冠根折，累及牙髓为复杂冠根折。乳牙根部牙本质、牙骨质折断，伴有牙髓受损即为乳牙根折。②乳牙冠根折，如断端未离体，易由于通方断活动引起疼痛，患儿常表现为抗拒进食，可伴有冷、热刺激痛，牙龈撕裂，龈沟出血，如有牙髓暴露，则触痛明显。X 线片可见牙折线及髓腔开放情况，如断端未离体时 X 线片有时无法显示清楚，需多角度拍摄并结合临床症状诊断。③乳牙根折主要症状为牙齿松动、咬合痛，有时牙冠稍伸长，如折断部位靠近根尖，可能症状较轻或不明显。X 线片是诊断根折的主要依据，由于根折影像变化较多，且上颌前牙部位重叠影像复杂，不易辨认，需结合临床症状诊断，必要时可更换拍摄角度或辅以 CBCT 检查协助诊断。

（3）乳牙牙震荡及亚脱位：①单纯牙齿支持组织损伤，有明显叩诊不适即为牙震荡。患儿自觉牙齿酸痛、咬合不适，临床检查时牙齿无异常松动移位，X 线片显示根尖周无异常。②牙周支持组织损伤，但牙齿位置无改变即为亚脱位。患儿自觉牙齿松动，上、下颌牙咬合时可有痛感，临床检查时牙齿明显松动，可有龈沟渗血及叩痛，X 线片显示根尖周无异常或牙周膜间隙稍增宽。

（4）乳牙侧方移位及半脱出：①乳牙沿牙长轴侧向移位，伴有牙槽骨折断或裂纹即乳牙侧方移位。乳牙从牙槽窝向牙冠方向部分脱出即乳牙半脱出。两者均常伴牙齿明显松动及叩痛，有时伴有龈沟出血或牙龈淤血。② X 线片可见侧方移位牙近远中两侧牙周膜间隙不对称，一侧减小，另一侧增宽，但唇舌向移位时普通根尖片上可能看不出变化，必要时可配合 CBCT 检查。半脱出的 X 线片主要表现为根尖区牙周间隙增宽。

（5）乳牙挫入：乳牙向牙槽窝方向移位，同时造成牙槽骨损伤即乳牙挫入。挫入时患牙较邻牙短，常不松动，可有叩痛，可有牙龈淤血，X 线片见牙周膜间隙变小或消失。由于恒牙胚多在乳牙根的腭侧，判断挫入的程度及乳牙根与恒牙胚之间的关系非常重要。

（6）乳牙全脱出：乳牙从牙槽窝中完全脱出为乳牙全脱出。患儿常携带脱出牙就诊或主诉牙齿脱出，临床检查可见患牙牙位牙槽窝空虚，牙槽窝内可见血凝块，可有牙龈撕裂或淤血表现，可能伴有牙槽窝骨折。X 线片可见牙槽窝空虚影像，并辅助判断牙槽窝是否骨折。

（三）鉴别诊断

1. 部分萌出的乳牙与外伤后部分挫入的乳牙相鉴别

对于正在萌牙的乳牙列期儿童，外伤后仅有轻度疼痛症状，家长及患儿无法说清该患牙是萌出不全，还是部分挫入。此时应首先询问家长是否有患儿近期露齿照片供参考。X 线片是鉴别诊断的关键手段，如对比邻牙见患牙牙周膜间隙减少或消失，则可判断患牙为部分挫入。

2. 牙列不齐的乳牙与外伤后侧方移位的乳牙相鉴别

当家长及患儿无法说清该患牙是侧方移位，还是原本排列不齐时，应首先询问家长是否有患儿近期露齿照片供参考，并采用 X 线片进行鉴别。如患牙近、远中两侧牙周膜间隙不对称，一侧减小，另一侧增宽，则为侧方移位，但唇舌向移位时普通根尖片上可能看不出变化，必要时可配合 CBCT 检查。

3. 根尖 1/3 折断的外伤乳牙和牙根尚未完成发育的有正常生理动度的乳牙相鉴别

如果患儿幼小，患牙牙根可能尚未完成发育具有正常生理动度。如外伤后出现患牙无明显缺损、移位或明显疼痛，但存在一定松动度，应在患儿能配合的情况下尽量进行 X 线检查，以判断松动度为生理性或源于根尖 1/3 折断。

4. 全脱出与完全挫入的外伤乳牙相鉴别

当牙齿完全挫入牙槽窝时，可能无法直接观察到牙体，为判断挫入或全脱出，应首先询问监护人是否见到脱落牙，同时在患儿配合的情况下进行 X 线检查辅助判断。

（四）治疗

治疗原则：应使乳牙外伤对继承恒牙生长发育的影响降到最低。

乳牙牙齿外伤发生在低龄儿童，其损伤和预后与患儿年龄密切相关，在处理乳牙外伤时，应考虑乳牙牙根与继承恒牙牙胚间关系的密切程度、距替牙时间及患儿配合程度等因素。乳牙牙体牙髓损伤术后 3 个月、6 个月应进行复查。乳牙牙周组织损伤术后 4 周、3 个月、6 个月应进行复查。如发现牙髓感染症状，应及时进行牙髓治疗。

1. 乳牙简单冠折

调磨可能划伤软组织的锐利边缘。患儿家长对美观有要求，或大面积牙本质外露近髓的牙齿，可采用树脂联合透明冠套修复技术进行牙体外形修复。

2. 乳牙复杂冠折

对露髓时间短（24 小时内）的乳牙，可采取牙髓切断术。如牙冠缺损大、不易修复者，或露髓时间长的乳牙，可采取牙髓摘除术。乳前牙的牙体缺损修复可采用树脂联合透明冠套行牙体缺损修复。

3. 乳牙冠根折

多数情况下需要拔除。

4. 乳牙根折

常发生在根尖或根中 1/3。

（1）根尖 1/3 折断时，牙齿松动度轻，可嘱患儿避免使用患牙咬物 2 ～ 3 周。

（2）根中部折断时，如牙冠部松动明显，应拔除冠部断端，以免被患儿误吸。余留的根部组织可观察，复诊时进行 X 线检查了解其吸收情况以及与恒牙胚的关系。

5. 乳牙牙震荡及亚脱位

常不做处理，嘱患儿勿咬硬物 2 ～ 3 周。

6. 乳牙侧方移位和半脱出

（1）判断患牙移位程度及松动度非常重要，如果牙齿极度松动、移位严重或牙槽窝内血凝块已开始机化无法复位，应考虑拔除。

（2）如果就诊及时、移位不严重可顺利复位者，可考虑行外伤牙的复位固定术。

7. 乳牙挫入

是否保留挫入牙，取决于挫入程度及牙根与恒牙胚的关系。

（1）如果乳牙部分挫入、挫入方向远离恒牙胚，X 线检查显示未伤及恒牙胚，可不做处理并观察其自动萌出。

（2）如乳牙严重挫入，尤其是牙冠向唇侧而牙根向腭侧挫入，X 线片显示乳牙牙根与恒牙胚大量重叠，应及时拔除乳牙。

8. 乳牙全脱出

一般不宜再植，应定期复查追踪，警惕恒牙萌出和发育障碍。

二、年轻恒牙外伤

（一）概述

年轻恒牙外伤多发生于 7 ～ 9 岁儿童，占恒牙外伤的 50% ～ 70%，好发于上颌中切牙、上颌侧切牙，下颌切牙较少见。年轻恒牙由于牙根未完全形成，外伤后牙齿松动、移位、脱出较常见，而牙根完全形成之后，外伤易引起冠折或根折。恒牙外伤可能影响咀嚼功能，造成牙本质或牙髓暴露，根尖周及牙髓组织损伤，甚至导致牙齿丧失，对儿童的牙槽骨、咬合、牙列等生长发育产生不良影响。

（二）诊断

1. 病史

接诊及问诊要点同乳牙外伤，年轻恒牙外伤相关病史采集还需注意询问，并详细记录外伤的发生时间、地点、方式，是否携带牙折片或脱落牙，离体牙保存情况，是否曾触及根面，是否经初步处理，是否有牙外伤史等要点。

2. 临床表现

应该从视诊、触诊、叩诊等方面对患儿进行全面检查。另外，还应注意在进行口腔检查之前，观察患儿的全身情况，走进诊室时是否神志清楚，面部其他组织有无严重损伤、变形和活动性出血。对于面部污染严重的患儿，应首先用清水或生理盐水清洁面部，看清患儿的真实面部，排除口腔以外其他组织严重损伤后，再进行临床口腔检查。

（1）釉质裂纹与釉质折断。

1）单纯釉质裂纹：患牙通过视诊、探诊可见釉质表面有裂纹，但牙齿组织无实质性缺损。患儿可无不适，但应注意牙齿有无叩痛或松动度改变。

2）釉质折断：局限于釉质缺损即为釉质折断，多发生在切角或切端。一般无自觉症状，如断面粗糙可能磨破唇舌黏膜，应注意折面周围是否有釉质裂纹。

（2）釉质 - 牙本质折断：年轻恒牙釉质 - 牙本质折断临床表现与乳牙简单冠折相似。部分患儿可能症状不明显，但由于年轻恒牙牙本质较薄，距髓腔近，且牙本质小管粗大，外界刺激易通过小管传入牙髓。X 线片可见牙体缺损影像。

（3）冠折露髓：年轻恒牙冠折露髓临床表现同乳牙外伤部分。

（4）简单冠根折与复杂冠根折：年轻恒牙冠根折临床表现及检查要点和乳牙冠根折相似。年轻恒牙简单冠根折多为牙冠向单侧斜行的断裂，达到根部的另一侧，断端常在舌侧或近远中龈下 2 ～ 3mm 处。年轻恒牙复杂冠根折可分为横折和纵折两种情况，横折为近远中向折断，较常见。常见活动牙折片刺激牙髓、牙龈，引起疼痛和出血，有时出现𬌗干扰。

（5）根折：年轻恒牙根折多见于年龄较大儿童、牙根接近发育完成的牙齿。年轻恒牙根折主要症状有牙齿松动、咬合痛及叩痛，有时牙冠稍伸长，伴咬合创伤。根折按部位分为根尖1/3、根中1/3及近冠1/3三种情况，症状与折断部位有关，越靠近冠方，症状越明显，多数根尖1/3折断症状较轻或不显。X线片是诊断根折的主要依据，需结合临床症状判断。

（6）牙震荡：临床表现及检查要点同乳牙外伤部分。

（7）亚脱位：临床表现及检查要点同乳牙外伤部分。

（8）侧方移位及半脱出：年轻恒牙侧方移位及半脱出的临床表现及检查要点与乳牙外伤部分相似。年轻恒牙未完全萌出时，发生移位性损伤应向患儿和家长求证外伤前牙齿位置，并与牙列不齐相鉴别，影像学检查可辅助诊断。

（9）挫入：临床表现及检查要点同乳牙外伤部分。如患牙正在萌出期，则无法确定参考长度，应采用X线片辅助诊断。

（10）全脱出：年轻恒牙全脱出发病率在0.5%～3%，上颌中切牙最为好发，水平外伤常导致牙齿完全脱出。全脱出牙损伤严重，造成牙髓组织丧失血供、牙周膜撕裂、牙骨质损伤等，可能伴有牙槽窝骨折。临床着重检查牙槽窝的完整性及离体牙情况，包括保存状态、是否完整、污染程度及牙根发育程度等。

（三）鉴别诊断

年轻恒牙牙震荡、亚脱位与半脱出的鉴别诊断可通过临床检查及X线检查鉴别。牙震荡时患牙无异常松动或移位，X线片显示根尖周无异常。亚脱位时患牙有明显松动，但无移位，X线片显示根尖周无异常或牙周膜间隙稍增宽；半脱出时患牙部分脱出牙槽窝，明显伸长，常伴牙齿明显松动、叩痛，常见龈沟出血或牙龈淤血，X线片可见根尖区牙周膜间隙增宽。

（四）治疗

1. 釉质裂纹

（1）单纯釉质裂纹预后较好，常不需特殊处理。

（2）对较深釉质裂纹，为防止细菌侵入刺激牙本质或色素形成，可涂以无刺激性保护涂膜以隔绝刺激和细菌侵入。

2. 釉质折断与釉质－牙本质折断

（1）对于仅有少许釉质缺损不影响美观的牙齿，可少量调磨锐边。

（2）对于明显釉质折断及釉质－牙本质折断患牙，应进行即刻光固化复合树脂修复，封闭牙本质断面，并维持患牙的三维间隙，防止邻牙倾斜和对颌牙伸长，便于成年后进一步修复。

3. 冠折露髓

年轻恒牙冠折露髓后应尽可能保存活髓。

（1）冠髓切断术或部分冠髓切断术是年轻恒牙露髓后的首选治疗方法。

（2）如果露髓孔不大（1mm以内），且外伤时间短（1小时内），可进行直接盖髓治疗。

（3）如露髓时间较长，发生牙髓感染，甚至坏死时，治疗中应尽可能多地保存活的根髓和（或）根尖牙乳头，促使牙根继续发育。根据牙根的发育程度，牙髓坏死的年轻恒牙可选择牙髓血运重建术和根尖诱导成形术。

（4）如果家长有携带断冠，可通过断冠粘接进行过渡性修复。

4. 简单冠根折与复杂冠根折

（1）简单冠根折：断端常在龈下 1 ～ 2mm 处，可通过排龈止血，进行复合树脂修复或断冠粘接术。

（2）复杂冠根折：需经过综合评估确定治疗方案。如确定保留患牙，对于年轻恒牙应进行部分根髓切断术，然后可选择性使用断冠粘接术修复牙体外形，待牙根发育完成后再行根管治疗 - 正畸联合根牵引术或冠延长术，为永久修复创造条件。如评估无条件行永久修复的牙根，需根据儿童生长发育情况决定治疗方案，可保留断根在牙槽骨内，上方行可摘局部义齿式间隙维持治疗，为未来种植修复提供条件。

5. 根折

根折的治疗应尽量使断端复位并固定患牙，同时注意消除咬合干扰，密切关注牙髓状态。

（1）近冠 1/3 根折病例预后较差。如果残留牙冠长度和强度尚可，可利用行桩冠修复者，在牙根发育完成后行根管治疗术结合正畸根牵引术，或辅助冠延长术后进行桩冠修复。如果无法修复，可保留断根在牙槽骨内，上方行可摘局部义齿式间隙维持治疗，为未来种植修复提供条件。

（2）根中 1/3 根折病例预后不良。如有移位应先局麻下复位再行固定，注意避免咬合干扰。一般弹性固定 2 ～ 3 个月。定期复查 X 线片观察断端愈合情况及牙髓状态，如发生牙髓病变应及时进行牙髓治疗。

（3）根尖 1/3 根折病例预后较好。如患牙几乎不松动也无咬合创伤，可不用固定，嘱患儿不用患牙咀嚼，定期复查。如患牙有明显松动伴咬合创伤，应进行复位固定，定期观察根折断端愈合情况，观察牙髓、牙周状态，如发生牙髓及根尖病变，及时进行牙髓治疗。

6. 牙震荡及亚脱位

一般预后良好，无咬合创伤时可不做特殊处理，需嘱患儿勿咬硬物 2 周，并定期复查，进行 X 线检查观察牙髓及牙根情况。

7. 侧方移位及半脱出

（1）应及时复位固定，消除咬合创伤，严密观察牙髓状态转归。年轻恒牙牙髓组织愈合能力较强，尽可能保存生活牙髓。

（2）移位严重的患牙还可能出现牙根外吸收或替代性吸收，应定期追踪，密切观察牙根发育及是否出现牙根病理性吸收。

8. 挫入

（1）已挫入的年轻恒牙血管神经愈合能力较强，为避免二次损伤，不宜将患牙拉出复位，可观察牙齿自行再萌出。一般可观察2～4周，再萌出过程可能长达6～14个月。

（2）对严重挫入的牙齿（如牙冠挫入 2/3 以上），观察 4 周左右仍无再萌出迹象，牙齿生理动度降低，应及时采取正畸牵引方法，轻力牵出患牙，避免牙齿粘连。

9. 全脱出

年轻恒牙全脱出的治疗方法是选择合适递质保存脱出牙，尽早行再植术。治疗前应先进行脱出牙的处理，然后在局部麻醉下进行再植，弹性固定 7 ～ 10 天。严重牙龈撕裂者应缝合并上牙周塞治剂。再植后常规全身使用抗生素。

三、牙支持骨组织损伤

牙支持骨组织损伤包括牙槽窝破碎、牙槽窝壁折断、牙槽突骨折和额骨骨折。一般来说，与儿童牙外伤关系最密切的是前三者。

1. 临床表现

牙槽窝破碎和牙槽窝壁折断是牙槽窝受压后发生的损伤，牙槽窝壁折断时损伤局限于牙槽窝的面壁或口内侧壁，牙槽窝破碎时损伤更为严重，整个牙槽窝粉碎性骨折。牙槽突折断时可波及或不波及牙槽窝。

2. 愈合方式与预后

在外伤后短期内牙槽窝壁折断和牙槽窝破碎的愈合常是不完全愈合，之后在牙移位的愈合中，随着牙槽窝骨改建，折断部分愈合，此过程中，外伤累及的牙可能发生根吸收，还可以造成牙髓内出血，甚至牙髓坏死。

年轻恒牙，牙槽突骨折多为不全骨折，在个别严重病例中，也可发生牙槽突完全断裂分离，累及的牙齿也随断裂的牙槽突与颌骨整体分离。在牙槽突骨折后应严密观察牙髓和根尖周组织的感染牙槽突折断后，可发生牙髓坏死、髓腔钙变、牙根吸收和牙槽骨吸收。牙槽突折断的预后与外伤的程度和固定治疗相关。外伤后 1 小时内行夹板固定的牙齿发生牙髓坏死的风险性明显低于延迟固定的牙齿。

四、牙龈和口腔黏膜损伤

软组织损伤包括擦伤、挫伤、撕裂，甚至组织缺失。较严重的软组织损伤是牙龈撕裂伤和唇撕裂伤。

软组织损伤的一般处理原则有以下几点。

（1）挫伤一般不用特殊处理，但应警惕下方骨组织损伤，甚至骨折。如颏部皮肤挫伤，应检查髁突是否存在骨折。

（2）擦伤和撕裂伤应彻底清创，清除异物，如伤口污染严重，应注射破伤风疫苗，配合全身使用抗生素。

（3）大片的软组织缺损应建议患者到专业的成形外科就诊。

第四节　口腔颌面部发育异常

一、唇裂

唇裂是一种常见的口腔颌面部畸形，严重影响患儿外观，对患儿的吮吸、进食及语言功能都有障碍。

（一）分类

1. 唇裂按裂隙部位可分为

（1）单侧唇裂。

（2）双侧唇裂。

2. 按裂隙程度分为

（1）Ⅰ度：唇裂只限于红唇裂开。

（2）Ⅱ度：唇裂为上唇部分裂，未裂至鼻底。浅Ⅱ度为裂隙未超过唇高的 1/2；深Ⅱ度为裂隙超过唇高的 1/2。

（3）Ⅲ度：唇裂为上唇、鼻底完全裂开。

（4）隐裂：红唇部分裂开或是凹陷切迹，皮肤未裂开，肌层变薄。

（二）诊断

根据出生后发现唇部裂开病史，查体上唇裂隙，可伴有患侧鼻翼塌陷，可明确诊断。

（三）治疗

1. 单侧唇裂修复术

（1）适应证：单侧Ⅰ、Ⅱ、Ⅲ度及隐性唇裂；出生后 3 ～ 6 个月手术为宜，血红蛋白达 100g/L 以上。

（2）禁忌证：营养状况差，血红蛋白 100g/L 以下，体重不足 5kg 者；患有其他严重先天性疾病者；口鼻周围有炎症及皮肤疾病者。

（3）操作方法及程序。

1）手术常在全麻下进行。

2）按裂隙的闭合方式，手术方法可分为旋转推进、三角瓣、直线等。

3）按设计切开皮肤和黏膜，分离口轮匝肌。必要时在唇龈沟做松弛切口，使裂隙对合的张力减少。

4）调整裂隙两侧白唇对合方式，使患侧白唇高度达到健侧标准，将皮肤、肌肉和黏膜分层缝合。

5）调整两侧红唇黏膜瓣，使两侧唇形对称后，缝合黏膜。

6）伤口涂抗生素药膏，给予伤口减张。

（4）注意事项：婴儿术后用汤匙喂养，定时清洁伤口血痂和附着物。

2. 双侧唇裂修复术

（1）适应证：双侧唇裂患儿；出生后 3 ～ 6 个月手术为宜，血红蛋白达 100g/L 以上。

（2）禁忌证：同本章单侧唇裂修复术。

（3）操作方法及程序。

1）在全麻下进行。

2）目前常用的手术方式是利用前唇形成上唇的中央部分，用两侧组织的红唇组织瓣形成红唇的中央部分。

3）按设计切开皮肤和黏膜，分离 U 轮匝肌：必要时在两侧唇龈沟做松弛切口。

4）将两侧皮肤、肌肉和黏膜与前唇组织缝合，使前唇形成唇中部。

5）将原前唇的部分红唇黏膜翻转作为衬里，两侧的黏膜瓣在中央交叉缝合，形成红唇中部。

（4）注意事项：婴儿术后用汤匙喂养，定时清洁伤口血痂和附着物。

3. 唇裂继发畸形

（1）唇裂的继发畸形包括：唇结构缺损、形态异常和鼻畸形。唇裂患者的个体差异和修复方法的多样化决定了唇裂继发畸形的复杂性。

（2）唇裂继发畸形发生的相关因素。

1）局部组织术前的异常程度，局部组织结构的三维测量缺乏可靠手段。

2）手术方法的选择及手术涉及的组织范围。

3）先期手术术后经过是否正常，不同患者机体内在反应性。

（3）唇裂继发畸形修复时间。

1）唇畸形可在学龄前进行修复。

2）鼻畸形矫治可在牙槽突植骨或外科正畸术后进行，部分鼻畸形矫正可以在学龄前进行修复。

二、腭裂

腭裂是一种比较常见的口腔颌面部畸形，不仅有软组织畸形，更主要的是骨组织畸形。患者的吮吸、进食及语言功能都有障碍。腭裂可分为单纯腭裂和伴有唇裂的腭裂，两者的发病机制不同。单纯腭裂很可能伴有其他畸形或是一种综合征的表现之一。

（一）分类

按裂隙程度。

1. Ⅰ度

腭垂裂。

2. Ⅱ度

部分腭裂，裂隙未达切牙孔，根据裂开又分为浅Ⅱ度裂，仅限于软腭；深Ⅱ度裂，包括一部分硬腭裂开。

3. Ⅲ度

软硬腭全部及牙槽嵴。

4. 隐裂

（二）诊断

根据出生后发现患儿腭部裂开病史，查体上腭裂隙，可伴有患侧鼻翼塌陷，可明确诊断。

（三）治疗

1. 适应证

（1）腭裂及隐性腭裂。

（2）宜于1岁左右施行，有条件者可尽早手术。

（3）营养状况良好。

2. 禁忌证

（1）营养状况差。

（2）患其他疾病无法耐受手术者。

3. 腭裂修复术

（1）目的：根据患者裂隙的宽度、裂隙的程度、软腭的长度和功能选择不同手术方法，达到关闭裂隙，延长软腭的长度，重建腭咽部解剖和生理功能的目的。

（2）治疗时机：修复腭裂的主要目的是恢复患儿的正常语音，早期修复，患儿发音情况会较好，但是过早的腭裂手术又是抑制患儿上颌骨生长发育的主要原因。实施修复手术越早，对患儿上颌骨生长发育的影响就可能越大。1 岁左右是患儿正常语音发育的前期，选择此时手术，有可能使大多数患儿在术后形成正常的发声习惯。因此，1 岁是实施腭裂修复的理想时间。

（3）操作方法及程序。

1）手术一般在全麻下进行。

2）目前常用的手术方式是形成以腭大神经血管束为蒂的黏骨膜瓣封闭裂隙。

3）做裂隙缘切口后，距两侧牙龈缘 2 ～ 4mm 自前向后绕过上颌结节做松弛切口，形成黏骨膜瓣，松解腭大神经血管束，分离鼻腔侧黏膜。在此基础上，可形成双蒂或单蒂黏骨膜瓣。

4）分层缝合鼻侧黏膜、软腭肌肉和口腔黏膜。

5）松弛切口内填塞可吸收止血纱布，缝合松弛切口。

（四）注意事项

（1）术后注意控制饮食，维持水电解质平衡。

（2）密切观察口腔内情况，如有创面出血，及时止血。

（3）尽量避免患儿哭闹。

（4）如发生腭瘘等并发症，至少 6 个月后再行手术修复。

三、牙槽嵴裂

牙槽嵴裂作为一种先天性畸形是完全性唇腭裂的一部分，也可以同唇裂并发。可导致唇腭裂患者的口鼻腔前庭瘘患侧乳牙缺失、恒牙阻萌或错位萌出；患侧鼻底丧失骨支持而显示鼻底塌陷畸形。

（一）诊断

根据唇腭裂治疗病史，查体患侧牙槽嵴裂隙，可伴有口鼻腔前庭瘘、患侧鼻底塌陷畸形，可明确诊断。

（二）牙槽突重建

（1）关闭口鼻腔前庭瘘。

（2）重建牙槽突的完整性，使正畸及外科正颌达到最佳的效果。

（3）矫正患侧鼻底及鼻翼基底的塌陷畸形。

（4）增加上颌骨的稳定。在双侧唇腭裂患者尤为重要，为外科正颌奠定基础。

（三）适应证

（1）任何类型的唇裂伴有牙槽嵴裂以及唇腭裂的牙槽嵴裂均适合行植骨修复手术。

（2）混合牙列期是最合适的年龄，而植骨的最佳时间由患者的年龄及裂隙侧尖牙的牙龄共同决定。患者 9 ～ 12 岁时，裂隙侧恒尖牙尚未萌出，牙根形成 1/2 ～ 3/4。

（四）术前准备

（1)术前进行 X 线检查：了解整体牙发育水平、患侧恒尖牙位置以及牙根发育情况，拍照时间不应超过术前 1 个月。

（2）植骨区滞留乳牙、多生牙、畸形牙以及错位牙的处理应与唇腭裂治疗组正畸医师共同讨论决定。如需要拔牙，可在植骨前 2 周进行，或与植骨同时进行。

（3）改善口腔卫生及牙周情况是预防术后感染的重要措施，术前一周避免戴义齿和活动矫治器。术前进行牙周洁治。

（4）术前正畸：并不是所有植骨患者都需要术前正畸，只有恒牙萌出在植骨区，影响手术野及操作的情况下可以通过正畸，对牙的位置进行调整，保证手术顺利进行。

（5）术前研究模型及照片的记录。

（五）手术操作方法及程序

1. 黏膜瓣切口的设计

切口沿口腔前庭瘘周缘以及近中和远中的牙龈缘切开，切口延伸的长度视口腔前庭瘘大小而定。

2. 植骨床形成

植骨床形成后应是四面锥体的形状，其锥体的顶指向后方，锥体的上面为鼻腔底的黏骨膜瓣，锥体的下面是腭黏骨膜瓣，锥体的内面是软骨及骨性鼻中隔，锥体的外面是上颌骨的鼻面。完整植骨床形成的关键是切断并分离鼻腔黏膜和口腔黏膜。

3. 创口关闭

充分松解唇颊黏骨膜瓣，植入髂骨的松质骨，在无张力情况下覆盖植骨区，关闭伤口。

（六）注意事项

（1）术后注意饮食。

（2）注意口内局部清洁。

（七）术后评价

（1）牙槽嵴裂植骨术后复查的时间通常为术后 1 个月、3 个月和 6 个月。复查内容以临床检查及 X 线片为主。

（2）术后 1 个月可以不进行 X 线检查，以临床检查为主，确定软组织的愈合情况以及是否有慢性感染，如发现有慢性感染存在，应及时处理。

（3）术后 3 个月复查时需要进行 X 线检查，观察骨愈合情况，如果需要可以开始正畸治疗。

（4）术后 6 个月时，植骨区的植入骨已经趋于稳定，可以确定愈合后的骨量，如果需要可以进行外科正颌手术。

（5）对于植入区的牙槽嵴结构及形态的评价是植骨成功与否最重要的指标。

四、唇系带过短、舌系带过短

（一）诊断

1. 舌系带过短

患儿有伸舌困难、发声不清病史，查体舌系带过短或其附着点前移，导致伸舌受限，伸舌时舌尖呈 W 形，可伴有卷舌音和舌腭音发声不清。

2. 唇系带过短

有上唇系带位置低或前牙缝大的病史，查体患儿上唇系带附着点低，可伴有上前牙间隙。

（二）治疗

1. 适应证

（1）舌系带过短，伸舌、抬舌受限，影响发声。

（2）舌系带过短，影响哺乳或是与下前牙摩擦，发生溃疡。

（3）上唇系带附着低，宽大质韧，造成中切牙间隙。

2. 术前准备

（1）儿童患者应做好劝慰工作，以取得配合。必要时选用基础或全身麻醉。

（2）术前化验：检查血常规及凝血项。

（3）常规口腔清洁消毒。

（4）手术器械：牙科激光、手术包、缝线等。

3. 手术注意事项

（1）采用局部浸润麻醉时，勿注入过多麻醉药，避免系带变形。

（2）舌系带手术时，勿损伤下颌下腺导管口。少切开舌肌，以免远期愈痕，影响舌运动。

（3）因牙间隙修整上唇系带时，应将系带附着处纤维条索切除。

（4）激光切开舌系带时，如果系带较薄、伤口创面不大，可不缝合伤口。

4. 术后处理

（1）伤口及口腔清洁。

（2）术后一周拆线。

舌系带术后必须进行功能训练。

第四章　儿童口腔正畸

第一节　错𬌗畸形早期预防

一、胎儿时期的预防

妊娠时期母体的健康、营养、心理及内外环境对胎儿的早期发育十分重要。如患有全身性疾病或营养极度缺乏，胎儿就会产生小颌、腭裂、唇裂或其他先天畸形，所以必须防止孕妇患病。为此，孕期应注意以下问题。

（1）应保持良好的心理状态，心情愉快。

（2）应重视孕期营养，摄入丰富的含糖、蛋白质、脂肪、钙、磷、铁等的无机盐类食物和多种人体需要的维生素，以保障胎儿在母体内能正常生长发育。

（3）应避免患急性发热性疾病，如流感、疱疹等疾病。妊娠早期，这类病毒感染所致的疾病常影响胎儿的颌面部早期生长发育。

（4）应避免接受过量的放射线照射，避免接触有毒、有害物质及污染的环境。

（5）应避免摄入过量的烟、酒、咖啡，避免服用一些化学药物以及吸毒。

（6）正常分娩，对保障胎儿颅面健康生长发育十分重要。应加强围生期（妊娠 28 周到产后 7 天）保健，避免分娩时对颅面的创伤致畸。

二、婴儿时期的预防

1. 正确的喂养方法

提倡母乳喂养，喂养的姿势为约 45° 的斜卧位或半卧位。正确的喂养位置和足够的喂养时间（每次约半小时），是婴儿正常吮吸活动的保障。因为婴儿正常吸吮时，唇颊肌及口周肌功能收缩运动，下颌适当前伸，可以刺激面颌部的正常生长发育。妇女在哺乳期间要多注意营养，尤其是应注意补充钙，以利于婴儿颌骨、牙齿及全身骨骼的生长发育。如果只能采用人工喂养，则应请儿科医师给予指导，最好使用解剖形的扁形奶头且与口唇外形吻合，不易泄漏空气。近年来，新设计的仿真解剖型奶嘴也较理想。此外奶头孔不宜过大，以保证足够的吮吸功能活动，刺激颌面部的正常生长。不论母乳喂养还是人工喂养，都不能睡着喂，以免婴儿颅骨矢状向及侧向位置不调。

2. 正确的睡眠位置

婴儿多数时间在床上睡觉，其颅骨较软，应经常更换睡眠的体位与头位，不可偏向一侧或俯卧，以免因长期头部受压变形而影响颌面的正常生长。

三、儿童时期的防治

1. 饮食习惯

儿童时期全身和颅颌面的生长发育很快，应注意补充富含营养和一定硬度的食物，促进和刺激牙颌正常发育，多吃蔬菜水果，以增强牙齿的自洁作用。应避免偏食，注意营养成分，教育儿童养成良好的饮食习惯。

2. 防治儿童全身性疾病

如有扁桃体过大、鼻炎、鼻旁窦炎，应尽早治疗，维持呼吸道通畅。此外，一些影响生长发育的全身急性或慢性病也应尽早治疗，如佝偻病、肺结核、消化不良及内分泌失调等疾病，患儿全身的健康对口颌系统的发育十分重要。

3. 防龋

防龋是口腔预防保健的首要任务。由于乳牙列到 12 岁左右才被恒牙替换完成，因此在儿童时期，保持乳牙列的健康完整十分重要。应养成良好的刷牙和口腔卫生习惯，早晚刷牙，三餐饭后漱口、叩齿。定期进行儿童口腔检查，局部涂布防龋药物。如已发生龋坏，应及时治疗，恢复乳牙冠的正常外形以保持牙弓的长度及正常的咀嚼刺激，才能保障后继恒牙顺利萌出及建𬌗。

4. 及时戒除与口腔不良习惯有关的动作

在未出现畸形之前，如儿童有吐舌、舔牙或咬上、下唇等不良习惯，应及时提醒及纠正。如果长期不能纠正就会导致牙齿移位、开𬌗、上颌前突或下颌后缩等畸形。

5. 心理维护

婴幼儿喜欢亲人的拥抱、抚摸、引逗等亲昵活动。通过母乳哺育、母亲的微笑及照顾，可使其产生愉快和安全感，得到生理上的满足，这种满足有利于小儿的心理发育。缺乏亲人爱抚，则会影响其身心及智力发育，表现出胆小、懦弱、孤独、迟钝等。对幼儿的不良习惯家长不能采取责备、吓唬或打骂的方法。给予正确的指导及恰当的治疗，才能获得良好效果。

6. 预防牙颌畸形的宣传教育

托儿所、幼儿园、小学等对儿童进行教育，使幼儿知道哪些动作对牙齿和面部有利。对家长、老师进行指导，提高这方面的认识，可起到预防效果。

第二节　预防性矫治及阻断性矫治

一、概述

咬合的发育历经乳牙列、替牙列和恒牙列，其建立依赖于颅骨基部、颌骨和牙在三维方向上的正常发育，受遗传与环境因素的影响。当颅骨基部与颌骨生长发育差异较大、不够协调时，部分可通过牙槽骨补偿，使上、下颌牙弓建立正常咬合关系。牙槽骨补偿机制依赖于正常的口腔功能与牙萌出，以及牙列中的间隙咬合、咀嚼功能等重要因素。

儿童口腔科临床的核心工作是诱导生长发育期儿童的咬合向正常方向发育，所采取的引导牙沿咬合的正常位置生长发育的方法，称为咬合诱导，其含义包括引导正常咬合的形成、预防错𬌗畸形的发生与阻断错𬌗畸形的发展。根据所涉及的具体牙列间隙保持与咬合管理内容，有学者建议，咬合诱导可分为广义和狭义。广义的咬合诱导是指保护牙，使其发育成正常咬合的一切措施和方法，包括儿童口腔科开展的所有诊疗业务，如龋病预防和龋病、牙髓病、根尖周病的治疗及牙拔除、间隙保持等。狭义的咬合诱导是指间隙保持、口腔不良习惯破除、间隙再获得、序列拔牙、牙微小移动和外科开窗导萌等方法。其中，间隙保持又称被动咬合诱导，其他狭义的咬合诱导方法称为主动咬合诱导。

二、发育期错𬌗的病因、分类与临床诊断

（一）病因

1. 遗传因素

由于基因决定了颌骨的大小和位置，如果遗传性的骨骼发育异常，必然会出现错𬌗，特别是安氏Ⅱ类和安氏Ⅲ类，以及横向平面上的异常，如后牙反𬌗和锁𬌗。

2. 环境因素

咀嚼习惯和食物的硬度对于错𬌗的发生起重要作用，食物过软会使肌肉功能锻炼不够、颌骨发育不充分而导致间隙不足。呼吸习惯对面部发育及牙弓形态很关键，张口呼吸可导致前牙开𬌗、后牙反𬌗等。牙外伤、乳牙早失与不良习惯如吸安抚奶嘴、吮指等，也是错𬌗发生的常见原因。

（二）分类

错𬌗畸形可以分为以下 4 种类型。

1. 间隙失调

乳牙列以间隙型牙列占多数，如果为闭锁型牙列或间隙不足，恒牙列可能会出现拥挤。替牙列期乳磨牙和乳尖牙过早缺失，以及咀嚼食物过软将导致牙齿邻面磨耗不足、颌骨发育不充分，增加间隙不足的发生概率。如果颌骨发育充分或过度，牙相对较小，则会出现牙列间隙。

2. 垂直平面错𬌗

垂直平面的不调将导致前牙开𬌗或者深咬合，通常为牙性的。开𬌗多数是由于不良吮吸习惯导致切牙的不完全萌出或上牙槽突前部垂直相发育不足所致，深咬合通常伴随深覆盖，多数由于上下切牙缺乏咬合接触而过度萌出。

3. 矢状平面错𬌗

矢状平面错𬌗表现为磨牙关系、尖牙关系和（或）覆盖异常。磨牙和尖牙关系通常为近中或远中关系。前牙覆盖关系可以是深覆盖或者反覆盖，是否异常与磨牙、尖牙关系有关，还取决于上下前牙的轴倾程度。

4. 横向平面错𬌗

通常表现为单侧后牙反𬌗，发生率为 10% ～ 23%；双侧后牙反𬌗和锁𬌗的发生率较低，不足 1%。

（三）临床诊断

1. 主诉与病史

问诊主诉了解患者就诊的主要原因，询问家族史、疾病史、牙科病史，特别是牙外伤史和不良口腔习惯等，了解患者的健康状况及可能导致错𬌗的环境因素。

2. 临床检查

（1）一般检查：通过问诊，观察精神状态、身高、体型、反应性，听取患者的回答

等方式评估其生长发育状况。

（2）口腔检查：结合口外、口内专科检查，获取患者面部形态、口腔软组织与牙健康状况、牙萌出与替换、牙排列、牙列间隙、咬合关系，以及吞咽习惯等信息。

（3）放射线检查：根据需要选择根尖片、全口曲面断层片、头颅正侧位片、CT 等检查，获取牙、牙周、牙槽骨和颌骨的资料，评估其发育状况以及上、下颌牙及牙槽骨、颌骨关系是否正常。

（4）模型分析：制取患者口内模型，便于观察其初诊时口腔组织形态、牙弓形态及咬合关系，并且可以做模型测量、分析牙列的拥挤度。

（5）照相记录：记录治疗前、中、后的各种变化，包括面像（正面、侧面）和口内像（咬合位正面及左、右后牙区像及开口时上下颌牙弓像），可以直观地反映治疗效果。

三、发育期牙列锁殆的处理

（一）间隙保持

牙在牙弓中保持正确的位置是多方面力量相互作用的结果。一旦失去平衡，就会改变它与相邻牙的紧密接触关系并出现牙位置的改变。乳牙过早丧失，将影响继承恒牙的正常萌出而造成恒牙排列不齐。恒牙受影响的程度因儿童丧失乳牙时的年龄、牙列阶段、牙位与丧失牙的多少而不同。乳尖牙或乳磨牙早失后，发生恒牙列错殆畸形的机会比无乳牙早失者高 4 倍。同样，对于正处于生长发育期的儿童，恒牙的早期丧失，也会引起邻牙移位，导致发生错殆畸形。所以一定要对乳牙进行积极的治疗，去除引起儿童牙早失的各种因素。儿童牙早失后，进行间隙分析，根据需要设计间隙保持器来保持早失牙的近远中和垂直向间隙，以防止邻牙向缺失部位倾斜、移动和对殆牙伸长，确保继承恒牙的正常萌出与咬合关系建立，这种方法称为间隙保持。

1. 牙早失的原因与早失后的间隙变化

（1）牙早失的原因。

1）因严重的龋病、牙髓病与根尖周病而被拔除。

2）恒牙异位萌出，乳牙根过早吸收脱落。

3）牙外伤脱落。

4）先天牙缺失。

（2）牙早失后的间隙变化：邻牙向缺牙间隙移位，对殆牙伸长或下垂，造成咬合紊乱。

2. 牙列间隙分析

对于儿童时期乳牙或者年轻恒牙早失的病例，是否有必要行间隙保持，需要考虑儿童的年龄和牙齿发育替换状况，并做模型测量、牙列间隙分析和拥挤度预测。目前，常用的牙列间隙预测分析方法包括小野回归方程式预测法、牙片预测法和 Moyers 混合牙列分析法等，其中小野回归方程式预测法主要基于日本儿童牙的测量数据而建立，相对而言，较适合于中国儿童牙列间隙分析与拥挤度预测。根据拥挤度预测的结果，决定是否即刻保持或再获得牙早失后的间隙；或定期观察，等待牙替换完毕后统一正畸治疗。

3. 间隙保持器的种类和适应证

（1）间隙保持器的种类。

1）固定式间隙保持器：①远中导板式间隙保持器。②带环丝圈式间隙保持器。

③全冠丝圈式间隙保持器。④充填式间隙保持器。⑤舌弓式间隙保持器。⑥ Nance 弓式间隙保持器。

2）可摘式功能性保持器。

（2）间隙保持器的适应证。

1）远中导板间隙保持器：第二乳磨牙早失、第一恒磨牙尚未萌出或萌出不足。

2）丝圈式间隙保持器：①单侧第一乳磨牙早期丧失。②双侧乳磨牙早失，用其他间隙保持器装置困难的病例。③第二乳磨牙早失，第一恒磨牙完全萌出。

3）可摘式功能性保持器：乳磨牙缺牙 2 个以上，双侧乳磨牙缺失或伴有前牙缺失。功能保持器相当于局部义齿，它不仅保持缺牙的近远中长度，还能保持垂直高度和恢复咀嚼功能。它可以改变前牙缺失造成的上唇塌陷，有利于发音和美观，改进和克服不良习惯。这种保持器需要患儿密切配合，并需定期复查，若有碍牙弓生长发育，需及时更换。

4）舌弓式保持器：分为下颌舌弓和上颌 Nance 弓。适用于两侧第二乳磨牙或第一恒磨牙都存在，全口多个牙缺失而近期内继承恒牙即将萌出者，或可摘式功能性保持器不能合作者。该装置利用 2 个最远端的牙，焊接环绕整个牙弓的舌侧及下前牙舌隆突上方的舌弓，以免牙弓长度缩短。

4. 间隙再获得

对于第二乳磨牙早失，但又未及时行间隙保持而导致第一恒磨牙向近中移动或者倾斜、导致缺牙间隙部分丧失的病例，可以使用间隙再获得装置，使近中移位的第一恒磨牙回复到原来位置、并恢复缺牙间隙，然后改用间隙保持器保持间隙，以利于侧方牙群的替换和正常咬合关系的形成。

5. 间隙保持器佩戴后的管理

间隙保持器戴入口内后，应定期复查。确定保持器能够起到间隙保持的作用，并且无破损、松动与变形，不损伤黏膜、舌、牙龈和邻牙，不影响咬合及继承恒牙的萌出。如有异常，需要及时调整或者更换，待继承恒牙萌出后或者决定做永久修复时即可拆除。

（二）主动咬合诱导

1. 牙拔除术

儿童牙拔除的原因很多，通常包括多生牙，滞留乳牙，牙发育异常，或者因牙外伤、严重龋坏、牙髓病、根尖周病而无法治愈等。作为主动咬合诱导的方法之一，牙拔除术，在牙列拥挤等情况下可以选择使用。

（1）乳牙拔除：替牙列初期，新萌出恒切牙常出现拥挤。这种拥挤，部分是暂时性的，随着年龄增长，牙弓现有长度的增加会自行解除。对于有牙列拥挤倾向的患者，主动拔除乳尖牙会使拥挤情况更糟，因为邻牙，特别是远中的邻牙，会向拔牙缺隙移动而占据该间隙。由于替牙列期牙弓长度会显著增加，对于由于牙列拥挤而需选择拔牙者，时间应该在恒切牙萌出至少 1 年以后（8.5 ～ 9 岁）。如果是严重拥挤，乳尖牙拔除可以视为序列拔牙的一部分；如果拥挤度不大，拔牙时间应推迟至恒尖牙和前磨牙正在萌出期。通常不予考虑主动拔除第一乳磨牙或第二乳磨牙，因为会造成远中牙更显著的近中移动，使牙弓现有长度缩短而加重牙列拥挤。

（2）序列拔牙：是一种阻断性矫治方法，通过有计划的顺序拔牙，早期缓解牙列拥挤、促使恒牙萌出后正常排列，以减少或者避免后期的矫正治疗。适应证为：①显著的切牙拥挤。②患儿年龄 9 岁左右。③第一磨牙健康、磨牙关系安氏Ⅰ类，并且无深覆盖。④全口恒牙胚数目、发育正常。⑤牙列间隙分析和拥挤度预测结果为中、重度牙列拥挤。实施步骤为：首先，待侧切牙萌出时拔除乳尖牙，开辟间隙便于侧切牙整齐排列，同时使用间隙保持器，保持磨牙关系并防止下切牙舌倾；其次，1 年后，待第一乳磨牙根吸收达 1/2 以上时，将其拔除，以加速第一前磨牙萌出。最后，拔除萌出中的第一前磨牙，为恒尖牙萌出后正常排列开辟间隙。需要注意的是，序列拔牙必须严格选择适应证，谨慎使用。确保选择序列拔牙，不仅能解决当前存在的严重牙列拥挤，以及由此造成的牙错位、反𬌗或异位萌出等问题，而且能够简化或者避免后期的矫正治疗。同时，在实施序列拔牙过程中，需加强患儿牙列间隙管理，防止后牙向拔牙间隙异常移动，并需要双侧对称拔牙，确保中线不偏斜。

（3）第一恒磨牙拔除：通常是由于严重的牙体或牙周疾病而导致远期预后不佳，而不是正畸原因。拔牙之前，必须拍全口曲面断层片，确认所有恒牙胚都存在（包括拟拔牙侧的第三磨牙）。第一磨牙拔除后，间隙较难管理，这是由于：拔牙间隙离前牙较远，不便于解决前牙拥挤和深覆盖；第二磨牙的萌出路径较难控制，拔牙间隙很容易被第二磨牙近中移动所占据。因而，需要根据患者的牙列拥挤情况选择拔牙时机。如果牙列不拥挤，第一磨牙的最佳拔除时机为第二磨牙根分叉开始钙化时（9 岁左右），此时，第二磨牙可以近中移动而完全占据前磨牙（第一磨牙）的位置。如果牙列拥挤，则需等第二磨牙萌出以后，此时前磨牙可以部分远中移动、利用拔牙间隙而缓解牙列拥挤状况。第一磨牙拔除以后，需要定期复查，必要时采取矫正措施，以便控制牙移动，有效管理牙列间隙，使牙齿排列整齐并形成正常咬合关系。

2. 牙磨除法咬合调整

替牙列早期，由于上下前牙出现暂时性拥挤，有可能造成个别牙异位、早接触而形成咬合创伤，异常的咬合力，会增加牙周组织早期破坏的风险，或者由于乳尖牙磨耗不足，造成侧方咬合干扰和下颌运动受限，出现功能性反𬌗。针对以上情况，早期可以选择性的调磨乳牙的切缘早接触点，或近远中邻面，而达到缓解拥挤、改善牙排列、减轻或消除咬合干扰的效果。

3. 咬合紊乱的早期矫治

儿童时期的咬合异常往往开始于乳牙列期和混合牙列早期。为了避免佩戴矫治器时间过长，有些病例可以等到替牙列晚期或恒牙列期再行处理。但是，相当一部分由于牙齿疾病或者不良习惯造成的咬合异常，如反𬌗、口呼吸、偏侧咀嚼等，如果不及时纠正会造成严重错𬌗畸形。因此，早期干预和矫治很有必要。

（1）前牙反𬌗：是指在正中咬合时，前牙呈反覆𬌗、反覆盖关系，俗称“地包天”，是儿童时期较为常见的一种错𬌗畸形，可由遗传、牙位置异常或不良习惯等造成。根据致病因素和严重程度，可以分为牙性、功能性和骨性 3 类。在儿童早期，多数为牙性和功能性反𬌗，颌骨畸形一般不明显。但是，由于反𬌗会抑制上颌发育、促进下颌发育过度，如果牙性和功能性反𬌗长期得不到纠正，畸形就会加剧，可能发展成为骨性反𬌗，严重的影响患者的面型。因此，在儿童能够配合的情况下，应尽早用活动矫治器治疗，最佳开始的治疗时间为 3 ～ 5 岁。在替牙期，由于牙萌出位置异常，有时可以形成个别牙反殆，导致早接触和牙周创伤并使下颌被动前伸，因此也需要及早矫正。治疗方法通常包括下颌斜面导板，上颌殆垫式活动矫治器；上颌殆垫式活动矫治器联合前方牵引器。矫治器的设计包括 3 个方面：后牙区用殆垫打开咬合解除锁结关系；后牙区卡环加强固位；前牙区用弹簧等加力装置移动前牙或者前方颌牵引促进上颌骨的发育并限制下颌骨发育。有时候可合并使用螺旋扩大器等装置扩大牙弓，以纠正牙列拥挤所导致的个别牙反殆。

（2）后牙反殆：可以是双侧后牙反殆或者单侧后牙反殆，通常是由于上颌牙弓狭窄而导致上下颌骨骨骼不调，造成横向平面的错殆；致病因素多样，如长期偏侧咀嚼习惯、单侧下颌长期受到不正常压力、口呼吸习惯或者腭裂等。后牙反殆会影响上、下颌骨的正常发育和咬合关系建立，使下颌偏斜、面部不对称。因此，一经发现，应及早治疗。治疗方法为扩大上颌牙弓，可选用活动矫治器或固定矫治器，如螺旋扩大器式活动矫治器、分裂簧式活动矫治器、四眼簧、腭弓矫治器等。

（3）前牙深覆盖：前牙覆盖增加，意味着上牙前突或者下颌后缩，或两者均有，属于矢状平面错殆畸形。深覆盖使上颌切牙外伤的风险增加，研究表明，覆盖为 10mm 的 13 岁患儿切牙外伤的发生率是覆盖为 5mm 患儿的 2 倍。因此，即使不考虑深覆盖对儿童面型美观的不良影响，为了减少牙外伤的风险，深覆盖需要及早纠正。通常采用功能性矫治器治疗，通过诱导牙槽和骨骼的变化而纠正切牙和磨牙的关系。但是，功能性矫治器有两大不足：一方面，它仅适用于生长期的儿童，特别是处于快速生长期者，而青春期前效果较慢，并且需要保持佩戴至青春期生长高峰后。因而，该矫治器需要佩戴相当长的时间，甚至数年，使得患者不易配合、监护人失去耐心。另一方面，在纠正深覆盖咬合关系时，不能同期解决牙拥挤、排列不齐等问题。因此，对于严重的深覆盖患儿，需要在替牙列早期治疗开始时，应权衡功能性矫治器的优缺点，与监护人及患儿充分沟通。

（4）口腔不良习惯：包括吮指、吐舌、异常吞咽习惯、咬唇、口呼吸、磨牙症和偏侧咀嚼等。长期的口腔不良习惯会使口颌系统肌力失去平衡，牙弓因受到异常的力量而形态异常、牙排列紊乱，并导致错殆畸形，包括开殆、深覆盖、前牙或后牙反殆等。对于口腔不良习惯，处理原则是早发现、早破除不良习惯，并对已经造成的错殆畸形及时纠正。治疗方法包括言语教育，不良习惯破除装置，如前庭盾、带唇挡、腭刺或舌挡的矫治器；纠正早期错殆的矫治器，如上颌前牙斜面导板式活动矫治器、螺旋扩大器式活动矫治器、功能性矫治器等。

（5）切牙中缝：替牙列早期，上颌中切牙间存在少量间隙（3mm 以内），通常在恒尖牙萌出后自行关闭。如果切牙中缝过宽，或者恒尖牙萌出后间隙仍然存在，则需要仔细检查病因，确定是否有多生牙，侧切牙过小或先天缺失，以及唇系带附着过低、口腔不良习惯等情况，根据病因选择治疗方案。

4. 牙异位萌出与阻生的处理

混合牙列期，牙异位萌出与阻生的情况较为常见。牙异位萌出是指恒牙在萌出过程中未在牙列的正常位置萌出。牙阻生是指牙根已发育完全，但尚未萌出，或牙被骨、邻牙或其他组织阻碍，不能萌出至口腔。牙异位萌出和阻生的原因多种多样，如乳牙病变或滞留；恒牙牙根弯曲；多生牙、囊肿或牙瘤的阻挡，萌出方向异常而被邻牙阻挡等，更多的时候病因并不明确。就发生牙位而言，常见的有上颌尖牙、上颌第一磨牙、上颌中切牙与下颌侧切牙等，其中上颌尖牙的发生率较高，仅次于第三磨牙。

（1）尖牙阻生。

1）概况：发生率约 2%，女性为男性的 2 倍，上下颌比为 19 ∶ 1，双侧与单侧比为 1 ∶ 2。其中 85% 位于腭侧，15% 位于颊侧。当侧切牙是过小牙或者缺失时，上颌尖牙阻生的概率会增加，因为侧切牙牙根有诱导尖牙萌出的作用。同时，阻生尖牙的尖牙倾斜度角（阻生尖牙长轴与中线所成的交角）大于 30° 时，相邻的切牙很可能出现牙根吸收，发生率约 12%，严重时会导致牙松动，甚至脱落。

2）检查与诊断：替牙期，上颌尖牙的正常萌出通道位于牙弓的颊侧，9 岁左右可被触及，如果不能，则需行 X 线检查。根尖片可以看出乳尖牙根是否吸收、恒尖牙发育情况以及牙囊是否扩大。如果乳尖牙根端未吸收，提示恒尖牙的萌出通道可能异常，需进一步做 CT 检查并三维重建，以确定未萌恒尖牙的形态、大小、牙轴方向、尖牙倾斜度角，与相邻切牙及骨骼的位置关系，相邻切牙牙根是否吸收等，从而诊断是否阻生。

3）治疗：治疗方法选择与发现尖牙异位或阻生的时机，以及尖牙的位置有关。替牙列晚期，如果发现恒尖牙萌出方向异常，及早拔除乳尖牙对纠正恒尖牙的萌出方向有帮助。但是，乳尖牙拔除必须满足如下条件：①发现早（替牙列期）。② X 线检查显示恒尖牙牙冠重叠不超过相邻恒切牙根的 1/2。③恒尖牙牙冠不高于相邻恒切牙的根尖。④恒尖牙长轴和中线夹角不大于 30°。⑤牙列有间隙，拥挤度不超过中度。需要注意的是如果上颌牙列拥挤，则需对称拔除乳尖牙，以防中线发生偏斜。拔除乳尖牙后一旦恒尖牙不能及时萌出，会导致邻牙近中移动、间隙丧失，因此需要考虑是否行间隙保持。拔牙后应定期复查，确定恒尖牙萌出方向是否改善。

如果没能早期发现恒尖牙异位萌出，或者早期干预无效，恒牙列期有如下治疗选择：①外科开窗暴露恒尖牙、贴牵引装置并正畸牵引治疗，如果位置较深位于骨内，常选用闭合牵引技术，这样更有利于获得良好的牙龈外形。该法适用于恒尖牙冠重叠不超过相邻中切牙根 1/2，并且恒尖牙冠不高于相邻恒切牙根尖的病例，需要治疗时间较长，为 2 年左右。②自体恒尖牙移植术。该法快捷、无须正畸治疗，但仅适用于微创手术即可完整拔除恒尖牙、并有足够间隙排列的病例，其术后有因牙根吸收而失败的风险，5 年成功率约 70%。③定期观察，暂不处理，适用于年龄较小、暂不愿意接受治疗者，但是需定期复查，密切观察阻生尖牙是否压迫吸收邻牙牙根。④拔除恒尖牙，该法适用于患者不愿意接受正畸牵引治疗，或尖牙完全弓外牙，侧切牙和第一前磨牙邻接关系紧密，咬合关系良好，尖牙位置过高，无法通过正畸牵引治疗。

（2）上颌第一磨牙异位萌出：上颌第一磨牙异位萌出时，X 线检查可见其明显近中倾斜，牙冠被第二乳磨牙远中阻挡而阻生。同时，由于第一磨牙压迫致使第二乳磨牙远中根吸收，如果吸收过多会导致牙齿松动，甚至脱落，第一磨牙则迅速向近中移动，导致替牙间隙丧失、牙列拥挤与错船畸形。碰见这类病例，应做到早期发现，并定期观察，因为有部分病例可以自动纠正萌出位置而不需处理。如果确认不能自行逆转、阻生程度较轻时，保留第二乳磨牙并将其作为支抗，使用分离弹簧、弹力橡皮圈、铜丝结扎或矫治器推第一磨牙由近中倾斜转向直立。如果第一磨牙严重异位使第二乳磨牙根吸收过多，则需拔除第二乳磨牙，用矫治器推第一磨牙直立并向远中移动，恢复第二乳磨牙拔牙间隙后行间隙保持。

（3）其他牙的异位萌出：中切牙异位萌出、迟萌或阻生时，不仅会影响美观，使邻牙向缺隙侧倾斜移动、牙列不齐与拥挤，还可能导致黏膜溃疡，牙易受外伤等不良后果。因此，及时诱导中切牙萌出到正常位置是必要的。治疗开始前，需要通过临床和影像学检查寻找病因、明确牙齿的发育状况及在颌骨中的位置，根据病因和严重程度，选择手术去除阻挡物、导萌、开窗牵引、自体牙移植或者间隙保持并定期观察等。

侧切牙异位萌出常压迫乳尖牙根，使牙根吸收而早失，多发生于牙列拥挤的患者，如果不及时处理容易引起尖牙异位，甚至中线偏移。此类患者需要做牙列间隙分析和拥挤度预测，决定是否采用间隙保持、序列拔牙或者正畸治疗。

第一磨牙异位萌出相对少见，通常是全口曲面断层片检查时无意中发现的。如果间隙充足，多数能够自行调整并最终正常萌出；异位萌出或阻生多发生于牙列拥挤、萌出间隙不足的病例。治疗选择需要根据牙列间隙分析和拥挤度预测结果而定，做好间隙管理，保持或恢复替牙间隙；如果严重拥挤，则等待牙替换完毕后拔牙矫正。

5. 牙外伤后的间隙管理

儿童时期，牙外伤较为多见，常造成切牙折断、松动，甚至脱落，如果牙外伤严重或处理不当会导致牙早失。牙早失后需要及时做好间隙管理，否则邻牙将向缺隙侧倾斜移动。对于儿童时期中切牙外伤后早失，可以根据牙列拥挤程度决定是保持还是关闭缺牙间隙。保持间隙的方法为先采用可摘式功能性保持器，待成年后再行种植或固定修复。关闭缺牙间隙的方法包括正畸移动侧切牙到缺牙间隙，并通过树脂或冠修复来改变牙形态、增强美观；或者采用自体牙移植术，通常供体牙为前磨牙，待牙稳固牙周愈合后修改前磨牙形态以模仿中切牙。

四、咬合发育异常的预防

儿童时期，定期监控牙弓和咬合的发育非常重要，以便于牙科医师及时发现问题，选择合适的时机采取预防、干预或者矫正措施。在复查过程中需要注意牙龄与生理年龄的差异，牙龄可根据儿童口腔内实际萌出的牙数目来确定。

（一）乳牙列期

需要注意口腔不良习惯与外伤的影响，同时要记录牙弓中间隙问题和错𬌗，另外需要注意是否有明显的面部不对称和呼吸睡眠暂停等问题。

（二）替牙列早期（6～9岁）

常见的问题类型包括引起错𬌗的不良习惯、牙萌出紊乱、功能性错𬌗、恒牙先天缺失、妨碍牙列间隙发育的因素、深覆盖增加外伤的风险。具体而言，包括以下方面。

1. 单个切牙阻生

X线检查可能会发现萌出障碍，需要及早拔除乳牙，外科暴露牙并且行间隙保持。

2. 正中多生牙

如果中切牙之间的间隙异常增宽，可能提示正中多生牙的存在，根据影响的程度决定是否拔除。

3. 第一磨牙异位萌出

第一磨牙异位萌出可导致第二乳磨牙远中吸收，并可能发生阻生，可以采取活动矫治器加弹簧或者片段弓法推近中倾斜的第一磨牙向远中移动，乳磨牙的吸收也会随之停止。

4. 乳磨牙粘连

如果继承恒牙位置正常，可继续观察，通常此粘连牙会晚于正常时间半年脱落。如果粘连发生于7岁之前，邻牙的萌出和牙槽骨的生长会使该牙严重的低咬合状态，平齐，甚至低于牙龈缘，通常及早地拔除粘连乳牙更有利。

5. 先天缺牙

上颌侧切牙和下颌第一磨牙多见。上颌侧切牙发生率为2% ～ 3%，通常由于牙不萌、X线检查发现，通常关闭间隙是首选。如果牙列间隙充足，可以保持间隙，成年后种植义齿修复关闭间隙。下颌第一磨牙的缺失也是8 ～ 9岁时X线检查时发现的，发生率为4% ～ 5%，对应的乳磨牙，可以根据牙列间隙及咬合情况决定是否拔除，以及采取何种措施关闭间隙。

6. 切牙中缝

多发生于有正中多生牙、侧切牙先天缺失、系带附着过低等情况，随着侧切牙和尖牙的萌出压力，间隙会逐渐关闭，通常不采用系带切除术。

7. 前牙反䝙

需要确定是否为骨性、是否有遗传。简单的反䝙可以通过抬高咬合、推上前牙向前来矫正。

8. 上前牙拥挤

显著的上前牙拥挤影响美观，替牙列期，如果有影响正常咬合发育的因素则需出去，等待牙替换完毕后再行处理。

9. 后牙反䝙

单侧反䝙，80% ～ 90%是由于受压力所致。检查上牙弓的宽度并与下颌比较，如果上牙弓狭窄，则需要主动扩弓，通常用活动矫治器或者四眼簧。双侧反䝙，需要检查颅颌面形态、呼吸的模式，以及腺样体和扁桃体是否肿大。

10. 前牙开䝙

需要查找病因，确定是否为吐舌、吮指不良习惯所致，是否因腺样体和扁桃体肿大而导致舌的位置前移，是否为骨性而影响面前部高度。及早发现并去除病因可以在替牙列期得到有效的纠正。

11. 深覆盖

深覆盖是由于上切牙过度萌出还是颌骨前突所致，通过检查面型侧貌、下颌骨形态或面下部高度可以判断是否为骨性深覆盖，通常需要采用固定矫治器治疗，特别是切牙关系不稳定的病例，如安氏Ⅱ类2分类病例。

12. 上切牙前突

为了预防外伤，需尽早内收上切牙，特别是上唇较短、不能保护上切牙的病例。

（三）替牙列晚期（9 ～ 12岁）

需要注意的问题类型如下。

（1）尖牙异位：如果通过临床和放射线检查能早期诊断尖牙异位，及早拔除对应乳尖牙可使近80%的病例改变萌出通道，必要时需考虑正畸治疗。

（2）间隙情况：根据需求和必要性处理牙列间隙或者拥挤。

（3）牙异位：根据需要和必要性处理锁䝙、反䝙、异位萌出、恒磨牙粘连。

（四）年轻恒牙列期（12～15岁）

牙萌出异常和错𬌗已经形成，需要交由正畸医师评估严重程度并制订治疗计划。

第三节　早期生长控制和颌骨矫形治疗

一、Ⅱ类错𬌗的早期干预

Ⅱ类错𬌗进行早期干预的时机很重要，出现以下3种情况需要进行早期干预：①患者存在心理问题。②前牙外伤风险增加。③高角。尤其是出现前两种情况时，早期干预很有必要。

（一）上颌前突，伴随开唇露齿

过度唇倾的上颌切牙容易受到外伤，继发上颌骨骨骼发育异常。

解决方案：上颌2×4片段弓技术，配合口外弓。

（1）上颌2-2黏托槽，0.012″、0.014″、0.016″、0.018″镍钛丝，过渡到0.018″不锈钢丝。

（2）0.018″不锈钢丝在上颌第一磨牙近中做欧米加曲，0.25mm结扎丝向后结扎，配合使用口外弓。

对于上颌前突早期矫治后的保持很重要，矫治后如果上颌尖牙尚未萌出，可使用Grace肌功能矫治器保持。如果上颌尖牙已经萌出，则不需要额外保持。

（二）下颌后缩

有些原则必须牢记：①如果错𬌗畸形原因在上颌，治疗较简单；如果错𬌗畸形主要在下颌，治疗较复杂。②临床遇到的下颌后缩，如果是高角，矫治效果不理想；如果是均角或者低角，使用功能矫治器引导下颌向前，会有不错的效果。当然，前提是患者自身要有足够好的骨骼生长潜力。功能矫治到底有没有效果，目前还没有肯定的答案。我们只能去除影响骨骼正常生长的错𬌗畸形或者肌肉的异常影响因素。最终，骨骼的生长还要看患者自身的潜力。

有两种方案矫治下颌后缩。

（1）斜导。肌激动器或者双𬌗垫矫治器等功能矫治器引导下颌向前。具体适应证和使用方法，请参见Ⅱ类早期矫治章节。

（2）德国颅颌面生长发育理论：上颌是鞋，下颌是脚。如果我们穿一双小鞋，走路的时候，脚位于鞋的后方；如果我们穿一双大鞋，走路的时候，脚位于鞋的前方。同理，如果上颌牙弓狭窄，咬合会使下颌靠后，如果扩大上颌牙弓，咬合能引导下颌向前。临床上，对于很多的替牙期下颌后缩的病例，可以上颌扩弓，通过“鞋拔子”效应，引导下颌向前。

二、骨性Ⅲ类的生长控制

（1）首先要观察下颌骨形态。如果是高角，情况不妙，这种反𬌗难做，而且效果不好，容易复发。如果是均角或者低角，矫治效果好而且稳定，不容易复发。

如果是上颌后缩，这种反𬌗也相对好做一些。但是如果是下颌前突，这种情况很差，下颌骨可能会随着生长越来越前突，反𬌗可能会加重。

如何鉴别是上颌后缩，还是下颌前突？头影测量中有一个简单有效的方法——从N点（鼻根点）做眶耳平面的垂线，即Mcnamara线。上颌骨A点（上齿槽座点）距离该垂线的正常距离：0mm（儿童），1～2mm（成人）；下颌骨Pg点（颏前点）距离该垂线的正常距离：-6mm（儿童），-2mm（成人）。

（2）如果儿童年龄小于5岁，取模型可能会呕吐，不配合。此时最好的方法是使用MRC系列的Infant肌功能矫治器。这个年龄的反𬌗基本上都是肌肉功能问题，很少有骨骼问题。这个年龄的患者关节前结节发育还不完全，基本是平的，无法对关节髁状突向前移动有限制作用。在外界因素（如躺着喝奶等不良姿势）的诱导下，下颌髁状突很容易迁移出关节窝的限制，出现反𬌗。

（3）如果患者年龄大于5岁，能够顺利地配合取模型，那么我们接着做以下检查。

1）观察乳牙Ⅲ、Ⅳ、Ⅴ牙冠的龋坏情况，曲断上看乳牙Ⅲ、Ⅳ、Ⅴ牙根吸收状况。若龋坏不严重可以治愈，或是牙根没有严重吸收，则解决方案为粘接式RME配合前方牵引。

2）曲断上检查已经有很明显的乳牙Ⅲ、Ⅳ、Ⅴ牙根吸收，口内检查乳牙Ⅱ、Ⅳ、Ⅴ残冠或者残根。如果前牙2-2尚未萌出，而且估计1年之内不能完全萌出，此时Frankel Ⅲ是最好的解决方案，用Frankel Ⅲ等待上前牙2-2萌出。如果反𬌗矫治结束后，前牙2-2还没萌出到正常的咬合状态，这时候的反𬌗矫治效果不稳定，很容易复发。矫治后前牙覆𬌗越深，反𬌗矫治效果越稳定。解决方案：肌功能矫治器Frankel Ⅲ。

3）年轻恒牙列，如果上颌已经完全萌出，适合做上颌RPE配合前方牵引。

三、骨性Ⅰ类的早期矫治

骨性Ⅰ类时，需要早期矫治的问题主要集中在替牙期的间隙不足。

（一）牙弓内间隙不足的解决

1. 牙弓内自然的间隙储备

替牙间隙（Leeway space）：下颌每侧2.5mm间隙，上颌每侧1.5mm间隙。

与前牙区的替牙期间隙不足相反，后牙区的替牙期间隙有剩余。下颌第二乳磨牙比第二双尖牙宽2mm，上颌第二乳磨牙比第二双尖牙宽1.5mm。下颌第一乳磨牙比第一双尖牙宽0.5mm，上颌第一乳磨牙和第一双尖牙宽度差别不大。因此，在替牙期，下颌后牙区每侧存在2.5mm间隙剩余，上颌后牙区每侧存在1.5mm间隙剩余，称为Leeway space。保留这些间隙，可以用于排齐牙弓内拥挤，如上颌Nance托、下颌舌弓。通过间隙分析，如果替牙间隙能够用于弥补牙弓内间隙不足，上颌可以使用Nance托，下颌使用舌弓，防止磨牙近中移动，保存双尖牙位置的替牙间隙用于排齐前牙。

临床上，如果第二乳磨牙脱落早失，第一磨牙会出现近中移动占据Leeway space，间隙丢失。替牙期，即便前牙区存在拥挤，迫切需要牙弓内的间隙，但自然状态下，Leeway space不能被前牙远中移动利用，而只能被下颌第一磨牙近中移动所占据。只有进行主动性矫治，如下颌唇挡，才能利用好Leeway space，解决替牙期牙弓内拥挤。

2. 替牙期，牙弓内获得间隙的方法

推磨牙向后是解决牙弓内间隙不足的有效方法——上颌口外弓，下颌唇挡。替牙期儿童依从性很好，在父母的督导下，几乎都能按时佩戴口外弓和下颌唇挡，而且第二磨牙还未萌出，推磨牙向后效果会更好。

（1）上颌口外弓，推磨牙向后：推磨牙向后，磨牙向远中移动，磨牙之间宽度增加。磨牙不仅需要远中的力量，还需要颊向移动，因此上颌磨牙 RPE 扩弓能够促进口外弓推磨牙向后。

（2）下颌唇挡：下颌唇挡使得下唇肌肉和面颊部肌肉远离下颌牙齿，打破了下颌牙齿内外的肌肉平衡，舌肌得以发挥扩大下颌牙弓的作用。此外，在吞咽时，来自下唇的压力直接通过唇挡传递给下颌磨牙，使得下颌磨牙发生少量远移和远中倾斜，从而导致下颌牙弓长度增加。

Buschang 和 Cetlin 医师将唇挡的功能归结于 4 个矫治机制：① Leeway space 间隙的维持和利用。②下颌牙弓横向扩展。③为切牙唇向萌出提供间隙。④改变肌肉功能，重塑牙弓形态。

下颌唇挡所处的垂直向水平不同，发挥的作用也不尽相同。若下颌唇挡处于下切牙的切 1/3 水平，发挥主要作用的是直立下颌磨牙；若下颌唇挡处于下切牙的中 1/3 水平，使得下唇远离下切牙唇面，促进下切牙唇倾；若下颌唇挡处于下切牙的颈 1/3 水平或位于口腔前庭沟，下唇可越过唇挡与下切牙唇面接触，使下切牙的移动最小化。

3. 对于不存在间隙缺失问题的骨性Ⅰ类

在牙齿萌出阶段，出现恒牙位置异常的情况下，建议使用计算机辅助个性化的硅胶类功能矫治器。临床医师只需要给患儿取模型，或者做口内扫描即可。数字化加工中心收到临床模型后，根据颌位记录创建虚拟𬌗架模型。计算机辅助设计制造个性化硅胶类功能矫治器，我们将其命名为 Grace。

Grace 的制作流程如下。

（1）3 shape scanner 扫描石膏牙颌模型和临床蜡𬌗记录，并且将数据转化为 STL 格式，获得数字化三维牙颌模型。

（2）将数字化三维牙颌模型导入 Orthoanalyzer（3 shape，Denmark）中进行数字化排牙实验。

（3）在 3D Studio Max 软件中进行相关数据测量以及绘制模式图。

1）根据牙弓宽度和牙弓长度数据绘制牙弓轨道，根据每个牙牙冠的形态大小绘制牙槽，对于未萌恒牙，结合小野回归方程预测牙冠宽度，预留萌出间隙。

2）针对替牙期矢状向、垂直向不调问题，根据临床蜡𬌗记录扫描数据进行数字化咬合重建。

3）对于各种不良习惯，将根据错𬌗畸形矫治机制设计相应的配件功能，颊屏、唇挡、小唇珠、舌挡及舌顶结构能训练唇颊肌、颏肌及舌肌的功能和矫正口呼吸等口腔不良习惯，考虑舒适性及对症治疗的问题，各部分功能的设计将体现个性化的需要。

4）同时设计个性化功能矫治器的阴模，采用 3D 打印技术，打印个性化肌功能矫治器的阴模。将液态医用硅胶灌注入 3D 打印出的阴模中，完成个性化肌功能矫治器的制作。

（二）上颌埋伏多生牙致牙列拥挤的治疗

1. 埋伏多生牙造成牙齿错位的治疗时机

在受影响的恒牙萌出前摘除埋伏多生牙，解除了引起恒牙胚异位的原因，恒牙胚的异位通常能够自行减轻或纠正。一旦恒牙萌出后，尤其是恒牙建𬌗以后，其自行纠正的机会将会显著降低。此外，牙齿是否处于牙列中，是否有相应的力量促使或阻止错位牙齿归位（如肌肉的力量），都会影响恒牙异位的自行纠正。有患儿在摘除了埋伏多生牙后的 3 个月内，上正中间隙显著减小，可能是因为去除了近中来自多生牙的阻力，使左上 1 发生了近中移动，但由于之前的异位影响了左上 2 牙胚的位置，使左上 2 完全腭侧错位，导致其萌出时，完全错位于牙列之外，无法形成正常的邻接接触关系，故而对左上 1 的挤压作用不明显，所以正中间隙并未完全关闭。左上 2 完全萌出，且与对𬌗牙形成了反𬌗的锁结关系后，上前牙错位难以自行缓解。

混合牙列中，上前牙出现拥挤和错位是需要提前干预？还是留到恒牙列正畸时解决？

上前牙的不齐首先会影响患儿的笑容和外观，继而产生心理上的不良影响。改善外貌，这是大多数寻求治疗的患儿家长的初衷。其次，前牙的错位会引起间隙的丧失。例如，双侧乳尖牙在早期矫治前为Ⅱ类关系，这在骨性Ⅰ类的患儿中是不正常的，提示了由于前牙的错位，间隙发生了丧失，上后牙有近中移动的趋势。对于这样间隙丧失的趋势，如果不加以控制，容易增加后期正畸的难度。对于上中线显著偏移的患者，正畸时拔牙的可能性也大幅增加。如果通过早期干预，对间隙丧失和中线偏斜进行一定程度的纠正和控制，可以对以后的正畸治疗产生帮助。有时上前牙的拥挤和错位还会增加外伤和创伤的风险，这一点是临床工作中判定需要进行早期矫治的重要指征之一。

2. 远中移动磨牙的方法

远中移动磨牙有多种方法：口外弓加头帽、摆式或蛙式矫治器、隐形矫治器、活动分裂基托、固定矫治器加推簧、种植支抗等。由于力学定律，力与反作用力是相互的，对于面型略凸的患儿，尤其是在需要同时远中移动双侧上磨牙的病例中，笔者较常使用口外弓的方法，这样可以尽量避免前牙由于反作用力而进一步前突（失支抗），而且矫治器的部件简单，不适感较小，出现矫治器松动、脱落、损坏的可能性较低，在价格上也有一定的优势。但是口外弓对患儿的合作程度和动手能力有一定的要求，需要先期对此做出评估。

3. 治疗中的问题

早期矫治使用托槽时，患儿的口腔卫生有时会决定是否能有足够的时间来进行完善的治疗。在年龄较小的患儿中，口外弓的使用需要严密随访和监督。初戴口外弓时，由于患儿不熟悉操作，经常会发生用力过猛而使口外弓变形的情况。例如，有一患儿，由于口外弓变形，上 6 出现过度颊倾，使覆盖增大较多，尤其是右上 6，尚未造成锁𬌗，停戴口外弓后将随访一段时间，如不能改善，将在恒牙列正畸时予以纠正。

四、替牙期骨性Ⅱ类错𬌗畸形矫治

（一）Ⅱ类骨性错𬌗的早期矫治

Ⅱ类的矫治时机存在较大的争议。1900 年，Le Roy Johnson 支持早期矫治，然而，临床随机研究结果表明：①早期矫治的效果因人而异。②一期矫治和二期矫治，最终治疗结果没有显著性差异。③早期矫治不能缓解二期矫治的病例复杂性。④早期矫治延长了治疗时间，治疗效率不高。

临床试验表明，早期矫治和一期矫治效果没有显著性差别。短期之内，早期矫治的Ⅱ类治疗效果很明显。早期矫治的口外弓组，出现明显的上颌生长被限制。功能矫治器组，出现下颌生长加速的矫治效果。但是，在生长后期，这些治疗效果逐渐消失。即便如此，早期矫治是否实施还要取决于患者的具体情况，家庭因素和患者自身心理因素都是重要的参考依据。

替牙期的治疗对孩子的内心影响和性格养成影响巨大。

如下 3 个因素决定是否开始早期矫治：①心理问题。②咬合创伤，可能的牙外伤。③高角倾向（早期矫治，重点是压低后牙）。

（二）替牙期骨性Ⅱ类错𬌗畸形的矫治方法

颅颌面发育千变万化，矫治效果因人而异。矫治理念也是众说纷纭。经验表明影响骨性Ⅱ类矫治效果的主要因素是下颌骨垂直向发育的趋势，如高角、低角或者均角。

首先要记住高角矫治效果不好，如果患者家属对矫治效果要求高，建议不要对高角的骨性Ⅱ类进行早期矫治。可以等到上 7、下 7 完全萌出后，进行拔牙固定矫治，或者等到患者 18 岁之后，进行正颌外科手术。

在患者家长知情同意的前提下，愿意接受早期矫治，才可以开始矫治。具体方法与均角或低角病例相同。

均角或者低角的骨性Ⅱ类早期矫治通常效果会好。毕竟下颌骨的发育是正常的，随着生长的进行，下颌会逐步向前、向上逆时针生长和改建。这是矫治骨性Ⅱ类最需要的治疗方向。

早期矫治的方法有很多种，以下介绍的方法是我们在临床上常用的，也是我们认为最行之有效的方法。

1. 骨性Ⅱ类上颌前突的矫治

首先，矫治时机很重要。过早矫治，不仅对刚刚萌出的上前牙牙根发育有不良影响，而且矫治效果也不好。比较好的矫治时机是通过前牙根尖片检查：上前牙 2–2 牙根根尖孔开始闭合。此外，前牙覆盖大于 4mm 是重要的指标。一般认为如果覆盖小于 4mm，此时应该是双颌前突，随着下颌的发育，双颌前突会逐渐加重，不适合早期矫治，应该等到上 7、下 7 完全萌出之后，进行拔牙固定矫治。

其次，还要在曲断片上检查侧切牙上根是否与尖牙牙胚之间存在阻生状况。如果存在阻生，排齐切牙会导致阻生加重。此时，不适合 2×4 矫治。

替牙期，上颌侧切牙并未出现与恒尖牙牙胚的交叉阻碍性结构。替牙期，上前牙唇倾，尖牙恒牙胚与侧切牙牙根之间并未出现阻生重叠影像。前牙覆盖大于 6mm，这类病例适合使用口外弓，2×4 矫治技术。矫治时间通常为 12 ～ 18 个月。以前牙达到正常覆盖为矫治目标。

总之，临床上要注意以下 4 点。

（1）检查口内上颌 6 远中是否完全萌出。只有上 6 远中完全萌出才适合安装带环，才能承受口外弓的矫治力。

（2）前牙覆盖大于 4mm。

（3）上前牙 2–2 牙根尖基本闭合，发育完成。

（4）上颌侧切牙与尖牙牙胚之间无阻生状况。

口外弓，2×4 矫治技术矫治替牙期上颌前突非常有效，只要认真佩戴口外弓，绝大多数上前牙突出的患者都能获得满意的效果。

主要原因是：①上颌前突在生长发育阶段，能够很有效地内收。②替牙期，10 岁以下的儿童还没有进入青春逆反阶段，能够听从医师的要求和家长监督。14 ～ 16 岁阶段，进入恒牙列，青春逆反期的儿童，口外弓佩戴效果并不好，主要原因是缺乏患者的有效配合。此时，医师能够深刻地体会到：好的矫治结果，一半是医师的努力，另一半是患者的配合。此话言之有理。

2. 上颌 2×4 片段弓技术，配合口外弓

①上颌 2–2 黏托槽，0.012″、0.014″、0.016″、0.018″镍钛，过渡到 0.018″不锈钢丝。② 0.018″不锈钢丝在上颌第一磨牙近中做欧米加加曲，0.25mm 结扎丝向后结扎，配合使用口外弓。③ 2×4，配合口外弓向后的力量。每天佩戴口外弓 8 ～ 10 个小时，能够有效内收上前牙，矫治上颌前突。矫治时间为 1 ～ 2 年。

保持：前牙覆盖达到正常之后，进入保持阶段。①矫治结束后，前牙覆盖达到正常，如果上颌两侧尖牙开始萌出，此时不需要额外的保持器。②矫治结束后，前牙覆盖达到正常，如果上颌尖牙还未萌出，建议此时使用个性化肌功能矫治器。

对于上颌前突早期矫治后的保持很重要，矫治后如果上颌尖牙尚未萌出，可使用 Grace 肌功能矫治器保持。

有两种情况不适合做 2×4 早期矫治，建议等待。①全景片中观察到恒尖牙胚与侧切牙牙根有阻生的情况。影像上观察到恒尖牙牙冠和侧切牙牙根有重叠。如果此时 2×4 开始排齐侧切牙，在排开过程中，侧切牙的牙根会出现远中移动，从而加重尖牙阻生的情况，甚至有可能造成侧切牙牙根吸收。②上、下前牙唇倾，前牙覆盖正常。这是典型的双颌前突的早期骨骼形态。早期矫治没有效果，应该等待上 7、下 7 完全萌出后，拔牙矫治。

（三）骨性Ⅱ类下颌后缩的矫治

矫治时机很重要，过早矫治，还没有到下颌生长快速期，往往事倍功半，人为地延长了矫治时间，患者治疗的疲惫感增加，效果不明显。恰当的矫治时机应该在生长发育的高峰期前后。根据颈椎分析法，生长发育高峰期处于第三和第四阶段之间。从牙齿上鉴别的时机应该是：女生替牙晚期，只剩上、下第二乳磨牙还没有脱落；男生，刚刚结束替牙期，正处于年轻恒牙列阶段。此时是功能矫治（引导下颌向前）的最佳时机。第四阶段 C_2、C_3、C_4 的椎底变凹，C_3 和 C_4 的椎体为水平矩形。说明在此阶段之前的 1 ～ 2 年为生长发育高峰期。

高角的Ⅱ类下颌后缩，说明下颌骨发育不好。鉴别下颌骨生长发育的潜力要从以下几点来看：①髁状突颈部越粗，说明下颌骨发育越好；越细，说明下颌骨发育越差。②下颌骨正中联合越厚，说明下颌骨发育越好；越薄，说明下颌骨发育越差。③下颌角前切迹越小，说明下颌骨发育越好；越深，说明下颌骨发育越差。④下颌升支越宽，说明下颌骨发育越好；越窄，说明下颌骨发育越差。⑤下颌升支长轴倾斜角度越向下，说明下颌骨发育越好；越向前，说明下颌骨发育越差。

现有的知识和目前的临床经验告诉我们：如果还具有下颌生长潜力，均角或者低角的下颌后缩矫治效果会比较乐观。相反，高角的下颌后缩矫治通常效果不好。

决定着Ⅱ类下颌后缩矫治的关键因素是垂直向的控制。由于上、下颌生长差异，在生长发育期下颌相比上颌向前、向下生长的速度更快些，生长量也更多些。因此，在

上颌和下颌之间应该存在一个空间。这个上、下颌骨之间的空间能够允许下颌逆时针旋转，这个空间就是颌间间隙，是正畸医师唯一能够利用生长引导下颌逆时针旋转的生长调控的机会。

但是临床上我们观察不到颌间间隙的存在，因为随着上、下颌骨差异性生长，上、下后牙逐渐萌出填塞了颌间间隙。因此，Ⅱ类功能矫治的重点就在引导下颌向前的同时，抑制上、下后牙萌出，从而保留颌间间隙，引导下颌逆时针旋转，颏部前移，获得面型的改善。

（四）Ⅱ类下颌后缩的临床矫治方案

1. 低角或者均角的骨性Ⅱ类下颌后缩

建议使用斜导，引导下颌向前，前提是上前牙的位置是正确的。因此，对于同时伴有上颌前突和下颌后缩的病例，我们首先使用 2×4 口外弓固定矫治技术解决上颌前突的问题，把上前牙调整到理想的位置，之后再使用斜导引导下颌向前。

2. 高角的Ⅱ类下颌后缩

建议使用 Twin Block 功能矫治器。关于 Twin Block 的矫治机制，Clarks 医师认为上、下牙齿的咬合斜面会传导咬合力到牙槽骨，不同的咬合斜面传导到牙槽骨的力的方向不一样。也就是说，Ⅰ类的咬合斜面，咬合力传导到牙槽骨是Ⅰ类的刺激牙槽骨改建的力量。Ⅱ类的咬合斜面，咬合力传导到牙槽骨是Ⅱ类的刺激牙槽骨改建的力量。因此，改变Ⅱ类的咬合斜面，就可以改变刺激颌骨改建的Ⅱ类力量。给Ⅱ类的患者带上Ⅰ类咬合关系的咬合板，在Ⅱ类患者的口内模拟Ⅰ类的咬合关系，引导下颌向前，促进下颌生长。

该矫治器的后牙𬌗板厚度大于后牙的息止𬌗间隙，从而激活拉伸开下颌的咀嚼肌肉通过后牙𬌗板对上、下磨牙产生压入的力量，抑制后牙萌出。如此保存上、下颌差异性生长产生的颌间间隙。颌间间隙能够促进下颌逆时针旋转，下颌颏部前移。

Twin Block 的结构分为上、下两个咬合板，在 5 的位置，两个咬合板之间形呈 70° 的契合角度。模拟下颌位于Ⅰ类的咬合关系，前伸下颌至正常覆盖之后，观察后牙的咬合关系。如果后牙成对刃或者反𬌗状态，需要上颌扩弓。

Twin Block 蜡𬌗记录：为了确保患者在睡觉时，放松状态下，下颌依然能够处于前伸位置，获得足够的肌肉张力，咬合板的厚度要大于息止𬌗间隙。

如果前牙初始深覆盖小于 6mm，下颌前伸至正常覆盖位置，采蜡𬌗记录上、下前牙切端离开 2mm，后牙距离 5～6mm（后牙息止𬌗间隙为 4mm）。

如果前牙初始深覆盖大于 6mm，需要两步前伸下颌至正常位置。同样垂直高度，上下前牙切端离开 2mm，后牙距离 5～6mm（后牙息止𬌗间隙为 4mm）。

Rabie 的动物实验证实：Twin Block 能够促进下颌骨生长发育中心的软骨基质细胞新生，促进下颌骨生长。

理想的适合 Twin Block 的患者应该是：①生长发育高峰期。②下颌后缩。

临床上有一个很简单的办法，确定这个患者是否适合 Twin Block：所见即所得。即让患者前伸下颌，如果面型改善良好，就说明这个患者适合做 Twin Block。

Twin Block 的治疗机制是：①后牙𬌗垫高度大于后牙息止𬌗间隙，拉伸咀嚼肌，其反作用力对上、下磨牙产生压入的力量。后牙压入，伴随着下颌生长，有助于引导下颌向前、向上逆时针旋转。② Twin Block 能够促进下颌软骨新生，促进下颌生长。③下颌前伸的反作用力，作用于上颌，产生限制上颌生长的向后的力量。

Twin Block 的矫治时间通常是 9 个月。第一阶段为 Twin Block 的主动矫治阶段，每次复诊，调磨上颌后牙骀垫的下方，促进下颌后牙伸长。逐步磨除上颌后牙骀垫，保留下颌骀垫三维结构，最终上、下后牙的咬合关系可以确定下颌。

第二阶段为保持阶段，矫治时间为 3 ～ 6 个月：主要目的是保持前牙的正常覆盖，同时促进上、下磨牙建立完全的 I 类咬合关系。此阶段主要使用斜导，促进后牙伸长，建立完全的 I 类咬合关系。

高角矫治效果欠佳，高角的矫治策略是重点压低后牙。因此，生长期的高角Ⅱ类比较适合使用 Twin Block。临床中，通常笔者不对骀垫进行调磨。在咀嚼肌的反作用力之下，上、下后牙不出现伸长，同时下颌的向前、向下生长创造出来的颌间间隙，两者相互作用，可以相对压低后牙，引导下颌逆时针旋转，促进下颌颏部前伸，改善Ⅱ类下颌后缩的面型。

低角的骨性Ⅱ类，一般下颌生长趋势都很好，矫治效果也很好。促进后牙升高是矫治低角的关键，因此斜导更适合矫治低角骨性Ⅱ类。

下颌功能性矫治的时机很重要，最佳矫治时机应该在生长发育高峰期。女孩在替牙晚期，仅剩余第二乳磨牙没有替换；男孩在替牙期刚刚结束，年轻恒牙列阶段时。

五、替牙期骨性Ⅲ类错骀畸形矫治

反骀的矫治方法实际上与反骀的具体病因类型无关，无论是上颌后缩，还是下颌前突，也不管是高角或者低角，其矫治方法基本上都是前方牵引或者 Frankel Ⅲ型功能矫治。只不过不同的生长型对矫治方法的反应不一样，矫治效果有所不同。

Ⅲ类早期矫治的医患沟通要点如下：①明确矫治目标。②要跟患者家长讲清楚下颌生长的特点，存在矫治中反骀加重的可能性。③由于遗传性或者环境因素，下颌过度生长，可能存在反骀复发。

在此基础上，反骀的矫治应该尽早进行，这样可以有充足的时间进行上颌扩弓、前方牵引，引导下颌顺时针旋转。

如果骨骼发育结束，Ⅲ类的非手术治疗都是代偿性矫治。

1. 5 岁以下的小儿反骀

5 岁以下的小儿反骀，通常不是真正意义上的骨性反骀，极少的病例是由于上颌骨发育不足造成反骀；绝大多数是由于肌功能问题导致的下颌骨位置前移。5 岁以下小儿的关节窝前壁尚未发育，没有关节前结节，因此无法限制下颌髁状突向前移动。当婴幼儿喂养姿势不对，尤其是躺着喝奶的时候，下颌被引导向前。久而久之，下颌骨肌肉功能异常导致下颌髁状突前移，并超过关节前结节的限制。实际上，下颌髁状突处于关节脱位的状态。因此，5 岁以下的小儿由于功能性下颌前移造成的前牙反骀，可以使用 Grace 矫治系列中的婴幼儿功能矫治器。临床经验是，如果小儿能接受采模型，建议使用 Frankel Ⅲ型功能矫治器。

2. 5 岁以上的儿童反骀

5 岁以上的儿童反骀，如果出现上颌骨发育不足，上颌粘接式的 RME 配合前方牵引效果最好。前提是要检查上颌乳尖牙到第二乳磨牙没有龋坏，或者即便有龋齿，也已经治愈，而且乳牙牙根没有吸收，乳牙不松动。反之，不适合使用粘接式 RME，此时只能使用 Frankel Ⅲ型功能矫治器。

下颌发育过度造成的反𬌗通常开始见于替牙晚期，其矫治方法同样是粘接式 RME 配合前方牵引。但是此阶段的上颌乳牙开始脱落，很多时候只能使用 Frankel Ⅲ型矫治器。使用 Frankel Ⅲ型矫治器时，我们通常给患者家长做如下解释说明：这种肌功能矫治器类似𬌗面部的肌肉训练器，就像用哑铃训练胳膊的肌肉一样，戴上 Frankel Ⅲ型矫治器，上、下嘴唇闭紧的时候，这个颌面部肌肉训练器就举起来了，上颌的肌肉被激活引导上颌骨生长，下颌颏部肌肉也被激活，并引导下颌后退，抑制下颌向前生长。事实上，这也是 Frankel Ⅲ型矫治器的矫治机制。

Frankel Ⅲ型功能矫治器临床应用要点如下。

（1）佩戴 Frankel Ⅲ时，只有闭上嘴，才能激活口周肌肉，对上颌骨唇侧骨壁产生向前的牵引力，对下颌颏部产生向后的力量。很多儿童在睡觉时才开始佩戴 Frankel Ⅲ，但是睡觉的时候大多数儿童有张着嘴的习惯，因此肌功能矫治效果不好。此时可以建议患者增加睡前佩戴时间。

（2）同期治疗鼻腔呼吸道问题是 Frankel Ⅲ矫治成功的关键。

（3）Frankel Ⅲ复诊加力时，重点调整两个地方：①调整连接上颌前部唇挡的两个 U 形曲，使之保持在上颌前庭沟区最上、最前的位置处。②夹紧下颌唇弓，使之紧贴下前牙牙面。

（4）Frankel Ⅲ佩戴时间：每天 8 ～ 10 小时。

（5）Frankel Ⅲ每年更换 1 次。

3. 替牙期结束之后，进入年轻恒牙列阶段

替牙期结束之后，进入年轻恒牙列阶段，此时若是前牙反𬌗，可以使用上颌带环式的 RPE 快扩配合前方牵引。RPE 快扩能够激活上颌骨的邻接骨缝，促进上颌骨前移。年轻恒牙列阶段，正处于生长发育的高峰期，此时要与家长沟通，说明按时佩戴矫治器的重要性以及下颌可能会随着全身生长而加速生长。

（1）矫治机制。

1）上颌骨向前、向下移动。

2）下颌骨向下、向后旋转。

3）上前牙唇倾。

4）下前牙舌倾。

从口内粘接固定的 RME 或者 RPE 的牵引钩到前方牵引架上的牵引固位装置之间的牵引皮筋（口外，老虎 3/8 皮筋）形成了牵引力作用线。如果是均角或者低角病例，牵引力作用线与𬌗平面呈 30° 向前、向下的角度。如果是高角病例，牵引力作用线平行于𬌗平面。

牵引力大小：每侧 350 ～ 500g。

牵引矫治时间：每天 8 ～ 10 小时。

理想的骨骼反应是上颌骨前移，下颌骨生长受到抑制，这是前方牵引矫治的成功。反之，上前牙唇倾，下前牙舌倾，说明骨骼反应并不好，更多的只是牙齿的代偿倾斜，这便是前方牵引矫治的失败。理论上，上颌 RPE 快扩，松懈上颌骨，可以促进上颌骨前移。但是也有回顾性文献统计显示，是否使用 RPE 快扩，对上颌骨前方牵引的效果

并无显著性差异。

（2）临床经验。

1）年龄越小，前方牵引的效果越好。年龄小的小儿上颌骨骨缝尚未完全骨化闭合。一般 10 岁以下，更多地是上颌骨 A 点前移，10 岁以上更多的是上前牙唇倾。

2）下颌骨生长型决定着前方牵引的矫治效果。高角，下前牙骨壁薄的病例矫治效果通常不好，均角或者低角矫治效果会好。

3）注意检查前方牵引的方向：如果是高角，牵引的方向（橡皮筋）平行于𬌗平面；如果是均角或者低角，牵引的方向（橡皮筋）与𬌗平面呈向下 30°，此时牵引方向正好垂直于上颌骨骨缝。

4）牵引力的大小：每侧 350 ～ 500g。

5）前方牵引时间：每天 8 ～ 10 小时。

6）需要严格注意颏兜位置。颏兜应该抵住颏部，位置靠上，如此才能有效地施加对下颌骨的向后反作用力。临床中有时没注意这个位置，把颏兜设定在颏部下方，挤压下颌颏部，造成睡觉时呼吸困难，而且减弱了前方牵引对下颌骨向后的反作用力。

反𬌗矫治过程中，每年要进行 X 线（全景片和头颅侧位片）检查，测量上、下颌骨位置改变。但是笔者认为这种测量对矫治方法不具有指导意义。测量意义更多的是告知家长目前的治疗状态。效果好，继续做；效果不好，也要继续做，但是家长需要做好接受矫治效果的思想准备。当然我们已经开始使用上颌种植支抗辅助 RPE，快扩促进上颌骨移动。目前还只是个案，还不能作为常规的治疗方法。

除了进行 X 线检查鉴别上、下颌骨的位置变化之外，临床上还可以通过观察上、下前牙位置的变化来评价上、下颌骨位置的变化。上前牙直立，说明上颌骨前移了；下前牙直立，说明下颌骨位置后退了。反之，上前牙唇倾，下前牙舌倾，都说明上、下颌骨位置并未发生期望的变化。施加的矫治力更多地表达在牙齿上，而不是期望的骨骼上。总之，牙齿移动的方向和骨骼移动的方向相反。

临床经验还表明，有一些反𬌗病例，经过漫长的矫治过程（5 年以上），只要患者不放弃，仍在坚持，往往会有意想不到的效果。

4. 极少数的情况下，可以考虑放弃早期矫治

（1）如果患者家长对于面下 1/3 形态要求高，建议等待生长发育结束之后，进行正颌外科手术。

（2）下颌骨生长形态不好、严重的高角和前牙成开𬌗状态、下前牙舌倾、上前牙唇倾时，可以考虑放弃早期治疗。

5. 反𬌗矫治成功的指标

（1）“金标准”是头颅侧位片显示上颌骨 A 点、下颌骨 Pg 点位置正常。

（2）前牙覆盖大于 3mm。

（3）前牙覆𬌗越深，反𬌗矫治效果越稳定。

临床经验：某些高角病例，矫治后很难达到上述成功的指标，但是由于漫长的矫治时间（超过 3 年），患者要求终止治疗。此时上前牙还处于浅覆盖、浅覆𬌗，在未来的下颌生长发育阶段，反𬌗很容易复发。此时必须要进行反𬌗的保持。Frankel Ⅲ是行之有效的反𬌗功能保持器。

下篇　儿童口腔舒适化操作

第五章　口腔诊室内常见的儿童行为

了解儿童对牙科操作的反应，可以帮助牙科工作人员建立儿童行为的概念，有利于牙科工作人员进一步了解影响儿童诊室行为的潜在因素，从而选择合适的行为管理方法，使患儿成功地配合诊疗。

早期谈及牙科诊室内儿童行为这一主题主要围绕以下两点：第一，建议就诊时使用各种“控制”儿童的技巧；第二，意识到儿童治疗需要了解心理学知识及其应用。

在20世纪30年代，专业人士开始评估和了解牙科中儿童的行为反应。这些文献很快引起了大家的兴趣，而且被越来越多的人关注。这些文献有两个形式，早期的描述很大程度上是基于临床观察和个人主张。总的来说，在理论指导方面，这些文献信息量很大，也很实用。在20世纪60年代，文献中出现了追求数据的对比研究，因为观点的不同和试验设计的原因，研究中的信息有时令人混淆，甚至是互相矛盾的。尽管如此，仍是很有意义的。

目前的指导意见基于学术研究。关注在临床试验上，也就是随机临床试验（randomized clinical trial, RCT）。因为在过去几十年缺乏这一类的儿童牙科研究，证据往往来自心理学或临床医学。

描述诊室内儿童行为的文章主要集中在3个方面，包括：①儿童行为分类。②描述不同形式的行为，标记其中的消极行为。③详细说明牙科诊疗时行为的影响因素。

一、儿童行为分类

在牙科，有很多儿童行为分类系统。这些系统的知识不仅引起了学者的兴趣，对临床医师也有所帮助，体现在两个方面：它可以帮助评估研究的有效性，以及为记录患者行为提供系统性的方法。现在大多数临床中使用的系统分类方法源于学术研究。

当临床医师诊疗儿童时，首要的关注点就是儿童的行为。临床医师需要牢记儿童的行为分类以帮助选择管理的方法。不同分类系统有很大差异。Wilson分类法是最早的分类方法之一，它将儿童行为分为4类：正常或胆大的、害羞或胆小的、情绪异常激动的以及叛逆的。Sands将儿童分为5类：高度敏感或警觉的、紧张的、害怕的、生理上不适应的以及固执的。这些分类系统定义了主要限制诊疗成功的行为。现在的分类系统往往基于心理调查问卷。儿童日常的、非诊疗环境下的行为可以根据儿童性格来分类，这有助于了解非诊疗环境下对儿童的态度。

最常使用的分类系统是由Frankl等于1962年提出的，即Frankl行为评定量表。这个量表将观察到的行为分为 4 类，从完全积极到完全消极，具体如下。① 1 分：完全消极。拒绝诊疗，大声哭闹，害怕，或其他明显的极端消极的迹象。② 2 分：消极。不愿接受诊疗，不配合，有消极态度的迹象但是不明显（如郁闷、回避）。③ 3 分：积极。接受诊疗，有时小心翼翼，愿意配合，有时有所保留但是可以配合地听从指示。④4 分：完全积极。与医师互动良好，对牙科诊疗操作感兴趣，开心并享受诊疗过程。

Frankl 分类方法往往被认为是临床评定量表的“金标准”，主要因为它被广泛应用于儿童牙科并被大家接受。而它经常作为研究工具的原因包括以下 3 点：第一，它很实用，通过重复的应用已被证实；第二，它可以量化，因为它有 4 个类别，可以用数字来描述观察到的行为；第三，它很可靠，观察到的结果高度一致。许多使用 Frankl 分类方法进行的研究显示其一致性高达 85%，甚至更高，这是一个在同类研究中非常高的水平，而这些标准是进行成功调查所必需的测量工具。

其他类似于 Frankl 行为评定量表的分类系统也不断涌现。最受关注的是 Likert 量表，它把反应分为 5 个层次。Venham 等的研究使用 5 分制量表来测量焦虑程度和行为（自我评定和他人评定）。重复试验可以发现两个量表高度一致。其他类似系统量表，如 Houpt 临床评定量表或自我报告型面部表情量表，也可应用于临床和研究。

在研究疼痛和（或）焦虑时，自我报告法是首选。然而，8 岁以下的儿童认知能力有限，其自我报告的可信度有限。为了改善年幼儿童自我报告评定量表收集信息的准确性，一些研究人员使用与牙科相关的小图标或笑脸 - 哭脸作为临床结束的记录。其中，视觉模拟评分法（visual analogue scale,VAS）（图 5–1）在年幼儿童中比较有效，其以“非常配合”和“不配合”作为临床结束时的记录。

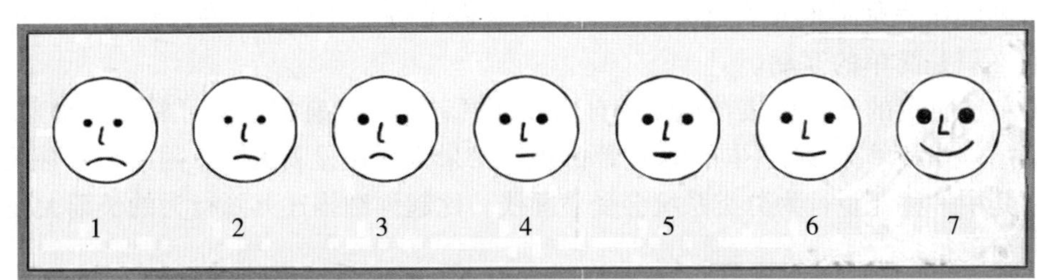

图 5–1　视觉模拟评分法

注　以悲喜表情作为最终记录

在 Aartman 的文献综述中，选择两种测量方式：自我报告和独立的观察者，并且结合两项报告来获得结论。然而，这种方法对于一些研究人员和临床工作人员来说并不实用。

分类程序有重要的临床应用价值。临床上很多全科医师有 2000 多名患者。如果 1/5 是儿童，那么有 400 名患儿。医师不可能回忆起上一次诊疗时每个儿童的反应。对于儿童牙科医师，临床上面对 2000 多名患儿，要记住他们的行为更难。因为儿童行为是诊疗计划的重要因素，所以记录他们的反应有很大的意义。建议医生养成系统性地在临床病历中记录患者行为的习惯。

在一系列预约就诊过程中或历经数年，牙科医师对儿童行为逐步了解，对其行为管理很有帮助，可为制订治疗计划打下基础。要获得这些信息，应该在病历表格中预留一栏来记录儿童行为。表 5-1 用 Frankl 评定量表记录了几次预约中儿童的行为。注意量表适合使用速记的方式。表现出积极配合行为的儿童记为（+）或（++）。相反，不配合的行为则记为（–）或（––）。这样能快速地清楚儿童的行为表现。使用合适的软件，在电子病历表格中也可以记录此行为。

表 5–1　评定表记录几次预约中儿童的行为

操作	麻醉	行为
拍牙片	—	TSD（告知 – 演示 – 操作） – → +
近中银汞充填	1.8mL 2% 利多卡因	TSD（告知 – 演示 – 操作） +
近中银汞充填	1.8mL 2% 利多卡因	++

Frankl 评定量表有两个明显的缺点。第一，对于不配合的儿童并不能提供足够的临床信息。如果一个儿童被评为（–），量表并不能提示是哪种消极行为。因此，使用这种分类系统的牙科医师需要在分类的同时也加以形容。例如，（–）害羞的。如果在一次诊疗时行为从消极转变为积极，可以简单标记为（– → +），也可以同时记录使用的管理方法。TSD 表示可以通过 T（Tell，告知），S（Show，演示），D（Do，操作）来引导儿童行为。也可以使用个性化英文缩写来描述不同场景，如（–）INJ，这提示工作人员在注射时患儿出现不配合行为，或者 VC 代表使用了语音控制。第二，行为评定量表代表了儿童真实诊疗时的行为，它不具备判断预后的价值。即使如此，它还是能帮助临床医师根据儿童过去的行为为未来做准备，并且可以在诊疗时引导儿童的行为而不只是简单的互动。

简单、直接的评分量表在观察者自己和观察者之间具有很高的可靠性。研究表明，连续诊疗过程和单次诊疗不同阶段内部的观察结果都存在显著关联。因此，牙科医师学会使用其中一种儿童行为分类系统会受益匪浅。比起详细描述儿童行为的长篇大段，几个符号简单得多。

最后，需要强调临床医师对行为的认知并不完全一致。这导致一些牙科医师不得不基于自己对儿童诊疗的理解发明自己的分类方法。此外，临床医师不仅对儿童行为的认知不一致，他们对儿童行为的容忍度也不同。

Wright 在最初的行为管理书籍中引入了临床医师“容忍度”这个概念。想想那些行为介于配合与不配合之间的儿童，有的医师可以接受，而有的医师可能完全不能接受。一些行为可能极大地刺激某个牙科医师，但是对其他牙科医师来说可能没什么。牙科医师的容忍度不一样，他们承受压力的程度也会不同，这会影响他们对儿童行为的分类以及管理技巧的选择。虽然容忍度是一个重要的概念。它有助于解释众多描述型分类的区别。此外，对此概念的理解，提醒培训者需要因材施教。

二、对行为的描述

关于儿童行为的描述，文献的关注点或重点主要在以下行为：牙科医师觉得很难应对的行为，或者某种程度上来说不恰当的行为。然而，其他的行为有时也很重要，牙科医师也需要考虑。第六章中提到的问卷可以用于研究儿童行为，儿童如何应对不同的情景，以及在讨厌的情景出现之前和期间如何表现自己的恐惧。儿童玩耍的方式和口腔习惯都是行为的体现形式。有经验的前台人员会观察儿童在等候区如何玩耍，常为临床医师提供重要的信息。

当牙科医师检查患儿时，往往会评估患儿配合诊疗的程度，因为进行诊疗的关键就是儿童的配合能力。大多数临床医师，有意识或无意识地将儿童行为分为以下 3 类：①配合的行为。②缺乏配合能力的行为。③有配合潜力的行为。

了解这些不同儿童行为的临床方面对行为管理和诊疗计划非常重要。

（一）配合的行为

牙科诊室的大多数儿童是配合的。可以通过牙科诊室的经历证实这一点，行为科学研究的间接数据也支持这一点。配合的儿童是适当放松的，他们很少出现不安，甚至可能很热情。针对儿童行为的进一步描述参见 Frankl 的积极行为分类。

对待配合儿童，可以采用直接的行为塑造或告知 – 演示 – 操作的方式。当他们的行为准则已建立，他们的行为就会处于一定的框架内。这些儿童表现出“适当程度”的配合，这让牙科医师能高质高效地工作且很少需要药物来辅助完成诊疗。

（二）缺乏配合能力的行为

缺乏配合能力的儿童，包括还未建立沟通能力的低龄儿童（3 岁以下）。我们不能期望他们能理解。如果他们需要紧急的治疗，他们往往会出现严重的行为问题。治疗可能需要药物辅助。MacDonald 将这些儿童看作前合作阶段。对于这些儿童，时间通常能解决问题。他们长大后会发展为配合型患者，可以通过行为塑造配合治疗。

另一类缺乏配合能力的是患有行为受限疾病或残障的儿童。不良的身体状况使他们无法配合常规的治疗方式。了解他们智力发育的情况可以给牙科医师提供有价值的信息，从而预判他们的配合程度。有时会使用特殊的行为管理方法来控制身体行为，如保护性固定措施或清醒意识下的镇静镇痛。完成这类治疗后，不要期待他们能有明显积极的行为转变。

在大多数西方国家或地区，是由社区推动智力障碍群体相关的服务，由于服务智力障碍群体的大型机构逐渐退出，现在越来越多的特殊儿童是在牙科诊室接受诊疗。而且越来越多的此类儿童及成人以个人或集体形式生活在居民社区。很多口腔学院认识到了这种社会变化，建立了本科生和研究生的相关项目来满足这个发展需求。

（三）有配合潜力的行为

最近，“行为问题”这一术语被用来形容有配合潜力的行为。有这类行为的儿童可能是健康的，也可能是残障的。有配合潜力的儿童和缺乏配合能力的儿童是有区别的，有配合潜力的儿童有能力好好表现，这是很重要的一个区别。如果被认为是潜在配合者，就相当于判定该儿童的行为是可以改变的，如儿童具备与年龄相符的认知能力，可以学会如何应对牙科医师，并变得配合。

也许对于临床医师来说最大的挑战是预估初诊患者会有什么行为。有些儿童一到牙科诊室就大哭或者尖叫，他们的行为很明显。也有些儿童很安静、害羞或者内向，这些儿童的想法很难懂。他们可能很难应对，也可能不难应对。牙科及相关领域的行为科学家已努力在儿童到达诊所前预测他们的行为。自从 20 世纪 90 年代，儿童恐惧调查量表 – 牙科量表（the Dental Subscale of the Children's Fear Survey Schedule,CFSS–DS）获得了广泛关注。CFSS-DS 最初由 Cuthbert 及 Melamed 发表，已在全球范围内使用，它已被翻译成多种语言并已在多个文化和民族背景下完成测试，如芬兰、荷兰、波斯尼亚、印度和日本。在评定恐惧 / 焦虑时，所有地区都有类似的阳性结果（表 5-2）。

表 5-2　儿童恐惧调查量表-牙科量表（CFSS-DS）

对以下各项的害怕程度	完全不害怕（1 分）	有一点点害怕（2 分）	有些害怕（3 分）	相当害怕（4 分）	非常害怕（5 分）
牙科医师					
医师					
注射（打针）					
进行口腔检查					
被要求张开嘴					
被陌生人接触					
被他人注视					
牙科医师在钻牙					
看到牙科医师钻牙					
牙科医师钻牙的声音					
他人将器械放入口腔					
呛咳					
被迫去医院					
穿着白大褂的人					
助理洁牙					

CFSS-DS 量表已用于 4 ～ 14 岁大样本患儿，其在群体研究中效果较好，而其作为个体诊断工具也被评估过。在一项对比各种自我报告工具性能的报告中，CFFS-DS 被评为首选，因为它有更好的心理测量特性，更准确地测量牙科恐惧。进一步分析心理测量特性，发现它适用于 4 ～ 14 岁的儿童。这个测试包括表 5-2 展示的 15 个项目。每一项有 5 个不同分数，从 1 分（完全不害怕）到 5 分（非常害怕）。因此，总分从 15 分到 75 分。低于 31 分提示没有牙科焦虑，或者焦虑程度很低，而 31 ～ 39 分提示有出现牙科焦虑的风险，高于 39 分提示牙科焦虑必须引起重视。如果某一组别的儿童焦虑程度非常高，明显表明其有不止一次糟糕体验或者存在年龄相关的恐惧。总的来说，这一组儿童需要特殊的关注，需要特定的诊疗时间以及应对机制，很可能需要药物辅助治疗。现在这个测试主要有两个版本，一个是由儿童（8 岁及以上）阅读并回答的版本，另一个是监护人（父母）使用的版本。

CFFS-DS 的监护人版本使用最多，尤其适用于不能阅读的儿童。关于父母报告的准确性，Krtoen 等评估了使用监护人版本的报告中关于儿童恐惧程度的准确性。这个试验在 326 名儿童中进行，年龄为 7 ～ 11 岁。儿童完成牙科量表的儿童版本，父母完成儿童恐惧程度的调查问卷。将两组回答进行对比，结果显示绝大多数父母能够正确评估他们的孩子对牙科诊疗的恐惧程度。如果有差别，那就是相对于儿童得到的恐惧程度分值，父母往往打分更高。

在荷兰，约有 14% 的儿童害怕牙科操作。因此，阿姆斯特丹牙科学术中心对牙科操作中恐惧和焦虑的主题有很大的兴趣和很多的研究，CFSS–DS 被公认为是评估恐惧程度的一个维度。它可以帮助临床医师预估儿童的行为。在荷兰，总分值介于 31 ～ 39 分的儿童被归为具有配合潜力的一类。知道他们很紧张，而不仅是内向或者害羞——是重要的事情，以便制订策略来预防有配合潜力的儿童发展出严重的行为问题。

牙科文献中充满有配合潜力的患者的趣闻个案描述。此外，使用具体的标记或标签描述他们的消极反应，尽量使用短小精悍的文字，以便可以更好地向牙科医师传递临床问题的要点。以上是部分常见的描述有配合潜力行为的分类。大家认为几乎所有的消极行为都是由对牙科诊疗中的某种紧张或抗拒引起的，而以下描述仅针对观察到的行为。

（四）不受控制的行为

有配合潜力的儿童出现不受控制的行为，一般是在3～6岁第一次拜访牙科医师时。这种反应是发脾气的一种方式，它可能出现在接待区，也可能出现在儿童进入诊室外部区域之前。可根据患儿外在表现来识别——眼泪、大声哭闹、人身攻击以及拳打脚踢。这些都提示患儿处于焦虑状态，及其为外向型人格类型。这种反应强烈的状态往往见于学龄前儿童，但是急性应激可以使一名五六岁的儿童行为退化，表现得像低龄儿童。

由于大多数牙科诊室中有各种器械与工具，当儿童表现出不受控制的行为时必须迅速反应，以防止人身伤害。要想成功进行诊疗，就必须先跟患者进行良好的沟通。在大多数案例中，暂时休息能有所帮助。如果没有进行行为控制，就无法向患者解释诊疗过程。有些诊疗开始之前，可能需要某些保护性固定措施或者镇静。大多数儿童可以理解目前的状况，他们的行为是可以控制的。因此，有配合潜力的儿童可以转变成配合型患者。

案例：一对 8 岁的同卵双胞胎姐妹被转诊到儿童牙科。其中妹妹被认为有“行为问题”。姐姐第一个就诊，检查过程中她的行为表现良好。她的双胞胎妹妹在接待区表现出不受控制的行为，而一旦离开父母，她的配合度就提高。工作人员稍后就姐姐和妹妹的不同反应进行近一步询问，看起来姐姐更像领导者——在学校、在运动方面都表现得更好，在家也会帮忙，她被当作妹妹的榜样。根据这次讨论，在下一次牙科预约时，她们的预约顺序是相反的：妹妹被当作榜样，表现很好。

案例讨论：学龄儿童倾向于学习成人或哥哥姐姐的行为。低龄儿童出现的不受控制或不成熟的行为与他们的自我认知并不一致。如果年龄大一点的儿童出现不受控制的行为，可能有更深层的原因。试图了解行为背后的原因，通常会发现异常的情况，而这可以引导找寻解决方法。

在这个案例中，不受控制的行为发生在 8 岁的女孩身上，牙科医师意识到这并不正常，并花时间去试图了解状况。为什么妹妹会这样表现？她是真的害怕吗？她是叛逆吗？其中一个原因或许是她讨厌当妹妹，另一个原因可能是她在满足家人的期望。不管原因是什么，牙科医师通过修订这个家庭的期望准则解决了这个问题。如果没有看诊后牙科医师与父母的谈话，这个问题将无法解决。

（五）抗拒或反抗行为

虽然任何年龄段的儿童都可能出现抗拒行为，但这在学龄儿童更常出现。抗拒或反抗行为是一些儿童应对讨厌场合的一种方式。在一定程度上，抗拒行为是可控行为。通过呼喊“我不想”“我不要”。这个应对方式对牙科诊疗没有助益。

出现这种行为的儿童在家里也会有类似的表现。父母对于他们的行为并没有提出严格的规定。当父母违背他们的意愿将他们带到牙科诊室时，他们就会像在家中那样反抗。表现出的这种行为称为“固执的行为”。虽然大家认为家庭环境和诊室的行为相关，但是将两者关联起来可能是错误的。使用 Eyberg 儿童行为量表（Eyberg Child Behaviour Inventory ,ECBI），Dunegan 等发现儿童在家中捣乱或者不捣乱的行为并不能可靠地预测牙科诊疗中的行为。

抗拒或反抗行为的儿童通常有很强的自尊。他们有强大的意志，外向到足以表达他们的不同意见。问问父母，孩子在家中对于剪指甲、洗头发或者第一次去学校的表现，这常能描绘出他们无所畏惧的形象。然而，儿童可能被一次侵入性治疗吓到过，导致出现固态焦虑（情境相关的）。一个直接的、强有力的方法经常能改变儿童的行为。当他们开始配合时，他们的行为会以结果为导向。已经有明确的指导方法应对儿童的行为。叛逆的儿童通过反抗医师，一个成人的权威，来展示出他们的勇气。通过巧妙的技巧，可以利用这种勇气来影响相互的行为。一旦变得配合，这些儿童有潜力变得高度配合，并成为牙科医师最好的患者。

（六）胆怯的行为

如果错误地管理胆怯的儿童，其行为可能转变为不受控制的行为。这种情况可能发生在牙科医师没有察觉出儿童的胆怯时。这些儿童可能高度焦虑，很难应对。牙科医师必须慢慢来，获得儿童的信任。如果牙科医师着急开始，可能会破坏整个诊疗的合作，而这对后续诊疗很重要。与前面介绍的行为方式相比，胆怯是一种比较内向的行为，一些儿童可能躲在父母身后，将他们分开时也常不会有大的反抗。给他们指令时他们可能会拖延。他们往往不会听从或者理解指示。因此，牙科工作人员应该知道，由于这些儿童的情绪状态，需要经常重复给他们的指示。

有很多原因导致胆怯的反应。目前，主要认为这是儿童性格的一方面。另一种假设认为儿童的行为反映了父母的行为。一类儿童可能来自过度保护的家庭，另一类儿童可能与陌生人几乎不接触。还有些儿童可能害怕陌生环境。诊室调查问卷获得的信息可能有助于指导这些儿童早期的牙科诊疗。

（七）紧张但配合行为

一些紧张但配合的儿童的行为可能介于积极和消极之间。通常，这些儿童会接受诊疗。他们不会表现出乱打乱踢等不当行为，他们也不适合归为胆怯一类。然而，他们是极其紧张的。牙科医师应该意识到这些患者很可能非常害怕牙科操作。绝大多数情况下，牙科医师友好的语气、积极的夸赞以及牙科工作人员的鼓励可以大幅度减少他们的紧张。

“紧张但配合”这个词是由 Lampshire 提出，特指这类行为。当儿童紧张但配合时，可以理解为积极的信号。他们可能不是最好的沟通者，不擅长以言辞表达紧张，但是他们无声地尽力控制情绪。从肢体语言中时常能够发现他们的紧张，一些患者的眼可能密切注意牙科医师及其助理的活动，这些儿童被归为内向但紧张的一类。

考虑到行为管理定义的后半部分，即对牙科持有积极态度的重要性时，医师可意识到这类儿童容易被不当管理。因为儿童正在接受诊疗，医师和助理无暇顾及其他事，所以他们看不出儿童出现了什么问题。这可能出现两种结果：①儿童突然表现出痛苦的行为。②儿童对未来的口腔医疗持不利态度。

婴儿期、幼儿期及学龄前儿童往往以这种方式对待他们第一次的修复治疗，在第二次看诊时医师突然发现他们有重大的行为问题。年长儿童或许可以在成长过程中接受牙科治疗，但是会夸大其个人体验的不满程度。

（八）哭闹及抱怨

在牙科诊疗中，哭闹被认为是紧张的表现。有些儿童哭出眼泪，有些没有眼泪。看看下面这个案例。

案例：在局部麻醉时，8 岁的小娟没有流泪地大声哭闹，按压牙科医师助理的手在诊疗开始前或操作期间，她并没有表现出紧张。但是，当实施局部麻醉时她开始哭闹。牙科医师从填写的调查问卷得知，她 4 岁时养成了哭闹的习惯，从那时起一直持续到现在。

注射麻醉后，牙科医师问她是否可以不哭。他解释道，大声的哭使他耳朵难受，并且这还会打扰到等候区的其他人。更糟糕的是，这会使其他孩子紧张。小娟陷入思考。最后，她说："我只是喜欢尖叫，这使我感觉良好。但是我已经长大了，所以下次我会试着不哭。"

案例讨论：一些人把哭闹视为配合行为的一种积极的信号。当要求不要哭闹时，一些儿童可能会说"他们做不到"。案例中的患儿并非如此，看起来有点好笑。但是事实上它发生了。也许儿童哭闹是为了引起关注，或者释放其紧张情绪。本案例中，当牙科医师向小娟指出问题时，她以成熟的方式响应，并且下次试着不哭。在很多案例中，如果孩子得到一个明确的、有逻辑的解释，他们会改变自己的行为。

儿童牙科很少研究哭闹。然而，Zadik 和 Peretz 进行了一个有趣的调查，询问父母对于儿童在牙科诊疗时哭闹的态度。Zadik 和 Peretz 让 104 名陪伴儿童做牙科诊疗的父母完成一份问卷，评估儿童要哭闹的倾向以及父母在这种情况下是如何理解自己在其中的角色。这份调查发现，53% 的父母认为他们的孩子有哭闹的倾向，73% 的父母希望工作人员停止诊疗去安抚哭闹的儿童。他们认为，顺利地让哭闹的儿童完成诊疗需要牙科医师和父母合作。如果父母这样认为，那么牙科医师告知父母，他们即将使用的方法，并且获得他们的同意。

在过去，一些孩子被称为爱哭鬼。当孩子哭闹时，我们认为孩子接受诊疗，但同时表达出严重的不适。因为哭闹在他们的表现中是突出的一部分，所以这种行为被拿出来单独描述。

仅通过听觉是很难描述一名儿童的行为的。然而，哭闹的儿童是可以辨别的。这些儿童的表达并不是特别大声——它是有所控制的，声音是持续的。应对哭闹的儿童需要极大的耐心。虽然他们让牙科医师继续操作，但是即使得到鼓励，在大部分的操作过程中他们还是在哭。因为频繁抱怨疼痛，医师会重复实施局部麻醉。可以推测他们的恐惧使疼痛阈值降低。治疗中他们这种持续的反应是导致医师沮丧和烦躁的主要原因。接受儿童的哭闹行为是体现牙科医师专业态度的一部分。虽然这可能很难，但是它最终结果尚佳。医师若采用太严厉的方式，则可能因为命令性和否定性过强，而失去原本建立起的那一丝脆弱的医患关系。

（九）消极抵抗

消极抵抗是一种完全不同的类型，常见于青少年。想象一下一名青少年严肃地坐在牙椅上，不声不响。当牙科医师试图让他参与诊疗时，会出现沟通失败。当要进行一个口腔内操作时，他可能通过紧咬牙关来反抗。这种行为可以通过身体语言观察到，如紧紧抓着牙椅直至关节泛白，常逃避眼神接触。

这种应对方式为行为异常的征兆，可能由很多原因导致。可能是因为紧张、感到不喜欢，或者没有兴趣。在家里如果孩子不能选择自己喜欢的衣服，不让其和朋友一起去看电影，他们也会有类似的表现。当他们不情愿地来到诊室时，实际上他们的自由就已被侵犯了，他们受迫进入这种情境，还要再被当作小孩子对待，内心觉得自我形象备受打击，自然而然就会反抗。改变他们的行为不仅对牙科医师是一个挑战，对于涉及的每个成年人都是如此。假以时日，当青少年对口腔健康护理感兴趣时，他们的行为会改善。如果药物辅助能帮助患者放松，且患者也接受这种方式，那么这种方式值得采用。要尝试所有方法来鼓励儿童接受牙科医师的帮助。

牙科诊疗中有配合潜力的行为还有很多。概括的描述缺乏特异性，而儿童是独立的个体。他们的行为高度多样化，很难准确描述。然而，前面介绍的是最常见的描述消极行为的类型。

三、影响儿童配合的潜在因素

在儿童第一次看牙科医师时，牙科医师需要评估儿童诊疗时的行为。行为是诊疗的关键。一些儿童很坚强，能容忍有压力的环境，不太会表现出不配合的行为。一些儿童比较脆弱，需要更多的关注和时间来帮助其放松并配合诊疗。问题在于，哪些儿童比较脆弱，有什么潜在因素影响他们在诊疗中的表现。

一名紧张的、本来就预感体验不会好的儿童更容易出现不好的体验，而一名不怎么恐惧或焦虑的儿童更可能有愉快的看诊体验。但是，什么是焦虑？什么是恐惧？不同的心理学派都认为焦虑是人格特征，可以根据儿童行为来评估。焦虑描述了人类个性的一种情绪状态，是一种由想法和概念组成的抽象构架。焦虑具有很多含义，因不同的研究人员或临床医师采用的操作标准不同而有所差异。因此，社会科学家曾使用过很多不同的定义解释焦虑。

定义焦虑，问题的关键在于它与恐惧类似。理论上它们有所不同，但是实际使用时，两者很难区分。它们都是社会科学家的构想，并不是实质存在。焦虑和恐惧通常是用文字来定义。而当它作为一个可实际操作的、可临床应用的定义，它应该以行动来定义。由于这些没有可操作性定义的术语被频繁应用在牙科及其他领域的行为科学研究，因此任何测量这个构想的方法都值得商榷。

在牙科诊疗中，恐惧和焦虑常很难区分。如果儿童在没有深度麻醉的情况下经历过几次拔牙，那么未来不可控的行为可以归咎于恐惧。一名有点担心但是配合的儿童，要接受第一次牙科诊疗，这种担心可以归于焦虑。这是两种极其不同的场景，但在这两个区域之间的灰色地带，即恐惧和焦虑难以区分。

另一个区分恐惧和焦虑的方法是区分源头或者刺激因素。想想第一次来看牙科医师的 4 岁儿童表现出了不可控的行为，这种不可控的行为是因为恐惧还是焦虑？因为这名儿童之前从未看过牙科医师，根据定义，这种行为归咎于焦虑。另外，学校或家里的一些人可能讲过一些牙科医师的故事来欺吓孩子。这是否会造成可怕的消极影响，我们不得而知。再次强调，恐惧和焦虑难以区分。

脆弱儿童的行为可能源自内在因素，是长期的恐惧和焦虑导致的。心理学家将个体人格中天生的、而不是后天习得的那些方面称为性格。自从 20 世纪 50 年代，很多研究证实性格影响儿童的健康与发育。认识到很多行为倾向是天生的，而不是因为不良教育导致的，这是父母（及牙科医师）学到的有关于性格的最重要的内容之一。有时恐惧和焦虑这样的内在因素很难分清，但是由此产生的行为特征可能需要特别的关注，包括身体的反应，如当孩子紧张时会作呕或呕吐；异常活跃或攻击性的行为；激烈的行为，如不配合牙科操作。

脆弱儿童的行为问题可能出于儿童对牙科诊所的感知，或者可能因为之前的就诊体验，这些称为外在因素。第一次诊疗或者带患者进入诊所时，医师通过提出正确的问题，可以从儿童的既往史中发现重要的外在因素。

1970 ～ 1985 年，儿童牙科领域对行为科学研究有很大的兴趣。很多研究评估了这些外在因素中有哪些会影响儿童行为。但这类研究已不再流行，而大部分的资料来自早期的研究。然而，识别出各种各样的影响因素仍旧是有益的，常见影响因素如下。

（一）既往就诊经历

既往就诊的经历很重要。如果曾经有过不愉快的经历，可能会影响儿童以后牙科就诊的态度。患者常声称之前诊疗中有过疼痛，即使这可能并不准确，但是这一点是出现消极行为的主要原因之一。关于病史的其他因素，如就诊频次及住院经历，并未发现一致的相关性。

（二）母亲的焦虑

在过去，用焦虑量表来评估母亲的焦虑时发现，一名焦虑的母亲很可能有一名不配合牙科诊疗的孩子。20 世纪 70 年代深入研究过此变量，但是，随着单亲家庭、组合家庭以及同性婚姻的增多，家庭环境已发生改变。并不总是由母亲陪着孩子去看牙科医师，有时是父亲、双亲或者其他监护人带孩子去看牙科医师。这个变量未来值得进一步详细研究。

（三）对诊疗的需求

如果儿童自己意识到有口腔问题，那么焦虑程度很可能会增强。目前 Yang 等在关注这个变量，他们研究了 195 名 3 ～ 7 岁的儿童，发现儿童患龋齿和行为不配合呈显著相关。牙科之家的概念，其中一个优势就是，儿童不是等到需要诊疗时才去看牙科医师。

有很多人已经尝试研究其他牙科医师提出的有可能影响儿童行为的外在因素。虽然一些因素并无显著相关性或试验重复无效，但是这些因素不可完全低估。要谨记，研究是建立于大量人口样本的相关性，而牙科医师治疗的是个体。

在分析调查问卷时，临床人员应该保持谨慎。把外在因素和儿童行为的相关关系当作因果关系，会产生误导。虽然各因素之间会互相影响，但是相对重要的因素间是否存在相关性并未达成一致的观点。关于这些关系的研究很少。

一旦知道了影响儿童行为的潜在因素，就可制订诊疗计划。一些患儿可能需要额外的时间来应对将要发生的事情，尤其是那些长期恐惧和焦虑的儿童。行为激烈的患者可能需要详细的解释，并且整个诊疗过程需要高度结构化的引导方法。了解儿童在诊疗中的需求也会增加成功的可能性。

第六章　儿童口腔的非药物性舒适化操作技术

第一节　对患儿的综合了解

本节了解初诊患儿的各个方面。所有工作流程，都是出于以下目的：①了解患儿及家长的关注点。②收集相关信息，以帮助我们评估患儿的配合度。

尽可能多地去了解初诊患儿，以便医师以恰当的方式完成接诊。患儿的资料从第一次交谈开始收集。假如父母致电牙科诊室为孩子预约，那么前台就应该建立病历档案，将重要的个人信息记录到卡片或计算机中。有经验的前台还将决定谁来接诊患儿，明确父母带孩子选择本诊室的原因，这次会诊是不是孩子的初诊等。这些问题的反馈将非常有帮助。

一旦患儿来到诊室，牙科团队可以用两种方式问诊：①由父母或看护者使用纸质问卷形式完成。②直接对孩子和父母问诊。有些诊室用一种方式，有些诊室以两者结合来完成。

一、纸质问卷调查

问卷调查是获得信息很重要的途径，因为调查问题可以展示孩子家庭的教养方式、孩子在学校经历和孩子的发育情况。表 6–1 中的这些项目在临床中非常实用，这些精心设计的问题有助于医师了解孩子更多的背景信息。

表 6–1　以下为可用于病史记录表的临床相关问题

您认为您孩子的学习能力怎么样？	□学习优异
	□正常
	□学东西比较缓慢
孩子之前看病时表现如何？	□非常好
	□比较好
	□不太好
	□非常不好
您如何评估自己此刻的焦虑（紧张，害怕）？	□很高
	□比较高
	□比较低
您的孩子是否觉得自己的牙齿有问题，如崩坏、龋齿、牙龈肿？	□是
	□否
您预期孩子在牙椅上的表现如何？	□非常好
	□比较好
	□不太好
	□非常不好

第一个问题关于孩子的智商，如果学习缓慢被勾选，则有可能需要同父母一起进一步探讨。其他 4 个问题指向临床。孩子的就诊经历相关问题来源于 Martin 等的调查，与孩子内科检查的病史相关。很多文献报道，过去的就诊经历和孩子在牙科诊室的配合行为有关联。具有影响力的特性是医疗接触的质量。也就是说，如果一个孩子能和内科医师积极配合，行为良好，那么对牙科医师来说很可能也会配合得比较好。

第二个对于医学问题的回答，还有另一个值得考虑的因素。对很多低龄的孩子而言，“医师”这个名词意味着内科医师，在诊室检查，是内科医师还是牙科医师，都是一样的。孩子自己会对过往经历做一个概括。如果这个概括的基础是一个语词标签，这个称为“医学概括”。孩子到了上学的年纪，有标签意味的词汇会成为自我概括的基础，因此词汇的选择尤为重要。

第三个问题让父母评估他们自己的焦虑水平。20 世纪 70 年代至少有 5 项研究表明，母亲焦虑和她们孩子在牙科诊室的配合行为具有显著相关性。那个时候主要是由母亲陪同孩子去牙科诊室，现在是很多父亲或父母双方带孩子就诊。

第四个问题是问孩子是否认为自己牙齿有问题。肯定的答复表明孩子自己确认有问题，焦虑很可能会更严重。

最后一个问题强调了父母作为儿童牙科治疗三角模型中成员的角色，他们可以很准确地预判孩子的配合程度。Martin 等和 Johnson 与 Baldwin 的研究表明这个问题具有重大意义。

综合问卷后，临床医师最担心的是孩子会有可能不配合。Forehand 与 Long 把一些不配合的孩子归到意志坚强类，这些孩子通常是独立的、坚持的、自信的。虽然这些品质具有相当积极的意义，但大多数意志坚强的孩子同时也会顽固、好辩、反抗，导致不顺从。我们可以从基于 Forehand 与 Long 研究所制作的问卷调查中可以更好地了解这些孩子。

上述很多问题来自 40 年以前的行为科学研究。这些年来鲜有研究指导儿童牙科，所以几乎没有新内容。然而，医师应该认真考虑将这些问题，纳入行为或健康问卷。列表的问题还会有很多，但全部列入是不切实际的。这里列举的问题经证实是非常有价值的。仔细分析问题的答案可以让细心的医师发现潜在的行为问题。

二、功能性问诊

在医学中，所谓的功能性问诊指的是问诊中提出一系列与症状相关的问题，发现新的信息并获取当前问题背后的更多细节。在儿童牙科，主要是用来了解口腔问题，探查初诊患儿的行为表现，了解父母的态度，以及评估患儿及家长潜在的依从性。纸质问卷调查是一个起点。它提供了基本信息和线索，并引导功能性问诊。开始的第一个问题是有关学习效率的。如果家长提到孩子“学习较慢”，则需要家长提供更多真实信息。首先得问一问“您的孩子是不是在特殊班级或是在上特殊学校？”了解孩子接受的是否是特殊班级或学校教育可以提供关于患儿功能水平的信息。如果孩子在学校成绩落后或在上特殊课程，那么学习缓慢则成为患儿资料中非常重要的部分。孩子必须由牙科医师用清晰的、具体的、不断重复的解释以及视觉教具慢慢引导。相反，父母如果描述孩子学东西很快，可能孩子有学习的天赋。处理聪明孩子的重要一点就是给他们足够详细的解释说明，满足他们的好奇心。

对于很多年幼的患儿，有两个有趣的问题“您的孩子几点上床睡觉？”以及“您训练孩子上厕所了吗？”如果一个孩子上床睡觉时间固定，例如晚 7 点或晚 8 点，并且在 24 ～ 36 个月时开始如厕训练，那么就说明在家时育儿练习已经形成。如果 3 ～ 4 岁的孩子不能按时间表上床睡觉或是未能训练按点上厕所，提示孩子的家庭环境可能存在问题，父母是否过度放纵孩子，孩子的行为是否常不顺从。

功能性问诊包括的问题应该尽可能全面。问卷中所列信息非常有帮助。其他探究的方面还包括在家里的奖赏和强化行为。这可能提供一些线索了解父母可接受的行为管理方法。提前了解到父母不接受体罚可以避免未来使用不当方法引发的冲突。

三、复诊患儿

目前为止，我们的讨论都是针对初诊患儿。接下来，我们来看看以下复诊患儿的案例。

案例：小珍，11 岁，和父亲一起来诊室复查。几分钟后，小珍被护士召唤进手术室：小珍丝毫没有犹豫就跟着护士进去了。复查后牙科医师告诉父亲，小珍的牙齿状况非常好，她是非常棒的孩子。小珍的父亲说道：“我很惊讶，她几乎一整夜没睡，一直在担心这次看病。”“是吗？”医师说：“我都不知道她有这情况！”

案例讨论：这个病例说明一点，功能性问诊不只限于初诊患儿。孩子已成为患儿很长一段时间后，情况会有所变化，所以需要定期询问病史。按照她父亲的描述，孩子特别焦虑。如果牙科医师提前知道小珍的情绪状态，或许可以以不同的方式来对待她，或是跟她聊聊她情绪的问题。那么医师如何能知道上述信息呢？

复诊患儿的问诊不如初诊患儿的问诊细致。一般信息来源于纸质问卷提供的治疗与既往史更新信息，但是还有其他问题需要补充。第一个问题是询问口腔卫生状况。如果家长认为家庭口腔护理是足够的，而检查发现孩子的口腔卫生被忽视了，那就有问题。很可能是父母的期望值与牙科医师有差距。在这样的病例中，口腔卫生宣教很必要，需要重建卫生目标。也可能孩子的确很注意口腔卫生，但需要更多的指导。

第二个问题是一个行为问题。如果一个孩子带着恐惧来到诊室，在未来的时间里，医师团队就必须做出各种努力来降低将来的恐惧。开始诊疗的一个好办法是问患儿“今天来到这里紧张不紧张？”孩子往往是很诚实的，会明确回答是或不是。“告诉我为什么。”有时回答是很简单的，“我不喜欢那东西（氟凝胶）的味道。”很多医师在诊室会准备几种氟化物口味，然后回答“我们这里有好几种口味，今天你来挑一个吧。我们找一个你喜欢的。”在小珍的案例中，由于重要信息被遗漏，导致医师根本没有发现患儿问题，儿童治疗三角模型总是在发生变化，有经验的医师会持续更新患儿的信息。

第二节　就诊前的行为矫正

心理学家研发出了很多应用学习理论矫正患儿行为的方法。行为矫正，有时被称为行为治疗，被定义为用一种有益的方法并遵循学习理论法则来试图改变人的行为和情感。这套法则认为奖励性行为会越来越多地出现，而非奖励或者惩罚性行为会越来越少，甚至消失。行为治疗专家用各种情景训练方法去影响行为的改变。在本节中所说的就诊前行为矫正列举了多种能积极影响就诊前孩子行为的语言和做法。近年来使用的方法包括就诊前的邮件交流、视频示范和患儿示范。

为什么要进行就诊前行为矫正？牙科焦虑症是指个体的焦虑及对预期悲观的心理状态。在一项调查中，583 名 9 ～ 12 岁的孩子，仅 64% 表示喜欢他们上一次的看牙经历，11% 不喜欢，12% 惧怕看牙科医师。上面的数据说明牙科焦虑是个普遍问题。在幼儿期和青春期发展更明显。参考以下案例，思考可以做些什么来预防此类情况。

案例：小琳，4 岁，这是她第一次看牙科医师。当她和父母走进诊室时，就能听到她的哭声。靠近诊室的时候，小琳的哭声也渐渐加强，这似乎提示整个牙科医师团队来了一名很焦虑的初诊患儿。进入诊室，父母说“安静！我告诉过你今天不打针。”

案例讨论：小琳的行为有很多可能的原因。她的恐惧可能源于家庭。可能由以下几点造成：①行为传染。②威胁孩子将看牙科医师当作一种惩罚。③好意但错误的准备。④在孩子听得到的地方讨论牙齿问题。⑤家庭成员的态度。问题是怎样做才能缓解孩子牙科治疗时的焦虑情绪。

一、就诊前的接触

很多家长和孩子的担忧可以缓和。就诊前的接触可以为家长提供带孩子第一次看牙科医师的一些指导，增加首次就医成功的可能性，也可以减少父母的焦虑。很多诊室的流程通常是：①家长电话预约。②预约就诊时间。③就诊前一天电话提醒父母。几年前 Tuma 建议就诊前寄信给家长，解释首次就医时将会做什么。他认为这样可以修正一些孩子的行为，除了可以起到提醒就诊的目的，也建立了良好的互动。他解释道，儿童牙科管理是基于心理学的原则，他建议对良好行为进行奖赏或者作为一种喜爱之情的象征，而不能作为贿赂。他指出奖赏坏行为只会加强并建立坏习惯。所以，Tuma 用心理学的语言把基本的儿童牙科管理方法解释给父母听。

Wright 等做的一项随机对照试验对 Tuma 的这项建议做了进一步分析，结果证实就诊前的信件的确存在有益的影响。他们给预约第一次看牙的 3 ～ 6 岁孩子的母亲寄去邮件。对比另一组没有收到邮件的对照组，结果显示试验组母亲做了更好的准备，孩子看牙时配合度更好。对 3 ～ 4 岁孩子来说，效果更为显著。

一封简单的信可以使母亲更放松，并帮助她们为孩子看牙做好准备。在 Wright 等的研究中，母亲对牙科医师的周到体贴表示感谢。她们对诊室关心孩子的举动非常欢迎。研究证实的效果对临床医师非常重要。邮件降低了母亲的焦虑并且对患儿在诊室的行为起到了正面影响。表 6-2 是一封信的模板。

当今，父母的焦虑也需要被考虑，并且新技术为诊前的联系提供了不同的途径。许多儿童牙科医师把就诊前的邮件放在自己的网页上。许多患儿会提供他们的电子邮件地址给牙科办公室，信件可以直接发送给他们。有些软件可以发送提醒和就诊指导，以确保家长牢记并做好准备。软件还可以发送不同语言的信息。

Bailey 等的工作也支持就诊前的联系。通过比较母亲和儿童的焦虑水平，他们观察到，孩子如果感受到父母对看牙持积极态度，孩子自己的态度也会更积极。父母提前和孩子讨论来适当准备，孩子的配合行为更好。看来，如果父母的准备工作能把看牙中的意外和未知元素排除掉，孩子会更容易配合治疗。

表 6–2　就诊前的信

您孩子的第一次看牙科医师
亲爱的（名字） 给您写信是因为很高兴看到您关注孩子的牙齿健康，并预约牙齿检查。孩子在很小的时候就开始看牙科医师，会对他一生的牙科保健都很有意义。 在第一次看牙时，我们会检查您孩子的牙齿和牙龈，必要时进行 X 线检查。对于多数孩子来说，这是次有趣、甚至是欢乐的经历。我们诊室所有的人都喜爱孩子并且知道如何同他们相处。 在帮助孩子培养正确的牙齿保健意识上，孩子的爸爸妈妈起着非常重要的作用。所以我们非常感谢您的配合。如果您告诉孩子看牙时要完全自然放松，这会很有用。这种方法会让孩子把看牙当成是结识一些爱牙小伙伴的一次机会。 好身体很大程度上依赖好习惯的形成，如合理饮食、按时睡觉、锻炼、娱乐等。牙齿的健康同样依赖好习惯，包括仔细刷牙、定期看牙科医师、避免吃过多的甜食等。在您孩子看牙时我们会更详细和您讨论这些内容。 祝您好运，期待见到您。 真诚的 （名字）

有很多类型的就诊前邮件。信件从最简单的欢迎信到内容丰富的各种邮件。这包括治疗前问卷调查、牙科协会信息传单、宣传册、复杂的诊室制度，甚至是牙科漫画书。邮件太多会让第一次就诊负担过重，过度的准备工作反而会让父母混乱或者紧张，这会适得其反。简简单单地欢迎患儿的到来，讲清楚基本的初诊流程，避免使用牙科专业术语，传递口腔健康护理的理念，这就足够了。

二、视频示范

这种方法可在来诊室前和就诊时应用。Bandura 提出的社会学习理论可能是目前最有影响力的学习和发展理论。虽然植根于学习理论的许多基本概念，但 Bandura 认为直接强化不适用于所有的学习类型。他的理论增加了社会因素，认为人们可以观察他人来学习新信息和行为。这些包括示范榜样和患儿在内的各种因素，在通过观察学习（示范）进而取得成功的过程中扮演重要的角色。孩子必须集中注意力，记住要观察什么，复制行为，还要有目的地去实施行动。没有这些因素，观察学习则变得无效。

孩子必须集中注意力，任何转移注意力的事都将会对观察学习产生消极影响。如果在诊室实施示教，工作人员应该把孩子的关注点引向视频中的示范榜样。

信息储备的能力也是学习过程中很重要的部分。记忆会受到很多因素的影响，所以工作人员指出的视频中的关键点会很有帮助。另外，工作人员可以向孩子提问以加强记忆。之后，知识的复习和实践对孩子至关重要。一旦孩子开始集中注意力并且从观察中有所收获，就应该引导其与父母进入诊室。诊室中的操作步骤应该尽可能地与孩子看到的视频中的示范一致，这样孩子可以真正复制观察到的行为。

最后，观察学习要想成功，必须激发孩子模仿示范中的行为。强化在激发行为中起着重要作用。例如，如果一个孩子看到患儿结束治疗后因其良好的表现而被表扬，并给予奖励，这样便会激励新患儿。

在 20 世纪 70 年代至少有 8 项有关录像示教优点的调查。大多数研究使用了不同的操作步骤。例如，有些孩子旁边会有助理，有些只有孩子。用来示教的视频内容也各不相同。因此，这些研究的结果不一。Malemed 等有一项支持性的研究，他们将 5 ～ 11 岁的孩子分为两组。一组观看不相关视频，另一组观看示范视频。他们的研究结果总结在图 6–1 中，结果证明示范模型的效果。

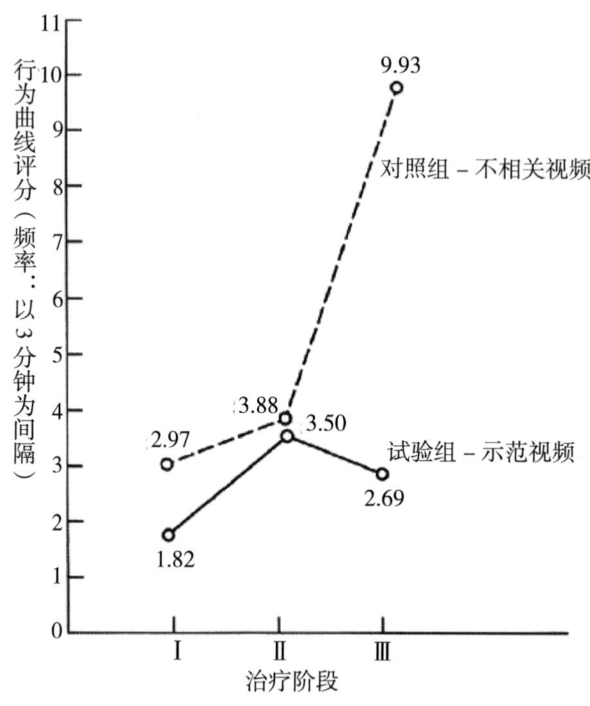

图 6–1　行为平均差异值

注　行为曲线分值越高表示越不配合，注意两组曲线的最大差异值

Greenbaum 与 Melamed 认为，对示范作用的研究表明，这种技术为牙科医师减少各年龄段儿童患儿的恐惧提供了新的选择。他们推荐给以前没有接触过牙科治疗的孩子使用这一技术。他们的研究还进一步表明，医师可以让患儿候诊期间观看预先录制好的示范视频。这样既帮助患儿对治疗有所准备，也帮助医师减少在行为管理上花费的时间。

视频示教有几个优点，因为这是一个“录制”好的内容，不会有对孩子产生负面影响的内容。然而，视频展示有两个明显的缺点：①高额费用，因为它需要专用设备和空间。②除非是由牙科医师自己制作的视频，否则比较生硬。由于这些原因，有些医师喜欢真人示范。

三、真人示范

一般全科诊室会有 3 种类型的真人示范：兄弟姐妹、其他孩子和父母。Ghose 等的研究评估了兄弟姐妹做榜样的好处。主要研究兄弟姐妹的示范对无看牙经历的 3 ～ 5 岁孩子的作用。两个孩子一起进入诊室，先检查年长的孩子，接着检查年幼的孩子，同时年长的孩子观察。类似的，预防和 X 线检查也采用此方法。在第二次复诊时，完成局部麻醉和充填治疗，另一对孩子作为对照组分别检查和治疗。这项研究得出的结论是，在第一次诊疗时年长孩子的在场对年幼孩子的行为产生有利的影响。有一个哥哥或姐姐作为示范似乎在随后诊疗中可以保持，甚至改善年幼孩子的行为表现。复诊是给孩子提供真人示范的好机会（类似于父母的复诊）。

用陌生的孩子作为示范也一样有用。White 等的调查研究中，让一名 8 岁孩子为 4 ～ 8 岁的孩子做榜样。调查这种方法，他们将试验对象分成 3 组，比较榜样示范或者脱敏方法的效用，另有对照组。他们观察到两个试验组中逃避行为出现得更少，同时发现有榜样那组的孩子很少要求家长陪伴。在 Adelson 和 Godfried 描述的临床场景中发现了类似的结果。他们强调，在旁观孩子在场时，要对榜样的良好行为给予高度表扬和奖励。

心理学家普遍认可使用视频示范或真人示范。优点归纳如下：①刺激新的积极的行为。②在一个合适的时间促进行为。③减少恐惧相关的不恰当的行为。④消除恐惧。这些方法为临床医师提供了一些有趣的方式，在儿童坐上牙椅之前就来矫正其行为。自 20 世纪 70 年代以后，这个方面的行为科学研究非常匮乏。希望在不久的将来这方面能引起研究人员的关注。

第三节　与患儿合理有效的沟通

尽管可以有不同的方法进行医患沟通，但是大多数非药物性行为管理主要依赖于语言交流。良好的语言交流涉及多个方面。

一、建立交流

众所周知，对幼儿成功管理的第一个目标就是建立交流。让一个孩子参与谈话，牙科医师不仅了解了患儿，也让其放松。发起语言交流有很多方法。

案例：

A 医师：你上学了吗？

小松：上了。

A 医师：你喜欢上学吗？

小松：喜欢。

A 医师：好的，我们来看看你的牙齿吧。

案例讨论：小松回答了 A 医师的问题但是却不够积极。A 医师急于“检查口腔”。Welbury 等把这一类型交流称为初阶聊天。他们建议一开始聊一些跟牙齿无关的话题。很多孩子非常得意他们的新衣服，也很愿意被别人问及。年长的孩子通常穿着球衣，戴学校校徽或穿制服，他们很乐于有人问他们的衣服。不管怎么开始聊天，都应该设计好问题，避免孩子用简单的“是”或“否”回答。接着，可以问开放式的问题，比如“这些徽章是做什么的？”这就能建立交流。导引孩子与周围其他人进行交流及停止交流的过程称为外化。如果家庭中其他孩子以前曾就诊，应该提前准备兄弟姐妹的名字、宠物、学校或爱好信息。这可以让最初的问话更私人化。

孩子做陌生的事和面对陌生人时通常会害羞和不情愿。他们在陌生环境中找到自信、感觉舒适的时候，通常会放松自在地聊天。在第一次看牙时，他们可能更乐意去和牙科医师助理说话。牙科医师可以倾听并且评估孩子的理解力和心理成熟度。

二、信息明确

儿童牙科相关文献中贯穿的一个共同的主题即有效沟通是与患儿建立信任关系至关重要的一点。这是儿童牙科医师获得孩子配合的先决条件。为了提高效率，传递的信息必须明确，确保清晰，确定孩子已经达到适当的理解水平。这点很容易被忽略。来看看接下来的例子。

案例：B 医师准备充填治疗。入口操作非常困难。孩子的头必须保持不动。然而，孩子不断动腿，使整个身子有轻微移动，于是 B 医师用很平和的语调说道："小松，你必须好好坐着不动，只要 1 分钟，明白吗？"小松肯定地点点头，但是又开始动腿导致头也跟着动。B 医师又以肯定的语气重复了一遍。小松停了有 20 秒。B 医师做了一半，小松又开始动了。这次 B 医师严厉地重新强调一遍，"小松，坐好，不要动。"于是没再遇到困难，B 医师完成了窝洞预备，而且表扬了小松的表现。

案例讨论：这个案例有两方面值得注意。第一，患儿是一个 4 岁的孩子，可能不理解指令。牙科医师有时做不到有效沟通。这个案例就出现了这个问题。如果我们对孩子说"张嘴"或"爬上椅位"，孩子是听得懂指令的。但是牙科医师说"好好坐着不动，只要 1 分钟。"也许 B 医师认为给小松的指令是很明确的，已经建立了良好的沟通，但这个认定是错误的。可能是孩子没有真正理解"坐着不动"是什么意思，可能她对 1 分钟没有什么概念，因为 20 秒后她又开始动了。第二，在前两次交代指令时，医师语气平和。第三，严厉不悦的语气似乎取得了结果，孩子做到了保持不动。这就是所谓的语音控制。

还有别的办法来处理这种情况。B 医师可以更明确地向孩子解释问题。"小松，我要补得这颗牙在后边，"医师边说边指向患牙。"我需要你帮助我，这很重要，如果你的头在动，就算只有一点点，你的牙齿也会跟着动。如果你的腿在动，就会使头、牙齿跟着动。我在补牙时你要保证你的头、手臂或腿都别动，我开始数数，数完了我就做完了。"通过强调重要性，孩子对情境的理解就得到了强化。让孩子帮忙，让孩子成为团队的一员。

只有在信息发送者和接收者都理解时，信息才是明确的。医师想要传递的信息和患儿理解的信息必须一致。因为孩子词汇有限，通常需要更多言语沟通细节，有时需要其他辅助形式。设想在家庭场景中，3 岁孩子靠近热炉子。她母亲说"走开，很烫"，如果孩子不明白烫的意思，她可能还会去碰。反之，母亲应明确语言指令并抱起孩子，抓着他的手靠近热炉子解释说"烫伤会疼"。牙科医师为 3 岁孩子用探针检查时，他举起手捂嘴。此时说"把手放下去"的指令，孩子很可能对此不在意，实际上这是责骂孩子。给孩子展示尖锐的器械，告诉孩子为了不受伤手不要拿上来是更高效的沟通。

为了向小患儿传达更清晰的指令，儿童牙科医师和他们诊室人员有时不得不用委婉的词句。这些词句更温和。对于很多儿童牙科医师来说委婉语词像是第二语言。表 6–3 展示常见的牙科设备、材料及工具的替代词，可以用来向孩子解释操作步骤。

表 6–3　牙科术语词汇替代表

牙科术语	替代词汇
气枪	风
藻酸盐材料	布丁
小毛刷	牙刷
强吸	真空吸尘器
探针	牙齿触角 / 计数器
橡皮障	橡皮雨衣
不锈钢冠	牙齿的帽子
研究模型	牙齿的雕像
X 线片	牙齿的相片
X 线设备	牙齿的相机
窝沟封闭	牙齿（指甲）抛光

三、多感官交流

语言不是沟通的唯一方式，如轻拍手这种非言语交流的方式也可以传达温暖的感觉。一名牙科医师助理的笑容可传递认可和接纳。同样的，这些感觉也可以透过眼神传递。沟通是一个相互的过程，孩子避开眼神交流说明他们还未完全准备好配合。因此，高效交流是通过多感官的方式来实现的。

无论何时沟通，都有一个信息发送者、一个媒介、一个接收者。牙科医师或牙科治疗团队是信息输出者，口腔诊室环境是一系列媒介，孩子是接收者。人们普遍认同良好的行为管理中这 3 个要素都具有典型的特征。

在孩子就诊时信息发送者可以是团队中的一个人或是所有成员。但是需要明确一个基本准则：在语言传递时，无论何时都只能来自一个方向。孩子不能同时在两个成人间分散注意力或分心。一旦牙科医师同孩子开始谈话，助理必须克制不发表意见。通常情况下，两个成年人在同一时间对孩子说话的错误是在有压力时发生的。如果孩子抗拒注射，牙科医师可能试图控制她，通常牙科医师助理会善意地插话帮腔。之后交谈就变成了双向的，信息就变得不明确了。

信息发送者的态度通常通过声音传达。音调、语调及其变化可以表达认同感和坚定的态度。通常不是说什么而是怎么说产生了影响。幼小的孩子并不总能听懂或理解单词和句子，所以重复是必需的，信息传递必须一致。友好的模式可以给孩子安全感，促进儿童行为管理。

因为交流是多感官的，所以整个团队的位置、姿势、动作都是重要的非语言交流信号。通常来说，动作应当缓慢、流畅，传达一种积极态度，给患儿以安全感。简单轻柔地使用器械同样也传达医师的态度。当和孩子说话时，建议与诊椅上的孩子高度接近，而不是远远高于他们。

媒介在医患沟通体系中是很复杂的。媒介显然包括诊室全体人员在内，但同样也包含诊室环境、诊室的设计、诊室里的挂画和背景音乐，这些都是交流媒介，也都在传达信息，因此也应该被考虑在内。当处理学龄期儿童时，最新的音乐天团的歌往往是孩子中意的。然而，安静的背景音乐有可能适合比较年幼的孩子，以便让他们更放松安定。

在多感官交流中，需要常考虑视觉这个感官。有些在牙科医师看来很自然的东西却会令患儿不安。以下是一个典型案例。

案例：C 医师接到转诊来的两名不配合儿童。交谈过后 C 医师不明白为什么这两个孩子都被认为有行为问题。C 医师询问是什么让他们在之前的牙科就诊经历中感到恐惧，试图理解他们不配合的原因。这两个孩子（来自同一个诊室）都说到牙科诊室里令人厌恶的海报。经 C 医师核实，了解到那家诊室墙上挂着一张介绍牙周病的图片。不过那是家全科诊室，主要服务成人患者。

案例讨论：在患儿和父母进入前台候诊区时一个友好的气氛会影响情绪。前台人员欢迎的笑容、诊室的装修和舒适的气氛在建立沟通的过程中都起着很重要的作用。全科诊室里接诊患儿的牙科医师必须认真考虑孩子对诊室环境会有什么反应。

孩子作为接收者，具备一些特质，牙科团队需要了解这些特质以实行有效的行为管理。他们的注意力有限且不可分割。交流的信息必须连贯以集中他们的注意力。如果牙科医师必须离开诊室，其他人应接手作为信息发送者，否则接收者将产生担忧情绪。这一疏忽通常发生于牙科医师离开诊室时，助理却专注于杂事（如清洁器械），和孩子没有交流。让孩子独处，就会产生恐惧。

其他感官也可以被利用。在学校里，孩子常被鼓励去触摸。让他们碰触橡皮障、抛光杯、棉卷和其他无害的物体。同时也应该允许孩子用嗅觉，这样使得他们感觉舒服。患儿在牙椅上的位置很重要，灯的位置也是。灯直接照射孩子的眼睛可能会令他生气。大部分孩子是很好的接收者。用于交流的信息须使孩子可以放松，不必害怕。

四、自信交流

跟孩子自信地交流有助于促成配合行为。

案例：N 女士，大四牙科学生，尝试为 7 岁的 Tyler 备洞。每次她开始备牙时，孩子就表现出烦躁。这就导致 N 女士不确定麻醉深度是否足够，于是找来了上级指导医师。指导医师先问候了孩子，然后在牙齿上方启动钻头。当 Tyler 又开始躁动时，指导医师停下来，解释噪声来源，请求孩子配合，之后的治疗就是完全配合了。

案例讨论：Wurster 等有关交流模式的一项研究，支持在和患儿交流时自信很重要这一观点。他们通过随机选取 16 名高年级牙科学生和患儿来调查交流模式，把常规就诊期间的互动拍摄下来。结果表明，孩子的行为与牙科医师行为间可能存在相关性。临床医师采用的行为模式可塑造部分孩子的某些行为类型。如果交流模式恰当的话，很可能可以得到我们预期的行为。该研究还分析了医师自信的影响因素，结果显示缺乏自信的操作者与 95% 的强制性行为、86% 的被动行为以及 87% 的不配合行为有关。

五、语音控制

获得孩子的注意力是语音控制的最终目的。没有获得孩子的注意力，就无法沟通，没有沟通，孩子永远学不会怎样成为一个很好的牙科患儿。患儿会错过提示，缺乏动力，响应不当，错过家长及牙科医师的赞许和奖励。同时作为一种交流方法，语音控制被看作是一种行为管理技巧。

六、主动倾听

倾听在所有孩子的治疗中都是很重要的。主动倾听或反馈倾听在安抚孩子时都有积极的效应，他们正在经历的是一个正常的人类经验的一部分。认可孩子情感的方式包括：①安静地倾听。②用类似“我知道了”一类的词语告知已收到的感受。③赋予感受一个名称：“今天来我这里你是否真的紧张？”对待年长的孩子，倾听对方说的话比较重要。而对年幼点的孩子，关注非语言行为更关键。以下是一个很好的倾听例子。

案例：S 医师正准备给 9 岁的小哲上橡皮障。她说：“我不想要这个东西安在我牙齿上。”S 医师说：“你不喜欢牙齿的雨衣？”小哲说：“对，安上这个以后我没法呼吸。”

案例讨论：通过倾听，S 医师知道了困扰小哲的是什么。之后牙科医师知道了她的担心，然后告诉她在雨衣上会剪出个洞以便她更舒服。S 医师并没有加入新的信息，她仅仅是倾听。通过与孩子交流，牙科医师可关心到她的感受并且意识到问题所在。

七、责任归属

如果一名医师治疗一例成人患者，新充填体边缘嵴出现断裂，错误主要在于医师。同样，如果孩子表现不好，问题也在于医师。通常医师会尝试解决这类问题，包括给孩子指令，如“不准再哭了！”和“你必须坐好”。这些信息告诉孩子无论他们感觉如何，自己都没有控制权。这种情况很普遍。

案例：F 医师在给 5 岁的小哈上颌第二乳磨牙安放成型片，唾液让成型片很滑。这个嘴巴比较小的孩子在诊椅上抽泣烦躁。F 医师害怕成型片掉入小哈口中，于是说道：“坐好别动，别再哭了！”

案例讨论：很多人（包括孩子）并不喜欢别人告诉他们该做什么，这种方法通常会增加他们的抗拒心理。有很多“你”的信息，如“你已经足够大了不能那样做”或“你应该知道得更多”，这些都是负面的信息，会破坏孩子与医师建立的关系。

相反的，应传递“我”的概念。“我”的概念聚焦责任归属，让交流更有效，不是负面地评价孩子，而是找出问题以及责任归属。例如，“如果你的嘴没法张得足够大，我没法补牙”和“如果你不肯张大嘴就会耗费很长时间来补牙”。“我”的陈述不仅是“你”陈述的措辞改变，“你”的陈述有评价孩子的意思，而“我”的陈述表达的是医师的感受。它们描述了目前某种需要被改变的情况，这是牙科医师解决问题所需要的。

Wepman 与 Sonnenberg 讨论了一组很适合用于医患之间增加信息流通的方法。承担责任和主动倾听是最开始的两个步骤，这两个步骤都鼓励真诚的交流，鼓励患儿表达感受，医师也要如此——这是交流中必要的过程。如果孩子的表现导致医师有情绪，医师应该在理智范围内，不仅表达情绪，还表达情绪的强度。对待抱怨的孩子考虑一下这个直接的方法：“请不要哭了，这令我感觉很糟。我并不喜欢这样，我喜欢感觉良好！同样你也是。所以，你为什么还一直哭呢？”这样把问题摆出来，然后医师准备去倾听孩子的反馈。

第四节　非药物临床策略

行为管理方法应该作为患儿综合治疗的一部分。他们认为这不是在多个方法中做选择，而是将最好的方法整合到计划中。行为管理计划流程图（如图 6-2 所示），流程图开始于了解孩子的生长发育状况、孩子的行为以及家庭环境。之前的章节有相关主题。了解关于家庭和孩子的信息对行为管理来说很重要，这相当于牙科医师在做牙体修复前先学习牙科材料学。

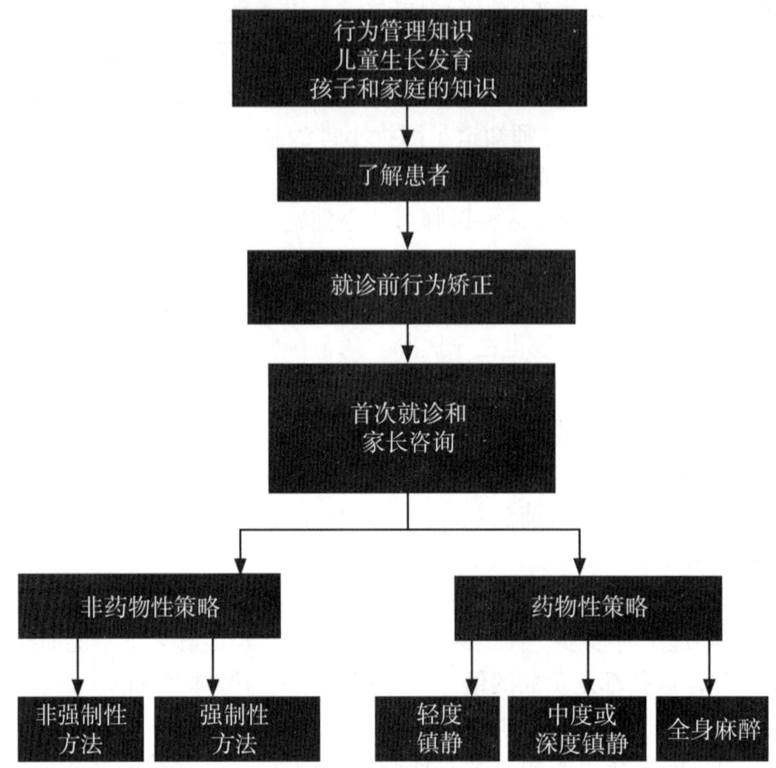

图 6-2　行为管理计划和流程图

注　这个行为管理计划和流程图说明儿童治疗是相当复杂的，这包含了对儿童生长发育情况、家庭环境的了解，以及与各种备选策略结合的行为管理方法。

了解患儿是流程的下一个阶段，本章前部分已有所讨论，从父母那里得到的信息和反馈可以指导以后的行为管理方法。

文献回顾显示不配合行为的原因有很多，然而多数行为可以归因于焦虑的表现。因此，本章前部分讨论的就诊前行为矫正就是行为管理计划中的重要部分。

在第一次就诊时，随着医师（或护士）和患儿的互动，治疗计划应在强度上逐步升级。通常涉及口腔检查，必要时拍摄 X 线片，可能还包括牙科预防和口腔卫生宣教。此时，如果孩子需要治疗，牙科医师应当确定使用什么行为管理技术。紧接着和父母讨论检查结果、治疗方案以及行为管理策略。

美国儿童牙科学会在指南中列出了大量行为管理方法。其中一些是父母容易接受的。在过去的 20 年里有多个研究探究家长对各种方法的接受程度。研究中试验人员把治疗时的行为管理方法录制下来给家长看。家长使用视觉模拟评分（VAS）量表对各种方法的接受度进行评级。研究结果如表 6-4 所示，从中可以发现：虽然一种方法可能比另一种方法评价更高或更容易接受，但其 VAS 差异很小。

表 6-4 3 个研究中父母对行为管理方法接受度的对比

Murphy et al.1984	Lawrence et al.1991	Eaton et al.2005
1. TSD	1. TSD	1. TSD
2. 正强化	2. N_2O	2. N_2O
3. 语音控制	3. 语音控制	3. 全身麻醉
4. 身体束缚	4. 主动束缚	4. 主动束缚
5. 手捂口（HOM）	5. 镇静	5. 口服镇静
6. 镇静	6. 束缚板	6. 语音控制
7. 全身麻醉	7. 口服用药	7. 被动束缚
8. 束缚板	8. 全身麻醉	8. 手捂口（HOM）

Eaton 等（2005）的研究表明：除了用手捂口（hand over mouth,HOM）的方法外，其他行为管理方法都在父母可接受范围内。但是，这些方法的标准差变化很大，表明父母的态度差异很大。如表 6-4 所示的 3 个研究显示，在过去 20 年，父母的态度发生了改变。虽然“告知 - 演示 - 操作”在所有研究中一致被评为最可接受的技术，但大家对全身麻醉的接受度在过去 20 年中却越来越高。所有研究中少数人能接受被动束缚（儿童束缚板），手捂口（HOM）接受度逐年下降，在最新的调查中成为接受度最低的方法。

这些研究数据可以帮助临床医师选择行为管理方法，但是这些数据也有局限性。父母的态度会随时间改变，因此了解调查和研究的最新情况是至关重要的。孩子既往牙科就诊经历对研究结果的影响没有涉及。作者建议研究应该涵盖更多来自私人诊室的患儿及其父母。社会和文化背景会影响父母的态度。不过，在选择任何管理方法之前，牙科医师应该了解到当地对这种方法的接受度。

非药物性行为管理有多种分类的方法。有一些是 Roberts 等称为普遍可接受的非强制治疗方法。另外，有些方法限制患儿的活动，应用于不配合的患儿。这一类方法广受争议，并不是被普遍接受的。非药物性行为管理方法还可以分为“非强制性方法”和“强制性方法”。

非强制方法包括告知 - 演示 - 操作（TSD）、行为塑造、正强化、操作性条件反射、示范作用、语音控制、脱敏治疗、视觉想象、幽默的运用、转移注意力和权变转移、父母在场或回避。强制性方法包括手捂口（HOM）和身体限制。

一、告知 - 演示 - 操作

该方法由 Addelston 正式提出并发展为一项训练技巧。告知 - 演示 - 操作（TSD）步骤如下。第一步，牙科医师用孩子能理解的语言来解释接下来要做什么，放慢语速，必要时重复解释，直到孩子了解全过程。将漫长复杂的程序分解为多个步骤便于交流。医护人员需要了解不同年龄语言发展的特点，把操作内容转换成与孩子语言水平相应的语句，告知孩子。第二步，牙科医师向孩子演示要用的工具及其如何工作（如高速手机），具体怎么来用，向孩子展示非工作状态下的工具，确保孩子已完全理解。第三步，医师在不中断解释或演示的情况下，进行已经告知过的操作动作。

在告知孩子前，团队所有成员必须了解自己的角色。避免突然的动作或意外的噪声，因为突发的变化会破坏默契。例如，X 线设备体积庞大，也可能令人恐惧。在告知完成并由你自己或助理（断电情况下）亲身演示后，慢慢把 X 线球管带到孩子面前。介绍有噪声的工具时，应当保持距离，避免吓到他们。演示和检查时，渐渐地将工具移动过去。用牙科手机时先不要接触孩子，或者先让孩子感受不磨牙齿时手机的震动，让孩子了解噪声和震动与疼痛和不当行为没有联系。这是一个降低敏感度的方法，有时被称为“逐步接近法”。

且告知 – 演示 – 操作方法可以用于第一次就诊且没有接受相关牙科介绍的低龄儿童。它也可用于之前看牙有疼痛经历而恐惧的儿童，或是受家长与同龄儿童影响而焦虑的患儿。该方法让孩子学习“刺激 – 反应”的关系。这种方法使牙科医师可以合理完成操作程序，让双方都有愉快的经历。第一次看牙的孩子要一步一步地了解看牙的过程。牙科医师或诊室团队人员要一步一步地引导孩子。

没有什么比未知更能引起害怕或焦虑了。在告知 – 演示 – 操作方法中，要尽力解除这种未知。然而，一个非常重要的工具经常被忽略：镜子。如果没有镜子，孩子如何看到放在牙齿上的橡皮障？尽管有时镜子会干扰工作区域，但考虑到最终效果，这只是个很小的缺点。

告知 – 演示 – 操作可避免因未知造成的恐惧而起作用，并且这种方法不会伤害到孩子。过去几年，在局麻操作前，并不采用告知 – 演示 – 操作方法。一些临床医师认为向孩子展示针和注射器会破坏医患密切关系。因为局部麻醉在日常儿童牙科实践中起着很重要的作用，所以这两种观点都应考虑。

恰当地使用表面麻醉可为医师提供无痛注射或最大限度减小因注射带来的不适。注射前，注射点表面麻醉至少要 1 分钟。此外，可以转移孩子的注意力。交谈可以分散注意力，这个时候很多医师停止交谈，这可能是压力造成的疏忽。有人认为孩子看见针可能会害怕，建议将注射针直接送到孩子嘴边，孩子不必看到注射器。

然而，Addelston 在局部麻醉时使用告知 – 演示 – 操作法取得了巨大的成功，他提倡让孩子用镜子观察注射过程。因为这是在告知 – 演示 – 操作中唯一遗漏的部分，他认为忽略此步骤会让孩子害怕。他认为很多临床医师不允许孩子观察注射过程是由于个人的担心和恐惧。所以现在对于用告知 – 演示 – 操作法和注射技术有两种截然相反的态度。再者，临床医师自行决定哪种方法对他们及患儿是最好的。

二、行为塑造

行为塑造法是一种通过慢慢强化正向举动达到最终理想行为的方法。因此，通过这种简单的方法，我们在牙科诊疗过程中可以引导孩子循序渐进地做到我们期望他做到的要求，在这个过程中同时也消除了孩子的恐惧感。行为塑造可以被看作是行为矫正的一种形式，因为它同样是根据既定的准则来矫正行为。这种方法可运用在那些已对沟通交流充分配合的孩子身上，而对于那些仍有消极行为的孩子而言，应先建立起一定程度的合作基础。

但无论是采取行为塑造法还是告知 – 演示 – 操作法，当我们的牙科团队向孩子们介绍新程序、新设备时，都应该遵循一套既定的指引法则，也就是①一开始就提出目标，例如，我们在一开始可以对孩子们说：“今天，我们来看看你的牙齿吧。”②分步解释，例如，我们可以将检查过程分解成简单的几步，“首先，我们来数数你有几颗牙齿，先数数上面的，再数数下面的。接下来，我们来触碰你的牙齿，看看它们够不够强壮。

看，这是我的牙齿触碰器，让我来给你示范一下它是怎么用的吧！（一边把探针放在孩子的指甲盖上）”。③使用恰当的用语，运用该年龄段的孩子能够理解的语言，对于幼童而言，要使用更委婉的语言。

在这个过程中，行为塑造法其实运用了学习模型的原理。越贴近学习理论模型的方法越有效，而越偏离模型的方法则越难以奏效，这是因为效率的降低直接与模型的偏离值相关。因此，医师们通过增进对心理学原理的理解以及改变熟知的方法以更好地适应模型，将会在行为管理实践中获得很好的效果。

尽管告知－演示－操作法与行为塑造法非常相似，但它们仍然有些许的不同：①行为塑造法要求在整个过程中都贯穿着积极的行为，告知－演示－操作法则无提及行为反馈这方面的内容。②行为塑造法允许在整个过程中有回溯和重复，例如，你已经将整个过程告知给孩子，但是当你向他展示器械时，他却到处张望，那么你可以返回到告知阶段，重新把整个过程讲解给孩子听。为了引起孩子的注意，有必要专注地对着孩子说话。③行为塑造法包括在整个过程中的正强化，而告知－演示－操作法则无提及强化这方面的内容。

三、正强化

行为塑造中必不可少的一个环节就是正强化。想要使患儿愉快地配合，给予恰当的反馈是非常必要的。正强化是一个鼓励好习惯并使其得以重复的行之有效的方法。

强化是学习理论中重要的内容之一。如果一个响应最终能达成我们的目标，那么这个响应一定是被鼓励或强化的。例如，牙痛就是孩子去诊室就医的动机，而就医是对疼痛的一种响应，消除疼痛则是目标。一个愉快的就诊过程应达到舒缓牙痛的目标，从而奖励或强化孩子就诊的行为。同样，如果牙科医师能告诉一个害怕打针的孩子说打针是不痛的，并进行无痛注射，那么孩子接受打针的这个行为就会被进一步强化。

强化的形式有很多种。假设一个孩子正在接受治疗的相关说明，在整个对话或在随后的解释与例证中，如果孩子给予了积极的响应，那么我们就要用微笑或一系列的赞许来强化孩子的响应，如“对”“太棒了”“非常好”。日常生活中的大多数强化本质上具有社交性。微笑可以强化行为，因为比起一个不笑的人，当一个人在微笑时更有可能接受随后的强化。以下这个场景，假设一个孩子正在接受修复治疗。

案例：

A 医师：“我们差不多要搞定啦，你真是一个好帮手！”

过了一会儿。

A 医师：“你能把嘴张大一点吗？噢，你真是一个好帮手！”

过了一会儿。

A 医师：“小豪，你能再把嘴张大一点点吗？你真是一个好帮手！”

案例讨论：在这个案例中，医师 3 次表扬了小豪，说他是一个好帮手。当然这样说并没有什么错，但却不是一次有效的强化。“你是一个好帮手！”是一种笼统的描述。如果想让表扬真正达到效果，那么就必须细化强化的内容。当孩子被具体地表扬时，如“你能把嘴巴张得这么大真是帮了我好大一个忙！”那么不出意外的，这种强化的内容将会让孩子的嘴巴张得更大。

临床研究证实，即刻强化比延迟强化在行为塑造和改变中更加有效。Skinner 阐述了时间梯度的存在。相应的，被即刻强化的反应会比那些延迟强化的反应学得更好。即刻强化对反应越紧密，提示（好行为）与响应（口头赞许）之间的联系也会越紧密，那么期望的行为会更容易被学习。

当然，即刻奖励的价值不应该被夸大。即刻奖励我们想强化的孩子行为某一部分，应当是诊室对话中不可缺少的部分。表扬应该关注孩子的努力与成果，而不是他的个人属性。即刻奖励听起来应该是这样的，“哇，你今天真的帮了很大一个忙，我不知道你能张嘴张得这么大”，或者“你是我们今天表现最好的一个患儿”。这些评价不仅应该来自牙科医师，还应该来自所有员工。这些强化，只能用在可接受的行为上。

赞赏不需要理由。如果一个孩子在啜泣或者坐立不安，试着去忽视它。把它当作一个小的不恰当的行为。患儿停歇一会儿后，是奖励这个正确行为的好时机。“现在你做得很棒。你坐得真直，我希望你能一直保持。”如果不好的行为继续发生并没有被强化，那么反应的强度会逐渐衰减并最终消失。参考下面场景中对 5 岁的小泽使用的策略。他被安排进行一个 1 小时的修复治疗。15 分钟以后，这个对话发生了。

案例：

小泽：“我什么时候可以回家？”

牙科医师：“你马上就可以回家了，小泽。”

5 分钟之后。

小泽：“我什么时候可以回家？”

牙科医师：“还要等一会儿。”

案例讨论：在这个案例中，小泽连续问了相似的问题，延缓了治疗的进展，惹恼了治疗团队。我们可以注意到，牙科医师并没有给小泽确切的估计时间。假设 45 分钟对他来说不是什么大问题。然而，这并不是问题所在。通过回答小泽的问题，牙科医师获得了小泽想要的关注，由此强化了这种不愉快的关注。一种更好地解决这个问题的方法是先不回答第一个问题，而是回答小泽的第二个问题，说道：“会稍微久一点。如果你这样问我，我不得不停下来回答你的问题，这样就会更慢了。”当一个响应出现但不被强化时，最终它会被消除的。这就是响应消失的一个例子。然而，当一些不合适的行为，如举手、拉扯操作者的手臂或把头从头架上移开，打断了治疗过程时，通过语音控制来表现不满能有效抑制孩子的反应。这在诱导孩子的正强化行为时尤为有效。医师可以用大声、坚定的语调说：“不，别这样做。”然后再用温暖、友好的音调说：“这样好很多。”那么孩子会通过尽量表现好自己来获得奖励。

公开地表示喜爱，如拥抱或者亲吻这个孩子也是一种即刻的社会强化，对保持行为模式很有用。然而，如果这个牙科医师不能很自然地表现出喜爱，那么可能会有点尴尬，而且牙科医师和孩子都会觉得不舒服，所以最好自然些，可以摸摸孩子，或者握住他的手，或者用手臂环住他的肩膀都是可以的。然而，这些表示喜欢的动作有其局限性。9 岁或 10 岁的孩子已经到达了一个更加独立的阶段，有时表现会比较冷淡。他们对这类非常亲密的举动感到不适，对他们表现出喜爱时可能反而会冒犯他们。家长也可能会反对这种类型的强化，尤其是孩子比较大的时候。

最后，强化或者奖赏可以是物质层面的或精神层面的。口头赞许属于精神层面的奖励。奖励或奖品是实实在在的，对部分患儿相当有效。然而，在一些诊室，就诊结束后会通通发放礼物。如果不是作为一种奖励，而是一种常规行为，意义就很小了。

四、操作性条件反射

操作性条件反射是行为矫正中一种能有效改变孩子行为的方法，它包括言语的强化以及实物奖励的强化。孩子将会因其行为受到肯定而得到口头上的表扬。有象征意义的东西可以作为实物强化的道具，可以是星星、点数、扑克筹码、表格里的对勾或者贴纸。当孩子集齐足够的象征物时，可以用来交换能进一步强化行为的物品，如玩具、徽章、一个喜爱的活动或者食物（在家长的同意下）。最初的象征物也许并不能引起孩子太多的响应，但是后备的强化物品往往具备重要的行为强化特性。操作性条件反射经常出现在就诊中。因此，除非一个孩子处于一个漫长的诊疗过程中，如正畸治疗，否则操作性条件反射法并非是最佳的策略。

我们清楚地知道，正强化是“告知 - 演示 - 操作”，行为塑造以及操作性条件反射的重要组成部分。它的意义远不止对孩子简单地说一句“你帮了很大的忙”。Rosenberg 指出，“牙科医师必须首先学习然后去练习有效地赞美。”学到的东西无法总是保持强劲，因此应该尽可能强化它。S–R 理论认为，保持一致性在强化行为或者否定行为中很重要，否则，学习的过程就不会发生。

五、示范作用

前面已经介绍了示范作用和诊前行为矫正的相关内容。然而，示范作用还可以作为一种管理方法使用。它具有多方面的功能，在处理青少年恐针症的问题上尤其有效。正如临床中的儿童牙科医师所知，这些孩子代表了牙科诊疗中最具挑战性的管理难题之一。Wright 等介绍了一个协同使用心理学上的有效原则来处理这些案例的方法，部分内容涉及了笑气麻醉的使用。然而，单一使用笑气镇静在这些疑难病例中往往不起作用。Wright 建议在整个治疗过程中加入示范与强化。示范作用可以通过视频或者真人示范实现。真人示范的优势在于示范者可以回答问题，并向那些恐针症的患儿解释说他们也曾经害怕打针。如果这个示范榜样与患儿同性别并且年龄相仿，那么会更有优势。这个过程就是行为学家强烈建议的扩大行为管理技巧运用场景的例证。

六、语音控制

语音控制作为一项沟通技巧，在本书的有效沟通部分简要介绍过。语音控制同时也是一项行为管理方法，这两者的不同之处很好区分，医患沟通的目标是为了促进孩子理解，而行为管理的目标是为了促进其更好地配合。

当语音控制法用于行为管理时，我们会使用短促而坚定的指令去获得孩子的注意或者让其停止正在做的事情。一旦牙科医师获得孩子的注意，应该开始使用更安静平和的语气与孩子进行沟通。平静的、抚慰人心的对话应该起到像轻音乐一样的作用，调节心情。

Chambers 认为，语音控制法与其他的交流方式（如轻拍孩子的胸膛或大声鼓掌）协同运用是最有效的。在这些案例中，孩子们能接收到什么信息才是最重要的，因为牙科医师尝试去快速影响孩子的行为而不是让孩子通过理解去改变自己的行为。一个短促的指令如“不要哭了，听我说”可以作为一个必要的预先措施，为后续的沟通做准备。把相同的信息用外语吼出来在制止孩子的阻断性行为时有相同的效果。

Turner 等做了试验来证明语音控制的有效性。试验对象是 3 ～ 7 岁被认定为存在行为管理问题的孩子，他们被随机分成试验组（语音控制组）和对照组（无语音控制组），并对这些孩子进行牙体修复治疗，在治疗过程进行录像。对于试验组的孩子来说，当孩子的行为干扰了治疗的进行时，牙科医师会使用坚定的语气去制止他们的行为。而对于对照组的孩子来说，当孩子表现不佳时，牙科医师使用一个正常沟通的语气去制止他们的行为。调查者发现，语音控制组的孩子相对于对照组，在感受到医师的态度十分坚定时会立即减少阻断性行为。这是关于这项方法能提供经验数据的少数实验之一。

美国儿童牙科学会（2012）对语音控制的指南进行了简要的阐述：首先，获得患儿的关注与顺从；其次，避免消极的或回避性行为；最后，建立成人－儿童的角色。建立成人－儿童的角色旨在处理一些不配合、注意力不集中但能进行沟通的儿童时建立权威。然而，牙科医师必须意识到这种方法并不是所有家长都能接受的。在 Eaton 的调查中发现，语音控制的接受度并不是很高。因此，如果家长在场的话，关于这种方法的使用必须提前告知家长。

七、脱敏治疗

行为矫正在牙科治疗中运用的另一个方法就是脱敏治疗。系统性脱敏治疗，或 Wolpe 所描述的相互抑制法是首先引入一个能造成微小反应的刺激，当这个刺激不再导致患儿的焦虑情绪时，再引入渐强的刺激，直到患儿面对能引起最强焦虑感的刺激时能完全控制自己的情绪，最终达到消除焦虑反应的效果。脱敏治疗的过程需要帮助患儿训练肌肉放松。当患儿肌肉放松时，刺激与焦虑之间的联系会越来越弱。由于焦虑和深度的肌肉放松是不相容的，所以焦虑不会再出现。

除非医师非常热衷于使用这个方法，否则脱敏治疗法在牙科中并不太实用。它很耗时，且需要对医师进行专门培训才能有效果。但我们希望医师能理解这种方法，并意识到一些心理学家能够通过此法帮助牙科患儿。

八、转移注意力和权变转移

把孩子的注意力从一个困难或造成疼痛的诊治过程中分散出来，是儿童牙科中一种行之有效的方法。语言干扰在地方诊室使用也同样有效。

总体来讲，权变研究结果不同。尽管如此，它们还是提供了一些有趣的解决行为管理问题的方法，并且可能成为未来管理的模式。这些方法也非常实用，因为医师不必花钱参加专业训练或购买特殊的器材。这两项广受行为学家关注的技巧分别是“权变转移”和“权变中止”。这两项方法都是为那些在牙科治疗中不配合的孩子而设计的。

Ingersoll 等的研究表明，孩子的阻断性行为可以被转移注意力的事物——如一个录音带——而减少，这个录音带是否播放取决于孩子是否配合，而不是任意播放，这个便是“权变转移”。在试验组，3 ～ 9 岁的孩子被告知只要他们配合就可以用耳机听录音材料。但如果他们开始有阻断性行为并且不配合医师，那么牙科医师会立即终止录音的播放并且不会再继续，直到孩子展示出配合行为。试验组的孩子明显降低了阻断性行为，而对照组孩子的行为没有行为上的改变。

“权变中止”利用孩子强大的想要“逃离”的动机去促进更多的配合行为。它是通过让孩子“抬起手”的方法来中止治疗，通过非言语性的行为管理方法允许孩子能够控制牙科诊疗的过程。权变中止理论认为，让孩子从正在进行的牙科治疗中短暂地“逃离”一段时间能够促进孩子的配合行为。当孩子不举手而仅是保持不动或保持安静就能获得表扬，医师可短暂地中止牙科治疗。孩子的任何阻断性行为都会延迟治疗中止的发生，直到孩子配合。

“权变中止”是基于建立良好的学习原则上的，不仅可以用于消除不良行为，还可以促进好的行为。没有跟特定行为挂钩的延迟后果将无法教授孩子如何好好表现。“权变中止”提供即刻的反馈，教会孩子更具适应性的应对行为。

九、视觉想象

以催眠为基础的视觉想象是特定情境下一种非常有效的方法。由于孩子本身具有丰富的想象力，因此视觉想象可以运用在孩子身上。这种方法可以有效消除孩子的厌烦行为，而无须花时间去引导他们如何放松。

Ayer 阐述了视觉想象的过程，让孩子想象在与他们的狗玩耍，狗叫得越来越大声，然后让孩子张开他们的嘴巴，并尽可能地坐直。医师在整个过程中不断地说话，使孩子在想象场景中分散注意力。

Ayer 报道了成功治疗 3 名 10 岁被认为恐针的孩子。所有的孩子都非常配合，在注射过程中只表现出轻微的紧张。每个孩子都就诊 3 次，其中完成了拔牙治疗。在随后与 3 个孩子家长的接触中，以及孩子们自己的评价中，他们已经不再害怕打针，并已成为模范患儿。

Ayer 强调了影响行为改变的一个重要因素，提到成功应用行为管理方法的一个必要、却很少被提及的因素——时间。行为改变同时需要医师的时间和耐心，Ayer 认为时间因素是视觉想象在牙科诊室推行得如此缓慢的主要原因之一。

对视觉想象感兴趣的人会觉得阅读 Ayer 的原创文章是非常值得的。这种方法已经运用在牙科诊室尤其是恐针的青少年中。如果 Ayer 的技巧能和笑气麻醉配合使用，那么在解决恐针症的案例中将会相当有效。

十、幽默的运用

幽默在医疗及牙科诊治中的运用是比较新的概念。近年来，幽默在建立与维护关系、情绪健康及认知功能方面的作用被普遍认同。下面将介绍幽默的发展以及如何运用幽默来改善传统的行为管理方法。通过对幽默发展的认识，儿童牙科医师将会对儿童成长发育每个阶段独特的幽默类型有所预见，从而在临床诊治中制订个性化的幽默策略。

从心理学角度来看，幽默包括认知、情感、行为、身心和社交等方面。一般来讲，“幽默”一词指的是一种刺激（如一个视频），这种刺激可以产生一个幽默性反应（对搞笑的乖讹现象的心理认知过程）或响应（如大笑、感到兴奋）。幽默和笑声通常伴随着愉悦的情绪状态。为了便于讨论，我们将幽默定义为让人们笑以及感到快乐的一种刺激。笑是幽默的一个心理生理反应，涉及独特的生理反应和积极的心理变化过程。幽默感是一种心理特征，存在着很大的差别，也允许一个人对不同类型的幽默刺激做出不同反应。

目前主要有两个理论对幽默的功能进行了阐述，即宽慰论和乖讹论。宽慰论着重于缓解人们的紧张情绪，根据宽慰论的观点，人们之所以能够体会到幽默并且放声大笑，是因为他们觉得这样做之后能够缓解压力。乖讹论则侧重于捕捉人们心理预期与以往经验之间的矛盾。乖讹论指出，人们会因那些能够给他们带来惊喜或者与既定模式不同的事情而笑。这些事情往往与常态接近但不足以造成威胁，但又不同到足以引人注目。因此，乖讹论强调的是认知在其中的作用。

Mc Ghee 通过使用幽默的认知方法，创立了一套阐述不同阶段儿童幽默感发展变化特点及幽默喜好的理论，形成了该领域研究的框架。这个理论包含了 6 个阶段，每个阶段都是根据孩子能够识别幽默、产生乖讹认知的能力划分的，详见表 6–5。儿童发展的前两个阶段（阶段 0、阶段 1）十分有趣，但是阶段 2（12 ～ 15 个月到 3 ～ 5 岁）及更后面的阶段其实与临床更相关。如果有牙科医师对幽默在牙科中的运用感兴趣，那么理解这些发展阶段将会对他们的临床实践大有裨益。

表 6–5　Mc Ghee 所描述的儿童幽默发展的阶段

阶段	示例	牙科应用
阶段 0：前 6 个月 无幽默式笑（前幽默阶段）	挠痒痒	微笑；发出搞笑的声响
阶段 1：6 个月到 12 ～ 15 个月 对依恋对象的笑	躲猫猫	数手指；继续挠痒痒
阶段 2：12 ～ 15 个月到 3 ～ 5 岁 把某物件当成是别的东西	把碗当作帽子	把手指当作牙刷
阶段 3：2 ～ 4 岁 对物件或行动误称	把猫叫作狗	把颜色叫错，例如，把镜子说成蓝色，把椅子说成红色
阶段 4：3 ～ 5 岁 文字游戏	梨子，李子，栗子	当使用鼻罩时，告诉患儿用“鼻子”而不是用“皮子”呼吸
阶段 5：6 ～ 7 岁到 10 ～ 11 岁 歌谣和笑话	– 为什么一个人经过药柜时要蹑手蹑脚 – 因为他不想吵醒催眠药	– 为什么树要看牙科医师 – 因为做根管治疗

在阶段 2，孩子开始会通过乖讹的动作产生一些非言语性的笑话，例如，把碗放在他们的头上当作帽子，或者假装和他们的鞋子说话。这些笑话都是关于物件的乖讹动作。另外，一种经典的幽默是对事物的误称。例如，孩子可能会问：“刷耳朵吗？”在这些案例中，如果是妈妈、爸爸或者兄弟姐妹先做出一样的动作，也同样会让孩子觉得有趣。这个阶段很重要，因为首次出现自创幽默的阶段，并且与最初 McGhee 幽默发展体系中阐述的“对物件做出的乖讹动作”观点相一致。

在阶段 3，2 ～ 4 岁的孩子会开始误称一些物件或行为。一旦孩子的词汇量增加，孩子可以把乖讹幽默拓展到误称物件或行为：把猫叫成狗，把鞋子叫成袜子等。在阶段 2 之后，孩子往往会要求他们的父母告诉他们人或事的名字。幼儿期儿童发现每样事物都有一个名字时会非常兴奋，并且会开始玩这些名字。许多家长第一次认识到这类形式的幽默是在“让我看看你的鼻子在哪”的游戏中。即使父母一直在玩这个游戏，孩子每次还会淘气地故意指着自己的耳朵。这个过程中孩子可能会笑也可能不会笑，但毫无疑问的是，这对他们来说是相当好玩的过程。

在阶段 4，3 ～ 5 岁的孩子开始玩字词的谐音。随着孩子语言能力的增长，他们变得不太依赖物件作为幽默的来源。学龄前儿童可能会尝试押韵词，自编傻话和其他诙谐的情况，且与他们看到的具象物不直接相关。许多孩子尤其是喜欢在故事和诗歌中出现的一些幽默的言语表达，例如，Seuss 博士的“小帽帽里的小猫猫”。这种幽默包括玩弄字词的发音——而不是它们的意思——改变有趣的单词或者创造无意义的词汇。孩子变得习惯于字词听起来的样子，并开始自己把玩它们的发音。他们会经常一遍一遍地重复一个熟悉单词的变体，例如，“梨子，李子，栗子”或者“苹果，水果，奇异果”。在这个阶段的后期，孩子的概念思维开始发展，所以幽默的形式会发生巨大的变化。这个阶段也就是前面说到的“概念上的乖讹”，例如，一张卡通图片中有一辆轮子是四方形的自行车，或者有一只大象坐在树枝上。

在阶段 5，6 ～ 11 岁的孩子的幽默形式总体上开始向谜语和笑话转变。虽然在年幼一点的孩子身上常见的天真仍然存在，但是依赖肢体动作展现幽默感的行为会逐渐地下降。这个阶段的决定性特征是，孩子的认知能力开始达到一个全新的水平，意识到何谓“一语双关”——也就是理解谜语的关键。例如，为什么树要看牙科医师？因为它要做根管治疗。孩子 7 岁时幽默感的变化比其他任何年龄都要显著。大多数 7 岁的孩子发现一个词有两种不同的意思时会非常兴奋，并且可以利用这个发现去开别人的玩笑。随着他们长大，他们开始理解幽默的意义——即笑话必须从消化某样东西再转化到某样东西时才有意义。牙科医师应该考虑孩子不同阶段的幽默发展变化，从而设计并正确运用符合孩子年龄段的幽默形式。

近年来，尽管幽默在医疗中的作用已经受到了重视，但是关于幽默作为与孩子交流的工具的著作却很少，尤其是在牙科领域。由于幽默能够拉近人们之间的情感距离，因此它不仅在改善与孩子的交流上具有较大的潜力，在与家长的交流中也有帮助。幽默通过缓解焦虑和疼痛、建立与新患儿的直接沟通路径，从而在各个方面协助牙科医师的临床工作。

案例：小书，4 岁，和她 7 岁的姐姐小安及妈妈一起来到诊室。P 医师来到候诊室见她的患儿。她问小书叫什么名字，但是小书不理她。她问小书几岁了，小书也同样拒绝回答。P 医师又试了一次，她夸赞小书的鞋子并问她在哪里买的。小书躲到了她妈妈身后并拒绝和医师说话。小书的妈妈表现出了焦虑的神情。

案例讨论：问候患儿是牙科诊治的第一步，它往往会为整个过程奠定基调。对于牙科医师来讲，在患儿的首次就诊中，最大的挑战之一就是与孩子建立一个直接的沟通渠道，有效地避开父母，直接与孩子对话。我们熟知的一些建立沟通的方法有表扬孩子的着装，或者询问他们的名字或年龄。P 医师 3 种方式都尝试过了，但是小书仍然拒绝与她沟通。

在这样的案例中，可以从几个方面运用幽默的方法去获得有效沟通。询问孩子的年龄，往往会得到孩子非言语性的响应，即用手指比画出他们的年龄。这个时候牙科医师可以用幽默的方式去破冰，如孩子只有四五岁，那么可以故意算错或夸大孩子的年龄，“噢，你已经 8 岁啦？”来达到效果。又如，在本案例中兄弟姐妹在场，且其中一个孩子明显比另一个要高且大，那么可以这样开始对话，“你们谁更大一些？”然后对明显比较小的孩子说，“你比你妹妹要大吧？我觉得你应该比她大，只不过没她高而已。”或者在这个案例中，如果姐姐小安回答说她自己是姐姐，那么医师可以对较小的那个说：“你的名字是不是也叫小安？”大多数孩子会立即笑着回答说自己的名字不是小安。父母也会在后面笑，然后孩子就会兴奋地回答说她的名字是小书。一旦孩子回答了牙科医师的问题，那么沟通的渠道就被打开了。我们可以这样继续对话，“我很高兴认识你，对了，我的名字是P医师，你的名字是什么呀？我忘啦！”大多数孩子会回答出自己的名字。更重要的是，幽默效应被累积了，孩子也放松了，同时孩子也会期待着更多有趣的事情发生。幽默也同样感染了父母，会传导一种放松的感觉给自己的孩子。

幽默可以继续运用在接下来的接诊中。Bennett建议可以故意说错一些孩子认识的卡通形象。“维尼熊是一只马，对吧？”当叩诊牙齿时，牙科医师可以发出一些奇怪的响声，或者叩鼻子，数牙齿的时候故意数错。在使用笑气的时候，教孩子“用你的鼻子而不是你的脚趾呼吸，穿了鞋子的脚趾可是很难呼吸的喔！”问孩子，“你是喜欢泡菜、白菜还是西洋菜？”

不论你做什么，对于牙科医师来说重要的是采取一种舒服且自然的方式。不断累积的幽默效应会创造一种舒适的感觉，使父母和孩子笑着期待他们的下一次来访。

十一、父母在场或回避

关于在牙科治疗中父母在场的利弊，在儿童牙科医师中存在着争议。

只要孩子表现良好，大部分牙科医师还是欢迎家长待在诊室里的。当家长配合时，牙科医师可以向家长展示他们的专业技术。然而，当牙科医师必须面对一个不配合的、抵抗的孩子时，问题就出现了。处理这种孩子越来越常见的方法是使用药物性行为管理法。然而，这可能没有必要并且还可能对孩子的健康有害。

父母在场或回避不是一定的，但是有时可以利用这一点来管理好患儿。思考下面的临床场景，想想如何运用分离的方法管理孩子的行为。

案例：

小波，5岁，初诊。通过病史采集我们了解到小波之前去过两家诊室，但是都失败了，连检查都没有做完，他的母亲告诉前台，之前的医师都没办法让小波张口进行检查。

现在小波正坐在牙椅上。当S医师让他张开他的嘴巴时，他拒绝了。他同样也拒绝回答“你叫什么名字？”的问题，小波一边无视医师的提问，一边朝他妈妈做鬼脸这个时候他的妈妈介入了对话，替小波回答说：“他的名字叫小波。”

S医师继续问道：“你几岁了呀？”可是小波再一次无视了医师，此时医师露出了严厉且失望的表情。小波的妈妈看见医师的反应，于是再次向小波保证说：“医师不会伤害你的！他不会对你做什么的！我会一直陪着你的！”说着把椅子朝小波的方向挪了一下并且捧住了他的头。

S医师告诉小波说他必须张开他的嘴以便检查，但是小波再次不理他。当医师再次要求小波的时候，小波开始嚎叫了，S医师让小波不要叫了，这样会听不到他说话的，小波看了一眼母亲，继续无视医师，并且用手捂住耳朵继续嚎叫。S医师决绝而冷静地说：“小波，把你的手放在大腿上，你在这里必须听话。”

医师试图轻轻地把小波的手从他的耳朵移开，然而孩子的母亲迅速地阻止了医师。

案例讨论：在给孩子使用束缚治疗时，应该向家长如实介绍关于这项方法的使用情况。根据孩子的年龄，对患儿进行相应的解释，“我们会用一张毯子帮助你保持不动，而且能让你保持温暖”。如果能在此时把一个娃娃道具放进束缚裹布中，那么会更好地解决问题。

父母对束缚治疗的接受度，或束缚治疗在灌输积极配合治疗理念方面的作用，更大程度依赖于牙科医师在使用这项技术时的心态。如果束缚治疗基于惩罚的目的进行，或者是在愤怒或无可奈何的情况下进行，那么家长或者孩子都是无法接受的。

十二、手捂口法

手捂口法逐渐被家长及行业淘汰。2006 年，美国儿童牙科学会指南（American academy of pediatric dentistry，AAPD）不再支持该项技术。美国研究生教育项目中关于 HOM 的教学也大幅下降，只有 28% 的项目仍然把它当作一个可接受的方法进行教学。基于这些态度，部分作者在将该方法纳入当前的行为管理方法时会有所迟疑。但指南的存在只是为了帮助个人制订行动方针的一项标准。它不具有法律约束力，也不限制实践，因此 HOM 一直被沿用至今。Queiss 等对 AAPD 的成员进行调查访问，发现 704 名受访者中有 350 名认为 HOM 是一项可接受的技术。Newton 等调查也得到了相似的结果。他调查了英国的儿童牙科专家，虽然有 60% 的人认为 HOM 不应再被使用，但是仍有 40% 的人认为在特定情况下该项技术可以被使用。除此之外，还有其他原因促使我们将 HOM 放在本章节。首先，在某些国家 HOM 是可被接受的，甚至它的接受度在某些国家中还未被讨论。其次，有些国家在法律上禁止牙科医生使用药物方法对患儿进行行为管理，也不允许使用全身麻醉，因此能够管理患儿的方法十分有限。出于这些原因，我们决定把 HOM 纳入本章节。以下讨论 HOM 的适应证、技术方法、心理学基础及争议。

（一）适应证

如果一个孩子的行为不受控制并开始捶打牙椅，那么这种情况可能很危险。孩子可能会对他人造成人身伤害。控制这种类型的行为需要强大的镇静技术，或者使用全身麻醉技术。手捂口法提供了一种替代的方法，它是一种无创的非药物性方法，经常在首诊中被使用。

这种方法的主要目的是在尝试其他非药物技术无效后用于控制孩子的行为，可以说是最后的杀手锏。它使牙科医师建立沟通渠道，因此孩子可以从中学习到适当的反应和期望。HOM 是获取 3 ～ 6 岁儿童注意力最有效的方法。在应用技术之前，应该对孩子的智力及遵循指令的能力进行预先判断。3 岁以下的儿童缺乏对其所处环境的理解能力，因此 HOM 对于他们并不适用。该方法也同样不能与镇静技术联合使用，当使用该方法对孩子进行行为矫正时，应该让孩子对其周围的环境有清醒的认识。

（二）技术方法

当所有的沟通渠道都宣告失败，孩子的行为仍然不受控制时，可以运用 HOM 进行干预。应用 HOM 法必须从两个角度进行考虑：①明确强调这种方法是为了控制孩子的行为。②行为控制的隐含意义是牙科医师对患儿情绪的控制。后者指的是伴随踢打、尖叫、反抗的不良情绪。尽管如此，牙科医师也应该控制自己的情绪或行为，不应展示出愤怒或者厌烦。这种方法必须尽可能在医师心平气和、实事求是的情况下使用。未能控制个人情绪有可能导致不当的行为管理，由此有可能干扰诊疗。这种方法的关键细节如下。

把手拢在孩子的嘴上，减弱吵闹声。

把脸直接靠近孩子，对着孩子的耳朵说话。

静静地告诉孩子只要停止吵闹并且倾听，你就会移开手。

解释说“我只是想跟你说话并且看你的牙齿”。

几秒钟后重复说明你的操作流程，并加上一句“你准备好了，我就拿开我的手”。

把手拿开时嘱咐孩子保持安静。

但牙科医师尽可能地靠近孩子的耳朵是制胜关键。温柔、单音调的声音能让孩子尽可能地保持安静从而让操作可控。牙科医师的指令必须明晰。牙科医师团队同样需要提前对该方法有所了解，牙科医师助理必须明确自己的角色。在一些案例中，牙科医师助理必须牢牢抓住孩子的腿，阻止其乱踢。在其他一些案例中，牙科医师助理需要按住孩子的手，以致不会干扰到医师的操作或者避免孩子抓脸。操作标准无一相同，如果感兴趣的话可以从文献中获取更多的信息。

（三）心理学基础

HOM 或厌恶疗法具有心理学基础。从行为矫正的角度看，学习理论同样可以应用在 HOM 技术上。当孩子的行为不可控时，如果用手捂住孩子的嘴让其不发出吵闹声，那么孩子会产生强烈的消极应对反应，造成不良的就诊体验。在这种情况下，立即的惩罚会减少行为再发的可能性。理想的惩罚刺激要求是这样的，首先，它必须有精准的身体指向；其次，能够持续地与患儿交流；最后，如果不经过同意，患儿不能逃离或减少这个惩罚。HOM 符合所有这些要求。

在 HOM 治疗中，这种暂时的关系具有重要意义。一旦 HOM 法开始实施，那么孩子必须配合。手移开时，如果孩子继续吵闹，那么要立即把手再次放在孩子嘴巴上然后告诉他，把手移开时他必须合作，保持安静，然后张嘴，听医师的话。如果刺激与响应之间的时间短暂，那孩子会立刻意识到自己吵闹与身体受限之间的关系。Chambers、Craig 和 Levitas 指出，如果通过 HOM 法能引导出孩子的良好行为，那么应该立即对他们进行奖励。无论是社交性的口头表扬还是实物奖励都可以。

（四）争议

无论何时我们讨论 HOM 法，都有许多人反对把 HOM 法运用于牙科领域。因此，我们将回顾历史文献，谈一谈 HOM 法存在的争议。

在 20 世纪 60 ～ 70 年代，HOM 作为一种行为管理方法被广泛接受。那个时候儿童牙科的领军人物均支持在教科书上介绍该方法，同时该方法在临床实践中被认可。1972 年，一项对美国牙科医师学会会员的调查研究发现，80% 的受访者表示会对一些病例选择性地使用束缚治疗或者某种形式的 HOM。Craig 在印第安纳州的一项研究则提供了可供比较的结果，他发现，在 35 个儿童牙科医师中有 28 个使用 HOM 技术。

但由于 HOM 法的运用并未得到每一个人的支持，这项技术开始变得有争议。其中一个原因是 HOM 法显得很无情。有人认为，这项行为管理方法并不科学，并且可能对孩子的心灵造成创伤。但目前没有科学依据支持这个观点。然而，精神病学家和心理学家却支持 HOM 的推广运用。

在 20 世纪 80 年代，HOM 法的使用越来越有争议。关于签署患儿知情同意的提案及 HOM 法可能造成伤害的提案被提出。不久之后，Schuman 报道，有几名牙科医师在进行常规牙科操作时因为使用了 HOM 法而以虐待儿童或刑事伤害的罪名被告上法庭。由于有一个提案直指牙科医师虐童，HOM 技术被弗吉尼亚牙科医师分会删除。1993 年，Casamassimo 指出该方法不仅严苛，还可能引起法律纠纷。因此，牙科医师在临床实践中对于该方法的使用变得非常谨慎。

一些医师仅采用一些柔和的心理学方法来管理儿童。然而，大部分儿童牙科医师曾经使用过某种程度的束缚治疗。例如，强硬地把孩子干扰治疗的手按下去，或者把一个反抗的孩子举起来再把孩子强制按在牙椅上，同时传达一个“不准胡闹”的态度，都是束缚的一些形式。这些方法经常在 HOM 之前就使用了。然而，儿童牙科中行为管理的方法已经逐渐发生了改变，这可以有很多原因。Casamassimo 等调查了美国牙科医师学会的会员来发现其中的一些变化。根据他们的发现，大多数会员认为父母的管教方式已经发生了变化，60% 的家长认为他们孩子的行为越来越糟糕。相应的，在医疗实践中带来的变化是束缚治疗和 HOM 技术的使用比例下降，而镇静麻醉的运用上升。

虽然当前的行业态度并不乐观，但是仍有部分牙科医师会继续选择束缚治疗和 HOM 技术。Barton 等指出，只要合理地使用这种方法，效果同样可以是温和及有效的。Acs 等在儿童牙科的博士后教育项目中对 HOM 技术和束缚治疗的使用进行了调查，并将调查结果与 Davis 和 Rombom 早年的调查研究结果进行了比较。Acs 发现了一个有趣的现象，关于 HOM 法的使用在不同专业水平的人员身上有着不同的答案。研究发现，超过 10 年任职期的项目领导人相对于他们年轻的同事，更有可能在教学中传授关于 HOM 技术或者束缚法的内容。Hassan 等进行了一项试验，他们想知道当 HOM 法被 AAPD 指南删除后医师们对 HOM 法的选择，结果发现，受访者会把语音控制法作为第一选择，把轻度到中度镇静作为第二选择，由于语音控制法很可能在使用 HOM 法前已经在很多案例上使用，所以对于 HOM 而言，真正的可选方法只有镇静或者全身麻醉。许多医师认为 HOM 相对于药物性方法而言是更加安全的儿童行为管理方法。

第五节　口腔患儿就诊行为规范的再训练

再训练和行为塑造一样，符合学习专家提出的行为矫正理论模型。如果规则改变，孩子在牙科环境中的反应也会随之改变。积极行为，我们会给予奖励或鼓励，以强化这个学习的过程。消极行为，我们会选择无视或惩罚。事实上，再训练理论和行为塑造理论在某种程度上是十分相似的。然而，它们在临床上的差别主要在于，再训练着眼于已经对牙科就诊抱有消极预期或者出现不良印象的孩子。这些消极行为可能是前一次牙科就诊的结果，或者是不恰当的前辈或同辈的引导造成的。如果我们能确定这些消极行为的原因，那么对于避免这些问题将会非常有帮助。这些从再训练开始的项目最终的结果是行为的塑造。

当我们在临床上遇到孩子的消极行为时，我们的目的是在孩子的心中建立一系列新的联系。换句话说，我们的目标是去改变“刺激”和“反应”。一开始，我们可以对孩子说：“在我们这里可不一样。”当孩子原本以为的伤害并没有出现，那他就会有新的良好期待。接着孩子就会发现，牙科医师自始至终都没有伤害他，那么这个牙科医师是可以信任的。这个孩子就会对与诊室、牙科医师以及牙科的关系产生新的认识。用学习理论的话来讲，患儿会觉得这与之前所感知到的不喜欢的行为有所不同，并开始对这个诊室另眼相待——在这个诊室中我不会感到在上一个诊室里的焦虑和害怕。这个从他的父辈和同辈认识到牙科的恐惧的孩子回去之后会对他的家人朋友分享自己的体验。

假设与孩子之间是可以沟通的，那么当我们对孩子开始进行再训练的时候有几个策略对于修正孩子的预期是十分有帮助的。“回避”可能是最难却又必须执行的方法。然而，一个不成熟的 3 岁孩子如果刚刚经历一个糟糕的牙科就诊经历，伴有深龋，那么我们要尽可能避免在这一次就诊中采取直接牙髓治疗，而是放置安抚试剂，进行间接牙髓治疗。这可以使最后的治疗推迟到更适合的时机。一旦孩子被再训练，修正了期望，那么后续的治疗会变得简单很多。因此，在一开始回避棘手问题是十分必要的。

如果大龄患儿有消极行为的经历，可以询问他们不喜欢的东西。有些孩子可能会对材料例如某种抛光膏或者局部涂氟材料表现出极度的厌恶。所以我们要做的一件简单的事情就是同意孩子的观点，并提供其他可供选择的品牌。提供选择会让孩子觉得医师正在了解他们所不喜欢的东西并且为此努力去解决问题，同时也让孩子觉得他们可以控制现在的情况。弱化强调或者代替法可以帮助孩子调整他们的预期。

转移注意力，它可以在很多方面使用。非常小的孩子在漫长的治疗过程中会变得不安分。因此在治疗过程中，牙科医师可以给孩子讲故事，把孩子的注意力从眼前的境况中转移出来。此外，通过合理地运用声音，可以向孩子传达安全感。在孩子的首次就诊中，通过大声地数牙齿的数目可以有效地控制患儿的注意力。同样，数秒可以有效地分散那些不喜欢涂氟治疗的孩子的注意力。如在本章前面提到的那样，在这些情境中使用幽默可以帮助缓解孩子紧张的情绪。因此，在治疗过程中有许多方法可以帮助分散孩子的注意力。

无论治疗步骤是多么的无害，在再训练过程中选择的语句是非常重要的。“你想要我帮你清理牙齿吗？”这样的提问是不明智的。用这样的措辞进行提问目的性不强。一个更好的选择应该是：“你想要水果味的还是薄荷味的牙膏？”提供了选择，但在问题中没有提到治疗。通过让孩子进行选择，孩子会有掌控感。所以这一点对于独立性训练很重要。

有时候使用厌恶疗法联合再训练是有必要的。如果一个不良行为出现，不管是无意的还是有意的，医师可以说：“不，不要那样。”或者“不要那样做”等其他相似的指令。音调从一个“事实上的”柔和的音调变成严厉、大声或者正经的音调。Azrin 等证实，轻度惩罚可以抑制这样的反应。比起那些一开始就配合的孩子，如果一个孩子一开始就出现了行为的问题，那么很可能会接收到医师通过语音控制表达的厌恶。结果可能是一样的，孩子变得顺从，并且顺利地进行牙科操作。

对孩子进行再训练在临床上是非常有用的。起初，由于内在焦虑或者对过往经历的反应，孩子会展现消极的行为。他们的恐惧对所有的牙科医师来说都是一样的。最后，孩子会发现这个诊室和前一个诊室有所不同，这是一种不同的刺激和反应，这个所了解到的不同叫作差异化。孩子每一次到诊室中，如果牙科医师的诱导不同，那么会导致不同的反应。再训练孩子之后，许多医师和孩子建立起长期亲密的关系。

第七章　儿童口腔的药物性舒适化操作技术

第一节　局部麻醉技术

疼痛控制是儿童行为管理中最重要也是最具挑战的部分。早期有过痛苦的牙科诊疗经历的儿童有可能会把对牙科的抵触情绪持续到成年期。因此，对临床医师来说，尽一切努力减轻牙科治疗过程中的疼痛和不适尤为重要。一名成功的儿童牙科医师必须掌握无痛注射的技巧和艺术。有的临床医师试图避免使用局部麻醉，然而这样做常导致效果不佳。没有局部麻醉，就很少或者不能使用橡皮障，窝洞预备的深度不够，导致最终治疗效果不理想。另外，由于缺乏牙科麻醉，患者感到疼痛难忍，有时原本预期的一个“很小”的操作最终会变成大治疗。

孩子最大的恐惧之一是“针”。孩子的恐惧来源于很多方面，有些可能是极其模糊的。一般的牙科焦虑症可能产生的一个原因是患儿早期经历过侵入性治疗。最近一篇关于“恐针症”的综述表明，儿童对针的恐惧可能来源于在医师或者牙科医师诊室的不愉快经历。多数儿童的恐惧是后天形成的，可能是儿童早期条件反射的结果（即婴儿期经历的打针）。平均每个孩子在 6 岁之前会进行 6 ～ 7 次注射，共接种 21 种疫苗，儿童在打防疫针时可能不愿配合，有时甚至会在被束缚的情况下进行强制接种。Ost 对恐针症人群的研究显示，56% 的研究对象的恐惧症可追溯到一次治疗经历相关的负面体验。这种经历发生的平均年龄为 8 岁，并且通常和首次医疗保健密切相关。研究还发现，24% 的孩子的恐惧症来自他们曾经看到别的孩子（通常是兄弟姐妹）有过对针的糟糕体验。

牙科医师希望通过局部麻醉控制疼痛，而儿童害怕针带来的疼痛，这样矛盾就来了，使得注射过程一直是对牙科医师技能的挑战。因此，本节介绍行为管理的一个重要方面，旨在探讨与注射有关的因素，并总结对于儿童患者最常用的局部麻醉技术。本节不会一一罗列每种类型的局部麻醉剂，也不会详述具体操作技术，而是重点介绍儿童患者诊疗时最常用的注射方式，以及如何以最小的疼痛进行局部麻醉，并达到最佳效果。

一、局部麻醉的给药

对牙科医师而言，建立一个有效的局部麻醉给药方式非常重要。孩子对肢体语言特别敏感，可以察觉到医师的不确定或者犹豫，这将不利于医师的操作。如果医师或者助理的手法不自信或者没有节奏，孩子就很有可能察觉到这种态度，并且抗拒他们的操作。对儿童给予局部麻醉需要相当多的技巧来规避行为问题。接下来要讲述的临床诊疗步骤，有些已经经过了很多年的发展完善，成功运用于临床并被广泛接纳，而有些尚存在一定争议。

（一）患者的准备

注射前，首先要用孩子能听懂的语言向他们解释麻醉过程。可以让孩子以非胁迫体位坐着，用下面的语言来说："今天我要让你的牙齿睡个觉，洗掉牙齿上的细菌，修理一下你的牙齿，让它变得更好一点。当你的牙齿睡着之后，你会感觉嘴唇和舌头变胖了，木木的，很好玩儿。当然不是真的变胖，或者看上去很搞笑，只是你自己的感觉。为了让你的牙齿睡觉，我会使用能够让它睡觉的果汁。它只会让你的牙齿睡着，不会让你睡着。这个睡眠果汁的味道不太好闻，所以我把它放在你牙齿上之后会用水把它冲走。另外，我把果汁放到你的牙齿上的时候，会轻轻地掐你一下，会有一点点疼，但是不会很疼。现在让我们试着做一下，不是真的，只是假装做一下。我会给你看我要做的每一步，你就能发现这是一件多么简单的事情。"

牙科医师要求孩子掐一下她的胳膊，一些孩子开始可能会有些犹豫，但是经过一番劝导之后，他们会很乐意继续掐牙科医师。这个时候，牙科医师可能会转过身来，面带微笑地告知陪同的家长，孩子喜欢这部分的治疗程序。被掐的牙科医师会说："你这样做弄疼了我，但是不是很疼，只有一点点疼，我可不会因为这一点点疼就掉眼泪哦。"

牙科医师现在需要抬起孩子的胳膊，轻轻掐一下他，大多数孩子不会对这种轻微的疼痛感到不舒服。现在孩子已经把"注射"这个预期目标和"掐"这个动作关联起来。接下来，牙科医师轻掐孩子的颊部或者靠近牙齿的牙龈部，然后立即喷水，向孩子展示在口内被"掐"以及随后用水冲掉苦苦的睡眠果汁的感觉。之后牙科医师会说："你真是个好孩子，我相信你一定不怕像这样的一丁点儿疼。"绝大多数孩子会同意医师的说法，并在注射期间积极配合。

（二）椅位

一些学者认为注射时，特别是下颌阻滞麻醉时，患者应处于坐位，下颌平面与地面大致平行，术者肘关节靠近患者身体。然而，大多数儿科医师更愿意让患儿在仰卧位接受局部麻醉注射，尤其是使用牙科订制治疗椅时。仰卧位和坐位的解剖标志点和注射方式基本是相同的。但是，孩子处于仰卧位时，下颌骨和地面约呈 30° 角，医师的肘部位置就会很高，手臂几乎与地面平行。患者的头部和心脏与地面平行而脚部略有升高。患者的这种体位减少了由于焦虑程度的增加而发生昏厥的概率，此外，患者的突然移动也更容易被控制。

"如果你躺下来的话，我会更容易看到你的牙齿，所以待会儿我会让你坐上来，然后把椅背放下去。在我真正掐你之前我会再和你演示一遍，并解释每一个步骤。"不是所有的孩子躺下来之后都必须重复解释以及演示"掐"的动作。此外，如果孩子手里握着小镜子的话，助理应该暂时拿走代为保管，并承诺很快归还。

（三）组装注射器

关于是否应该在患者的视线之内组装注射器及其组件的问题，医师之间意见不一，尚有争论。大多数儿童牙科医师会尽量不让麻醉注射器出现在患儿的视野内。此观点的支持者认为，大多数患儿在此之前去看儿科医师时，已经对注射产生了恐惧心理，哪怕有一点点注射的可能性，他们都会哭闹不止。特别是听年长的哥哥姐姐和朋友讲过相似经历的患儿更容易出现这种现象。另外，医师没有使用过"注射"这个词，在孩子看来，他或她只是简单地被睡眠果汁"掐"了一下。如果让孩子看到注射器，可能会让诊疗过程复杂化，一些孩子可能会坚持要医师去除针帽，使针暴露。而采用适当的技巧在患儿的视线盲区传递和握持注射器的话，孩子就不会看到注射器了。

支持在患儿视野内安装注射器的医师认为，这种做法是一种脱敏技术，让患儿有机会单独、非强制性地接触和感受注射器组件，从而降低患儿的注射前焦虑情绪。选择在患儿视线内装药的医师在此过程中可以用以下语言向患儿描述："现在我要用我的睡眠果汁让你的牙齿睡个觉，你会感觉胀胀的，很好玩儿。这个小破璃瓶里面装的就是睡眠果汁（可以让孩子们拿着药瓶）。""我们把这个小瓶放在一个特殊的喷水器里（让孩子拿着注射器）""然后我们把一个塑料吸管放在喷水器的后面（让孩子拿着盖着针帽的针头）。"

案例：马克是一个 6 岁小男孩，正坐在牙椅上进行他的第一次修复治疗。医师向马克解释说她会掐一下靠近这颗牙齿的脸颊，同时在牙齿周围喷些睡眠果汁让它睡个觉。马克变得激动和不安，他问医师："你会给我打针吗？我不想打针。打针会疼。让我看看针！"

案例讨论：

选项 1：牙科医师回答："我不会给你打针，只是掐一下。"马克突然动了一下，看到了注射器。他尖叫道："你这个骗子！你要给我打针！"孩子跳下牙椅跑出了房间。严重的行为问题随之而来，牙科医师的话对这个孩子再也不起作用了。孩子的父母选择了另外一个牙科医师对孩子进行治疗。

选项 2：牙科医师回答："就像我之前告诉你的那样，我会轻轻地掐你一下，并让你的牙齿睡个觉。让我们演练一下，掐一下你的脸颊。你能感受到吗？只有一点点疼。现在我们真正开始做吧，马克回答："你怎么喷睡眠果汁呢？让我看一下！"牙科医师说："我像一个魔术师，魔术师从来不会透露自己的把戏。如果你能配合我的工作的话，也许以后我会告诉你我是怎么做到的。"大多数患者在治疗结束之前就不会再要求看注射器了。

选项 3：牙科医师回答："是的，我会给你打一针，如果你非要这么说的话。但是我知道怎么用一种特殊方式打针，可以让你不会感到很疼，只有一点点疼。而且我不称它为打针，我称它为'掐一下'。"马克说："让我看看！"牙科医师让马克看了带着针帽的注射器。

有很多方法可以成功地处理上述案例，但是选项 1 并不是其中之一。牙科医师对孩子撒了个谎，从而失去了孩子的信任。在选项 2 中，牙科医师一直没有对孩子承认要给他打针，但是她也没有否任，她从来没有说过她不会打针。在很多情况下，孩子在接受注射时并没有意识到是在打针，只是一种不舒服的掐的感觉。孩子怕的是针，而不是掐的感觉。马克曾经有过糟糕的注射经历，他对针的害怕是从他接种疫苗的不愉快经历衍生而来的。他不喜欢接种疫苗，记得当时还哭过。但是他第一次看牙回来后却感到激动和兴奋，迫切期待下次的预约。他和幼儿园的朋友分享这次经历是多么的有趣，然而他的朋友却警告他说小心下次看牙时牙科医师会给他打针。

（四）麻醉给药

在注射麻药时有两个必须完成的重要目标：控制和限制患者头部和身体的运动，以及和患者交流来分散他们的注意力以减轻注射造成的不适感觉。大多数临床医师倾向于将去掉针帽的注射器置于患者的视线之外。在注射过程中牙科医师不应该要求孩子闭上眼睛，因为这通常标志着有不好的或者痛苦的事情将要发生。此外，闭上眼睛可以使孩子对疼痛敏感性增加。应该让助理在孩子的头后传递注射器，助理将注射器递给医师，空出手之后，就要去固定孩子。除非孩子试图抬起手臂拒绝治疗，否则助理不应该主动地限制或触碰孩子的手臂。限制性地触碰孩子的手臂可能导致孩子产生焦虑，这时更小一点的孩子可能会试图进行肢体反抗。相反，助理应将手放在孩子的手上以便拦截任何不良的运动。

1. 固定

将注射器放入患儿口内之前，医师应该先将患儿的头部固定住。有两个基本位置可以稳定患儿的头部。注射部位在临床医师有利手的对侧和前牙区域时（例如，右利手医师注射左侧区域，左利手注射右侧区域），医师位于患儿后方进行注射。临床医师用非惯用侧手和胳膊抵在医师身体上来稳定患者的头，用手指放在下颌骨上作为支点并牵拉开唇颊。

在临床医师有利手的同侧进行注射时（例如，右利手医师的右侧和左利手医师的左侧），医师需要一个更向前的位置——右利手医师在 8 点钟位置，左利手医师在 4 点钟位置。医师稳定患者的头部，用非惯用手的手指支在上下颌骨上撑开软组织。

2. 交流和分散注意力

在麻醉过程中医师要用一种轻松的方式和患者交流。可以从儿童感兴趣的话题中选取主题，表扬、讲故事、唱歌，或者如果医师实在缺乏想象力的话也可以数数。同时避免使用注射、疼痛、打针等词，而要用凉凉的、暖暖的、奇妙的、胖胖的、好玩的等词来替代。例如，"睡眠果汁可能会有点凉，接下来我会数数，当我数到 5 的时候，水就会变热了。"

用来分散注意力的技术有两个：一个是要求孩子在被"掐一下"的时候说"啦，啦，啦，啦"，不要说"啊，啊，啊，啊"。另一个是要求孩子在注射的时候抬起左腿或者右腿。然后注入适量的麻醉药，之后退针，将针帽盖好。

最后，用三用枪喷水冲洗，清除视野内的血液，"睡眠果汁有点苦吧？让我来把它冲走。这儿有些水，吞下它。哇哦，你是一个很棒的助手！"并给予一个特别的称赞："你能做到一动不动耶。"

现在助理可以把小镜子还给孩子了。"你会觉得牙齿和脸颊变胖了，很好玩儿，但是你看起来其实和以前是一样的。"孩子照镜子发现一切都是正常的，虽然嘴巴确实感觉很奇怪。

（五）表面麻醉

表面麻醉剂有凝胶、液体、软膏、贴片和喷雾等类型。表面麻醉的有效深度是 2～3mm，作用仅限于减轻注射针刺入黏膜的不适感，但下颌阻滞时几乎不起作用。表面麻醉的好处不仅是药理作用的结果，还有随之而来的心理作用。大量的调查研究比较了表面麻醉剂和安慰剂在口腔内的作用效果，但是研究结果之间存在差异。有些研究显示在进针前使用表面麻醉剂有积极作用，而另一些研究则不能得出相同结论。没有任何证据证明表面麻醉剂能够减轻局部阻滞麻醉如下牙槽神经阻滞注射的不适感。表面麻醉剂还有一个缺点就是它有一种难闻的味道，可能引起患者不适，有时甚至在真正注射之前就会引起孩子哭闹。此外，作用时间的延长可能会增加患者在接下来的程序中的焦虑。作用时间是影响表面麻醉剂有效性（超过安慰剂）的一个关键因素。表面麻醉剂的起效时间一般在 30 秒到 5 分钟。很多临床医师等不到麻醉剂起效，就立即进行注射。Kohli 等做的一项关于局部麻醉的调查显示，2/3 的受访牙科医师只等待了 1 分钟甚至更短的时间。另外，大多数人表示，患者不喜欢表面麻醉剂的味道、黏度以及那种温热感或烧灼感。大多数（86%）的受访者一直使用表面麻醉剂，9% 的受访者偶尔使用表面麻醉剂，4% 的受访者很少使用，还有 1% 的受访者称他们从来没有用过表面麻醉剂。表面麻醉剂广泛使用的另外一个原因可能是父母的期望，他们认为表面麻醉剂的应用是无痛注射的关键。然而，如果一个孩子曾出现过不配合的问题，而且之前用过表面麻醉剂，那么最好避免对他再次使用表面麻醉剂。

苯佐卡因是一种常见的表面麻醉剂，尚未发现它能对成年人产生全身毒性，但是它能够引起局部过敏反应。然而，美国食品药品管理局于 2011 年 4 月声明："治疗中用于牙齿和牙龈镇痛的麻醉剂——外用苯佐卡因喷雾剂、凝胶和液体制剂，可能引起高铁血红蛋白血症，那是一种罕见但是严重且有潜在致命性的疾病。" 2 岁以下的儿童发生该疾病的风险可能更高，严重时甚至可以导致死亡。高铁血红蛋白血症患者的症状和体征：皮肤、嘴唇和指甲床呈现淡灰色或者淡蓝色、头痛、头晕、气短、疲劳以及心率加快。

用一块 2cm × 2cm 大小的纱布干燥进针部位组织，去除该区域周围的所有碎屑。在干燥黏膜上应用表面麻醉剂可增强其有效性。在注射过程中拉开嘴唇以获得足够的视野。擦拭和干燥嘴唇以使其更容易被拉开。"我要用我的小毛巾擦拭你的牙齿和牙龈，来确保它们都是干净的。"

只在麻醉区域施用少量的局部麻醉剂，从而避免麻痹咽部组织。表面麻醉剂应与软组织持续接触 1 ～ 2 分钟。"现在我要在你牙齿周围抹点（樱桃味的黏黏的泡泡糖）牙胶。如果你开始觉得热热的或者怪怪的时候就告诉我，我会用特殊的水给你洗掉。"

（六）针头的选择

争议集中在针头的规格和长度。最常见的针头规格是 25G、27G 和 30G。针头有 3 种长度：长、短和超短。规格指的是针头的内部直径，数字越小，针头的直径越大。例如，30G 的针头内径比 25G 的小。牙科医师越来越倾向于使用小直径的针头，因为他们认为小直径的针头能减轻对患者的创伤。大规格针头的支持者认为这些针能产生更好的回吸，并且可减轻刚刺入黏膜时的疼痛感，即小直径的针头比大直径针头产生的注射疼痛更小。有研究驳斥了这两种观点。Trapp 与 Davies、Delgado Molina 等报道，使用 25G、27G 和 30G 的牙科针头进行回抽的能力没有显著性差异。相反的，研究得出结论，更细的针头（如 30G）比直径更大的针头（如 27G 或者 25G）在回抽血液时受到的阻力会更大。至于患者所经历的疼痛，大量研究报道，患者无法区分 23G、25G、27G 和 30G——它们产生的疼痛感没有显著性差异。

牙科麻醉的疼痛主要来自麻醉剂注射进入黏膜时的压力，特别是在最初的几秒钟，针头实际穿刺过程中的疼痛较少。大规格针头相对于小规格针头而言产生的压力更大。在选择针头型号时必须同时考虑针头沿着斜面轴的偏转度。针尖的直径越小，偏转度越大。30G 针头有明显的偏转，而 25G 针头基本没有偏转。同样的，25G 针头很少在口内注射中发生折断。当治疗一个随时可能突然移动的孩子时，这是一个重要的优势。Malamed 等的报道显示，注射中折断的针头 99% 是 30G 针头。在他的教科书《局部麻醉手册》中，他建议使用可用的最小规格（最大直径）针头，可以更容易地回抽，穿刺软组织时不易偏转，不易在接头处折断。

传统上，临床医师学到的是通过注射类型（阻滞或者浸润）、患者的体型和组织的厚度来决定注射针的长度。尽管下牙槽神经阻滞麻醉注射法建议使用长针头，在治疗儿童时短针头却更有利于控制。长针有折断的可能性。长针的支持者认为，针折断后，断针暴露在外，容易去除。然而，在这种罕见的偶然事件中，折断通常发生在接头处。此外，书中从未提议在接头处插入短针头。由此看来，长针头与短针头相比并不占多大优势，因此笔者建议对儿童所有的局部麻醉（不包括韧带内注射，因为要用其他特定的短针头）都使用短针头，不论年龄和注射类型。

（七）注射速率

麻醉技术的另一个经常被提及却尚未被量化的方面是注射速率。大多数教育者建议采用缓慢注射，因为快速推注药液会导致不适。但是怎么慢算是“慢”呢？根据录像，Starkey 与 Wright 计算得出的缓慢注射是大概用 45 秒的时间注射药量为 1.8mL 的麻醉药。对大多数的儿童而言，2/3 的麻醉药量就足够了，即注射时间是 30 秒或者更短。Malamed 建议的注射时间是 1 分钟或者更长。然而，笔者治疗过患儿的经验是不要延长注射时间。Kohli 等在他们关于 AAPD 成员的调查中指出，56% 的受访者在 30 秒内注射完药液，大多数人（89%）报告他们的注射时间在 1 分钟之内。有一项研究显示，147 名 4 ～ 11 岁的孩子局部麻醉的平均给药时间是 48 秒。

（八）麻醉测试

临床上的一个重要方面，是确定深部组织的麻醉效果，尤其是下颌神经阻滞麻醉时。当孩子被询问麻醉的表现或者症状时，他们的回答往往是不可靠的。有时候一个有经验的医师，只是简单地让患儿坐在牙科治疗椅上，观察嘴巴的运动，就能够判断注射麻药是否已经起效了。问一个孩子“你觉得麻了吗？”通常不会得到答案。大多数孩子无法表达麻木的感觉或者理解麻木的意思。临床医师需要指着非麻醉区域，让孩子和麻醉区域对比，对孩子说：“告诉我哪里觉得好玩。”许多医师接受过训练，通常用探针探测麻醉区域。这种方法不一定能探测出深层的神经阻滞麻醉效果，而且还会造成就诊程序延迟，导致患儿的忧虑。判断下颌神经阻滞麻醉效果的另一种方法是仔细观察外在迹象，询问患者，评估肯定的回答，然后继续进行，如果需要进行牙科修复治疗就放置橡皮障。在放置橡皮障夹时，牙科医师应该观察孩子的反应，特别是眼睛。如果已经产生深层的麻醉效果，孩子就不会退缩，治疗程序就可以继续。另一方面，如果有任何不适，可以返回之前的步骤，并且采取相应的措施。

（九）首次注射

在孩子的牙科经历中，第一次就诊经历无疑是最重要的，很有可能是他未来牙科治疗的关键。一些牙科医师认为，如果孩子是第一次进行局部麻醉，且要在下颌神经阻滞麻醉和上颌骨骨膜上注射法（通常称为局部浸润）中选一个的话，应该选择下颌神经阻滞，因为它能产生更深层的麻醉效果。笔者的临床经验是，最好的选择是上颌骨骨膜上浸润注射法。这种注射几乎没有任何不适，错过目标区域的风险也最小。很多孩子在儿童牙科治疗中不会意识到接受了骨膜上浸润注射。

二、基本注射技术

麻醉注射首先是绷紧注射部位的组织。如果可以的话，将组织牵拉至针的上方。针尖斜面面向骨膜，将针刺入黏膜 1 ～ 2mm。在进针之前注入几滴麻醉剂。注射的时候，牵拉患者的脸颊。缓慢进针至目标区域，同时注射最多 1/4 支剂量的麻醉剂来麻醉针头前方的软组织，保证针能够持续不断地进入麻醉组织。回抽。进针深度要根据注射类型而调整。然而，医师绝对不能将针头完全没入组织至接头处。尽管（断针）这种情况很少发生，然而取出完全嵌入软组织中的断针是非常困难的。确认回抽无血后，1 分钟内完成注射过程。在退针的过程中继续注射。临床医师应该注意，麻醉剂的注射剂量不要超过患者体重对应的剂量。在整个注射过程中和患者保持交流，通过密切观察孩子哭闹时候伴随的眼部和手部动作，可以及时发觉患者的不适感觉。

在治疗完成时，医师对患儿和家长说："你们是非常棒的助手！因为你安静地坐着，我们很快完成了任务。我们是一个很好的团队！我会给你一个额外的特殊贴纸，上面写着'小心！牙齿、舌头、嘴唇睡着了'。尽管我们今天的治疗完成了，但是你的牙齿会接着睡 1 小时，你的嘴唇和舌头会觉得胖胖的，很好玩，一直持续 1 小时。这段时间不要吃东西，一直等到你的嘴唇和舌头不再觉得胖胖的和好玩的时候才能吃。"

一些在治疗过程中不哭的孩子可能在治疗结束后开始哭闹，抱怨"疼痛"，并且告诉父母他们的嘴巴受伤了。医师可以在镜子里让孩子看看嘴巴，这样有助于缓解孩子对于该区域肿胀的担心。在这一点上，牙科医师应该重复告知，孩子的嘴巴是麻木的，患者现在正在经历的感觉是麻木而不是疼痛。从来没有使用过麻醉剂的孩子可能会问"麻木"这个词是什么意思。医师可以这样解释："你还记得当你蹲在地上的时候，脚睡着了的事情吗？嗯，这就是一种麻木的感觉。现在你的嘴唇睡着了。不要担心，它很快会醒来，以后的感觉就正常了。"

三、注射技术具体步骤

接下来我们将介绍儿童牙科中最常用的几种注射技术。我们不会进行详细的描述，但是会从患者行为管理角度，尤其是儿童患者的角度进行描述。

（一）下牙槽神经阻滞麻醉

下牙槽神经阻滞麻醉主要用在下颌乳牙和恒牙进行的深部操作和外科手术中。骨膜上注射法（浸润法）可以充分地麻醉乳切牙和乳磨牙，却不能同样完全有效地麻醉下颌恒磨牙。此外，下牙槽神经阻滞麻醉能够提供深层的牙髓麻醉，可用于预期要进行的牙髓治疗中。儿科患者使用下牙槽神经阻滞麻醉应当注意的一个重要因素是儿童的下颌孔比成人所处的位置水平更低（咬合平面以下）。因此，儿童的注射部位比成人的稍低，并且更靠后方。

牙科医师在给孩子注射，特别是在施行下颌骨阻滞麻醉时，体位是一个重要的因素。在对下颌骨的右侧进行下颌骨阻滞麻醉时，右利手牙科医师面向患者。左手拇指轻轻放在深面的颞肌肌腱上方，指甲中部置于下颌支前缘的冠状切迹处。拇指内侧位于翼突下颌缝。针从拇指指甲中间所处位置刺入组织，就可以在深面颞肌肌腱的侧方和翼突下颌缝（翼下颌韧带）之间进入，在下颌小舌的水平进入下颌孔。但是，这种情况下，牙科医师几乎不能控制孩子头部的运动。

在对侧面，或者说牙弓的左侧面，右利手术者的胳膊可以越过患者的头部，并把左手拇指置于下颌支前缘，示指放在下颌角的前方，中指放在下颌角的正上方。然后，下颌孔将位于由这两个手指和拇指的指尖形成的三角形的中心。右利手术者进行左侧下颌阻滞麻醉时，会把左前臂放在孩子的前额上，这种方法可以控制孩子头部的运动，并有助于使注射器保持在孩子的视线之外。由于上述原因，如果要在左右两侧进行选择的话，很多牙科医师更喜欢首先进行左侧下颌骨阻滞麻醉。

技术要点如下。

（1）拇指放在磨牙的咬合面上，拇指指尖置于斜嵴的内侧，拇指指腹置于磨牙后垫处。在注射过程中要把中指指腹放在下颌骨下缘，以支持下颌骨。

（2）注射器的针筒应置于对侧牙弓的两个乳磨牙之间。

（3）在针刺入软组织之前，找到侧面进针点的最好方法，就是让患者尽可能张大嘴巴，绷紧颊部，寻找翼突下颌缝（翼下颌韧带）侧方的凹陷处。

（4）刺入组织，并注射少量的药液。

（5）针头推进 4mm，并同时注射微量药液（1/4 支的剂量）。

（6）停止进针，回抽。

（7）回抽无血，针头推进 4mm，并同时注射微量药液（1/4 支的剂量）。

（8）停止进针，回抽。

（9）平均进针深度是 15mm（需要根据下颌骨的大小和患者的年龄而做出调整）。在下牙槽神经处注入 1mL 的药液。

（10）若针尖没有触及骨面，是因为进针位置太靠后了。接下来需要移出针头，直到组织内仅留有针头长度的 1/4，在远中端重新定位，使注射器位于恒磨牙区域上方，并且重复上述操作。

（11）若针尖过早触及骨面（进针深度短于针长度的 1/2），是因为进针位置太靠前了。接下来需要移出针头直到组织内仅留有针头长度的 1/4，在近中端重新定位，使注射器位于尖牙区域上方，并且重复上述操作。

（12）退出注射器，重新套上针帽。

（13）等 1 分钟之后再进行牙科治疗。

（二）舌神经阻滞麻醉

成功的下牙槽神经阻滞麻醉，同时还会导致舌神经麻醉，因为注射针退出时注射了少量的药液。如果患者只出现了舌头的症状，医师不能确定麻醉是否完全起效，患者必须同时存在嘴唇和黏膜的麻醉效果。

（三）颊长神经阻滞麻醉

颊长神经支配下颌磨牙邻近的颊部软组织和骨膜。拔除下颌恒磨牙时，必须麻醉颊长神经。但在急性感染区域禁忌使用。

在其他治疗中，对于第二恒磨牙尚未萌出的孩子，没必要总是单独进行颊部的麻醉注射，因为年幼孩子的神经分支更加纤细。在下颌骨神经阻滞麻醉之后，颊部组织通常会被麻醉，可能是因为被麻醉的神经纤维来自颏孔，并支配了颊黏膜。在刺入黏膜和退针时注射的麻醉剂可能会影响支配颊部的神经纤维。

技术要点如下。

（1）用示指拉开注射区域的颊部软组织，使其绷紧，来提高可见度。

（2）针的斜面朝向骨面，针筒在咬合平面高度并与之平行，位于颊部和牙齿之间，直接将针对准注射点。

（3）在最后一个磨牙远中颊侧的注射点刺入颊黏膜。

（4）缓慢进针直至触及黏骨膜。

（5）注射深度为 1 ～ 4mm。

（6）回抽。

（7）用 10 秒钟以上的时间注射 1/8 针筒剂量的药液。

（8）退出注射器，重新套上针帽。

案例：小卡 3 岁，是一名活泼好动的孩子，她需要修复左下颌第一和第二乳磨牙。她的两颗牙齿都需要进行表浅的殆面充填修复。小卡的牙科医师认为她的牙齿需要麻醉，但是，对活泼好动的孩子进行下颌骨阻滞麻醉可能会很难。

案例讨论：对好动的患儿施行下颌骨阻滞注射可能很难，而且还有 3 个不利因素。第一，这是小卡的第一次牙科麻醉，持久的舌头和颊黏膜的麻木感可能会对她以后的态度产生不利影响。第二，对于一个特别好动的孩子很难进行无痛的阻滞注射，而她的牙科医师很想让小卡的不适感降到最低。第三，如果经历持久的麻醉，这个好动的孩子术后可能会损伤软组织。因此，在这个案例中牙科医师的担心也是合理的。牙科医师应当考虑采用颊侧骨膜上（浸润）麻醉代替下颌骨阻滞麻醉注射。这种方法的两个主要优点是易于施行（注射），并且患儿口腔的麻醉时效最短。牙科医师在需要修复的下颌乳磨牙邻近的黏膜转折处注射 1mL 的局部麻醉药物。另外，牙龈乳头麻醉应该在颊侧进针，然后将针刺向舌侧。此外，还可以辅助进行牙周韧带内注射麻醉。

骨膜上（浸润）麻醉技术对于小的手术操作是很有用的。但这种技术的问题是不能保证深层的下颌骨麻醉效果。Starkey 认为，这种技术最适用于需要修复下颌第一乳磨牙、乳尖牙和乳切牙的小孩子（5 岁以下）。而年龄大些的孩子，或者第二乳磨牙区域，骨质较为致密。

（四）腭部组织麻醉

腭部组织麻醉一般适用于涉及腭部的外科操作中，如拔牙、牙龈切除术和唇系带切除术。笔者建议治疗上颌磨牙时也常规使用腭部组织麻醉。治疗尖牙时可能也有必要使用。但是，它是牙科患者经历的创伤最大和最痛苦的治疗之一。以下技术有助于减轻患者的不适，甚至在少数案例中，可以完全消除不适。Malamed 建议临床医师预先告知患者可能会有不适，使他们有心理准备。如果没有创伤，患者会称赞医师的医术精湛。如果出现疼痛感，医师可以安抚患者说“很抱歉，我之前告诉过你可能会有些不舒服”（避免使用“疼痛”这个词）。

全部腭部区域的无创性麻醉给药步骤如下。

（1）在注射区域给予充足的表面麻醉（等待至少 2 分钟）。临床医师应把给药装置置于适当位置，并且施加足够的压力以使组织泛白。如果临床医师不使用表面麻醉，可以在注射部位施加几秒钟的手指压力，这种做法可减轻针的初始穿刺引起的疼痛。

（2）在进针和给药之前以及期间，在注射部位使用压力麻醉。用棉签或者手指施加足够的压力以使组织泛白。

（3）保持对针头的控制。使用超短针头可减少偏转，更有利于控制。手指支点有助于针的稳定。

（4）缓慢注射麻醉药液。由于腭部软组织致密，且与硬腭的附着紧密，给药时药物几乎没有扩散空间。缓慢注射可以减少组织压力，减轻疼痛。在注射过程中，要求患者从椅位上抬起一条腿。

案例：小虎，3 岁，比同龄的孩子体型更小，他是一个很乖的孩子，需要对两个中切牙进行充填修复治疗，同时将会放置预成冠。所有龋损都属于中龋。这个孩子的镇静状态属于清醒镇静。牙科医师正在讨论是否应该使用局部麻醉。她打算进行唇腭注射。

案例讨论：尽管牙科医师对儿童进行修复治疗时应当使用麻醉，但是也有例外。采用适当的技术，可以以最小的疼痛去龋。预成冠的牙体预备量是最小的。在大多数情况下间接盖髓术是避免牙髓疼痛的治疗选择。此外，儿童处于镇静状态下，必须慎重考虑局麻药的正确剂量，还需考虑孩子的体重以及局麻药和镇静药的相互作用。

真正的注射可能和修复治疗程序一样痛苦。进行无痛注射前需要相当多的技巧。即便是掌握了这项技术的牙科医师也担心会伤害患儿。另外，腭部的注射可能会很疼，如果可能的话应当避免。在大多数情况下，只用唇侧注射就足够了。

如果牙科医师预计会进行牙髓治疗或者可能发生包含拔牙在内的并发症，那么必须要进行局部麻醉。对乳前牙的唇颊侧进行骨膜上注射时，软组织被拉开，暴露出牢固附着的牙龈黏膜，以及疏松或者可移动的牙槽黏膜的连接处。可在此区域施行表面麻醉，因为进针点在可以移动的牙槽黏膜上，非常接近其与牙龈黏膜的连接处。牙科医师迅速滴 1 ～ 2 滴药液，等几秒钟然后将针向与根尖方向相对应的点推进。在乳牙列中进针深度一般不超过 2mm。在乳牙列中，牙齿的根尖非常接近位于黏膜转折处水平的进针点。在施行唇侧麻醉后，腭侧麻醉可以通过对患牙相对的上腭施加手指压力并将针刺入手指下方来实现，针的斜面应当与腭侧面牙龈乳头的黏膜平行。注射极少量的麻醉药液。出现黏膜发白是成功的标志。

（五）骨膜上注射麻醉（局部浸润）

对于上颌骨或者下颌骨的局部区域进行牙科治疗时，通常采用骨膜上注射麻醉法（通常称为局部浸润）。“骨膜上”比“浸润”更加适合于描述这种麻醉类型，因为“骨膜上”表明了麻醉药注射的位置，而“浸润”是指将药液直接注射到待治疗组织中这一技术。骨膜上注射可麻醉支配该区域的神经末梢。适应证包括所有上颌牙（恒牙和乳牙）和下颌前牙（乳牙和恒牙）的牙髓麻醉，以及仅限于一个或两个下颌乳磨牙治疗时的牙髓麻醉。它还可以作为局部阻滞的补充，提供软组织麻醉。而在牙齿根尖部被密质骨覆盖的区域（例如，孩子的第一恒磨牙）不适用该技术。由于需要多个进针点，以及必须给予更大剂量的局麻药，骨膜上注射麻醉法可能会导致毒性反应，故不推荐大面积应用。

有研究报道了在下颌乳磨牙牙根之间的黏膜转折处注射局麻药的有效性。如果比较下颌骨浸润麻醉法和下颌骨阻滞麻醉的有效性，通常认为，这两种技术对于充填修复治疗的效果相同，但是下颌骨阻滞麻醉在活髓切断术和拔牙术中较下颌骨浸润麻醉法更加有效。如果想在不麻醉舌部的情况下进行双侧充填修复治疗程序，可以考虑进行下颌骨浸润麻醉法。舌部的双侧麻醉，无论是对成人还是儿童都是不舒服的。

技术要点如下。

（1）拉开脸颊，使颊黏膜皱襞组织绷紧。

（2）应用表面麻醉。

（3）将针的斜面对准骨面。

（4）在需要麻醉的乳磨牙的近中黏膜处进针，将针头指向牙根之间的位置。在推针前进到所需位置的过程中缓慢注射少量的麻醉剂，直到注射约 1/2 支麻醉剂。

（5）如果必须进行舌侧组织麻醉（放置橡皮障夹），可以在舌侧游离龈边缘直接注射麻醉剂，或者可以从近中颊轴角进针，在向舌侧推进的过程中注射药液。

（6）退出针头，重新套上针帽。

（7）等 1 分钟之后再进行牙科治疗。

案例：小沙，一个 5 岁的孩子，她的上颌第二乳磨牙需要进行大面积的充填修复治疗。牙科医师在待修复牙齿的颊根之间的骨膜上注射了 1mL 的局麻药。在窝洞制备过程中，小沙哭闹着喊疼痛。牙科医师对她再次施行麻醉，可她还是在哭闹，“牙疼”。是小沙在无理取闹吗？

案例讨论：牙科医师需要确定小沙的反应是否确实是由于疼痛导致或者可能是行为管理问题所致。为了排除疼痛的原因，牙科医师需要确信所使用的麻醉技术是正确的。

有时候很难辨别孩子是否是因为疼痛而有意回避。然而，这个案例应考虑麻醉不足的可能性。尽管大多数牙科医师可能对上颌第二乳磨牙的治疗采取骨膜上麻醉，但骨的厚度是一个问题。第二乳磨牙的牙根位于上颌骨的颧突深部。如果骨膜上注射法是有效的，麻醉剂必须渗透相当深（1cm）的骨质。因此，对于更深部的麻醉，可以考虑上牙槽后神经注射法。对成人而言，这一区域的麻醉不是问题，因为上颌骨的向前生长使得第二前磨牙位于牙槽骨的颧突前方处。对成年人来说，骨膜上注射麻醉法可以产生很好的麻醉效果，因为第二前磨牙的颊根处仅覆盖了一薄层的牙槽骨。

疼痛很有可能是因为给小沙注射麻醉不充足导致的。为了麻醉上牙槽前神经和上牙槽中神经的分支，通常在近中根和远中根都要施行骨膜上浸润。对上颌第一恒磨牙进行充填治疗时，为了达到深部麻醉的效果，需要在颊侧注射两次（局麻药）。除了上颌结节注射法，还需要在近中颊根上方进行骨膜上注射，因为该牙根受上牙槽中神经支配。只在两颊根中间注射一次，通常不能产生深部麻醉效果。对于上颌第二恒磨牙而言，只需要进行上颌结节注射法。

继续讨论这个案例，如果拒绝治疗的情况又发生了，而颊侧也进行了两次注射，然而高速钻针一接触牙齿，小沙就开始歇斯底里地哭闹。

在这种情况下，牙科医师确信麻醉药注射已经起效。小沙对钻针的声音产生了反应，她认为会疼。这个孩子以前在没有局麻药的情况下进行过治疗，把高速钻针转动的声音与疼痛联系在了一起，以前每当牙科医师使用它时就会产生疼痛。患者的恐惧常导致局部麻醉失败。神经传导可以从神经生理学角度成功阻断，但是一旦患者预见或者听到钻针的声音，她就会觉得疼痛，那么患者将需要重建感受。只要小沙经历一个无痛治疗的过程，她就能在以后的疗程中理解并配合。为了让小沙配合治疗，可以通过和她讨论治疗流程，并向她解释每个牙科医师都是不同的，而且今天的治疗体验会比她以往的更好。

为了避免发生这种情况，牙科医师应当在高速手机的治疗中，刚开始治疗时高速手机先不接触牙齿。要在邻近牙齿的地方启动手机，使其发出特有的声音，从而将钻针的声音与牙体组织切削的声音区分开。如果父母在场的话，提前让父母知道这一程序，而不要让其提醒孩子这是一个测试。如果孩子开始抱怨疼痛的话，牙科医师可以借助小镜子向孩子展示钻针并没有碰着牙齿，让孩子放心，相信一切都会没事的。再次使用钻针，先不接触牙齿，最后开始切削牙齿。

四、辅助注射技术

（一）牙周膜注射法（牙周韧带内注射法）

牙周膜注射法已经使用了很多年，可用于一颗或者两颗牙齿的麻醉，也可以用于浸润或阻滞麻醉的补充。该技术的主要优点是它能提供 30 ～ 45 分钟的牙髓麻醉时效，而不产生额外的软组织麻醉。因此，进行双侧治疗时非常有用。它对于那些担心发生术后唇舌组织创伤的儿童或者残障患者也是有益的。通过高压注射器传输药液的牙周膜内注射法通常导致牙周组织损伤，牙周组织的损伤是由注射时形成的物理创伤和麻醉的细胞毒性作用造成的。损伤会在几周内愈合，儿童牙科医师在治疗乳牙时要特别关注这点。

在 Brannatrom 等的研究中，他们认为牙周膜注射法可能会造成潜在的恒牙胚的发育障碍。采用高压力牙周韧带内麻醉注射法来麻醉 16 个猴子的乳牙，而对侧位置的牙齿作为对照组，不进行注射。其中实验组 15 颗恒牙出现了发育不全或者矿化不全的损伤，但是对照组一个都没有出现。釉质损伤的位置表明干扰同一时间发生在所有受影响的牙齿上。基于这项研究发现，对于具有恒牙胚的乳牙禁止使用牙周膜内注射法。然而，Ashkenazi 等使用计算机控制的注射给药系统进行牙周膜内麻醉的临床研究得出的结论是，它不会损伤 4 岁或 4 岁以上儿童的潜在的恒牙胚。在任何情况下，它的使用对于儿童牙科医师治疗恒磨牙时都是有益的，同时对于因正畸治疗需要拔除双侧下颌前磨牙的情况也是一项很好的技术。而且因为药物被注射到一个有限血液循环的部位，该技术还有利于治疗出血性疾病的患者。

牙周膜注射技术操作简单，只需要少量的麻醉剂，但能产生即刻麻醉效果。针对这种技术开发了两种设备，PERIPRESS 注射器 / 笔和 Ligmaject 注射器，并且在一段时期内非常流行。然而，笔者根据经验建议使用装配有超短针的标准注射器。将超短针置于近中面的龈沟内，沿着牙根表面前进直到遇到阻力。预先在附着龈上施加手指压力。对于多根牙，要从近中和远中分别进行注射。如果需要舌侧麻醉，则在舌侧龈沟内重复该过程，需要注射 0.2mL 的麻醉剂。

注射药液的压力应谨慎，注射麻醉药的压力过大很可能致注射器破裂。注射器有专用的封套防止其破裂。既然麻醉只需要少量的麻醉药，Malamed 提出，当使用常规注射器时，在注射之前排出药筒的 1/2 内容物，将减少施加在药筒壁上的压力并降低破裂的可能性。

（二）计算机控制的麻醉给药系统

“The Wand”目前命名为 Compu Dent，是一个计算机控制的局部麻醉给药系统。最新版本的“The Wand”被称为单颗牙麻醉系统。该系统由插入一次性笔状注射器中的常规局部麻醉针组成。脚控微处理器控制麻醉剂的传递，以恒定的流速、体积和压力通过注射器。关于儿童的研究显示了矛盾的结果，使用 Wand 进行注射，与使用传统注射器进行注射相比，前者的疼痛评级较低。其他人发现两种注射方法之间没有差异。该系统的一个缺点是对儿童患者而言，计算机化系统会延长注射时间。Wand 的注射时间比传统方法的注射时间要长，因此已经对注射做出消极反应的孩子使用 Wand 系统似乎更加困难。Versloot 等报告显示，Wand 的平均注射时间是传统注射器的 3 倍。根据笔者的经验，采取正确的技巧，传统的注射器可以成功地用于绝大多数的患者。

五、并发症

（一）术后软组织损伤

意外的咬唇、咬舌或咬颊的情况见于幼儿患者或者残障患者。软组织麻醉比牙髓麻醉持续时间更长，同时药效可在局部麻醉后存在长达 4 小时。最常见的创伤部位是下唇，其次是舌，再次是上唇。

可以采取以下几种预防措施。

（1）如果孩子咬、吮吸或者咀嚼嘴唇、舌头和脸颊的话，告知家长和随行成人关于受伤的可能性。如果没有明确预警，家长可能会投诉医师在手术操作期间造成了损伤。

（2）局部麻醉产生的感觉对大多数孩子来说是新奇的。医师应该让他们放心，这种感觉会在一两个小时内消失。而且在麻醉作用完全消失之前，他们也应该延迟进食，避免喝热饮。

（3）处于镇静状态下的孩子出院之后可能会陷入沉睡，并造成损伤。应该告知父母，在乘车回家途中注意观察孩子。

（4）用患者贴纸加强提醒。

（二）麻醉中毒（过量）

尽管在成人中很罕见，但是孩子由于体重较轻，更容易发生毒性反应。大多数药物不良反应发生在注射后的 5 ～ 10 分钟内。不慎将药液注射入血管或者反复注射造成的麻醉性高血压可引起局部麻醉剂过量。局部麻醉剂过量导致兴奋，其次是中枢神经系统的抑制，以及轻微的心血管系统的抑制。

中枢神经系统的早期主观症状包括头晕、焦虑、烦躁、意识模糊，并有可能伴有复视、耳鸣、嗜睡以及口周麻木或刺痛。体征包括肌肉震颤、抽搐、多话、言语缓慢和颤抖，伴随明显的癫痫发作。可能发生意识丧失和呼吸停止。当局部发生麻醉中毒反应时，心率加快，血压升高。随着血液中麻醉药浓度升高，血管舒张，血压下降，随后可能发生心动过缓和心搏骤停。

局部麻醉中毒可以通过采取正确的注射技术进行预防，例如，缓慢注射期间的回抽。临床医师应该知道基于患儿重量的最大推荐剂量。如果使用利多卡因局部麻醉剂，应考虑到总给药剂量，因为它可以渗透到血管系统中。注射后，应观察患者是否出现任何可能的毒性反应，因为早期识别和干预是获得成功的关键。牙科医师在治疗儿童时一定要使用最大推荐剂量计算局部麻醉剂和镇静剂的使用剂量，此原则的重要性应反复强调。此外，在使用已知会引起呼吸抑制的药物镇静时，临床医师应该下调局部麻醉剂的剂量。例如，已经充分证明阿片类药物和其他中枢神经系统抑制剂如水合氯醛等镇静剂，会产生协同中枢神经系统抑制效应，可能会增加局部麻醉中毒的风险，尤其是在儿童中。此外，在镇静期间局部麻醉中毒反应可通过给予苯二氮䓬类药物而被掩盖，因此使医师更难以识别局部麻醉药是否过量。在儿童牙科中最常用的两种局部麻醉剂是含

1 ∶ 100 000 肾上腺素的 2% 利多卡因以及 3% 甲哌卡因（用于禁用血管抑制剂的儿童）。利多卡因和甲哌卡因的最大剂量均为 4.4mg/kg，最大总剂量为 300mg。

可以粗略估计已知具体重量和麻醉剂类型的患者的最大推荐剂量和局部麻醉剂的用量。

当采取肠内和胃肠外镇静剂给药进行行为管理时，临床医师应该知道局部麻醉剂和镇静剂之间的药物相互作用。镇静剂对中枢神经和心血管系统有抑制的不良反应，并可引起过量反应。

案例：小文，体重 16.4kg，4 岁零 1 个月，男性患儿，被带到牙科诊所进行涉及口内三个象限的广泛的充填修复治疗。患儿有阻塞性睡眠呼吸暂停病史，并且据报道他在牙科治疗的当天出现过阻塞。将小文固定在束缚板中，并在 3 分钟内注射了 3 支 2% 利多卡因（108mg，6.6mg/kg）。几分钟后，孩子看上去睡着了。开始治疗不到 15 分钟，牙科助理医师就注意到患儿的舌是紫色的。解除小文的束缚。医师检查患儿的生命体征，却没有检测到脉搏或呼吸。对患儿进行 CPR 并调用护理人员。医护人员在呼叫后 4 分钟内抵达，并采取复苏措施。对患儿进行插管，之后从其呼吸道内吸出大量的黏稠液体。护理人员复苏儿童失败后，该患儿被送到当地儿童医院，在那里被宣布死亡。

案例讨论：这个案例是麻醉过量的典型案例。它是一起医疗事故导致的保险索赔案例。一个意想不到的发现是，有 41% 的索赔涉及局部麻醉剂的过量给药问题，剂量范围为最大推荐剂量的 118% ～ 356%。通常情况下，局部麻醉在牙科中的广泛使用是非常安全和有效的。涉及儿童的严重不良反应通常是剂量相关的毒性反应的结果。该研究结果表明，仍然存在局部麻醉过量的现象，并导致儿童的发病率和病死率明显上升。

在此案例中对儿童注射了比正常剂量多了一支的量：2.0 × 36 ＝ 72mg；

最大总剂量（mg）＋ mg/ 支＝最大支数：72 ＋ 36 ＝ 2 支。

（三）过敏反应

尽管注射用酰胺类局部麻醉剂的过敏反应是罕见的，但患者可能对含肾上腺素的麻醉剂中加入的亚硫酸氢盐防腐剂产生反应。患者还可能对苯佐卡因表面麻醉剂表现出过敏反应。过敏可以表现出多种方式，包括荨麻疹、皮炎、血管性水肿、发热、光敏性和其他过敏反应。

第二节　吸入镇静技术

笑气（N_2O）因具有应用方便、安全性高、镇痛、抗焦虑，最重要的是恢复迅速等诸多优点，而被广泛、有效地应用于轻、中度牙科焦虑的儿童。AAPD 等组织认为笑气吸入镇静技术是一种安全、有效的方法，可用于减轻牙科焦虑、有效镇痛，并增进医患间的有效沟通，但切勿认为仅使用笑气镇静便可控制儿童行为，它只是行为管理的一种辅助方法。

笑气在儿童口腔行为管理中的应用已被广泛接受。Wilson 和 Alcaino 最近的一项国际研究收到 311 份反馈，研究显示，至少有 56% 的受访者在临床中使用笑气，接近

AAPD 的研究结果。Wilson 1996 年的研究结果是 66.3%，Houpt 2002 年的研究结果是 61%。因此，相比之前更早的研究，笑气的使用人次和频率都有增加。美国全科牙科医师学会的调查显示，有 74% 的牙科医师使用笑气镇静。Adair 等发现，美国牙科学校在儿童口腔行为管理方法的继续教育项目中，会设置笑气镇静、镇痛的课程。

一、笑气应用简史

笑气具有丰富的应用历史。过去的 200 年里，有人认为它会引起窒息，毫无用处，也有人认为它是麻醉的灵丹妙药，直到它被应用于牙科时仍有争议，尤其是在非西方国家。

Joseph Priestley 于 1772 年人工合成 N_2O 后不久，Humphrey Davy 就报道了吸入笑气后可以产生愉悦和奇幻的感觉，所以将 N_2O 命名为“笑气”。Davy 进一步提议，吸入笑气后产生的欣快感在牙科诊疗中很有帮助。因此，一些牙科医师开始尝试使用，在 19 世纪 40 年代早期 Well 开始使用笑气，并且他在给自己拔牙时吸入笑气作为临床麻醉。

虽然笑气的镇痛效果早已被认可，但将其作为唯一的麻醉剂使用引起的窒息风险限制了它在长时间手术中的应用。直到 1868 年，芝加哥外科医师 Edmund W. Andrew 通过大量研究发现，利用乙醚和氯仿进行麻醉的同时，结合使用 70% 的笑气和 30% 的氧气，可以提高麻醉的安全性。这种方法为长时间的手术操作延长了麻醉时间，至此产生了“复合麻醉”的概念。在同一时期，麻醉气体吸入仪的问世使得麻醉更便利。19 世纪末期，一小部分牙科医师在进行窝洞制备时开始使用笑气和氧气。

在 20 世纪上半叶，笑气的主要作用是镇痛，关于笑气的讨论大多数也都是强调其在拔牙中的镇痛和麻醉效果。在局部麻醉技术引入之前，牙科诊所一直依赖笑气进行疼痛控制。而早在 100 年前发现的笑气产生欣快、使人大笑的“发笑”特性在牙科操作中却被忽略，或者被认为作用很小。

在 20 世纪早期，牙科医师普遍认为儿童不适合使用笑气，故鲜有儿童使用笑气的报道。但在 1925 年，内科医师 John S. Lundy 专门提到，在给儿童拔牙之前，可以用笑气作为诱导剂。随后不久，牙科医师 Leonard N. Ray 指出，许多儿童害怕牙科医师和拔牙，所以他主张使用笑气，建议在操作前先用 90% 的笑气和 10% 的氧气诱导 30 秒，帮助其快速进入外科麻醉状态，诱导成功之后，在操作过程中调整笑气浓度为 93%、氧气浓度为 7% 作为维持剂量。他认为使用这种方法，儿童可以顺利接受必要的牙科操作，这是局部麻醉达不到的。在应用笑气的同时进行行为管理，向儿童介绍、展示、鼓励他最终接受鼻罩。

笑气在儿童中的应用时有报道，但讨论的重点仍是其麻醉、镇痛效果。直到 1972 年，Amian 医师报道了他 15 年的笑气使用经验，他在给儿童进行窝洞预备时常规使用笑气镇痛，在超过 50 000 例病例中，通常使用 60% 的笑气和 40% 氧气完全可以实现无痛祛腐。同时，他也注意到笑气引起的欣快感使患者受益。1973 年，Sorenson 和 Roth 强调了笑气 / 氧气吸入镇静技术在缓解儿童的牙科恐惧方面的价值，尤其是对注射的恐惧。当笑气浓度超过 40% 时，他们不再强调笑气 / 氧气的镇痛作用，但是强调了稀释的笑气浓度，即浓度低于 40% 时可产生镇静、轻松、使人欣快的效果。

或许是因为笑气的发展历史复杂，多年来对“笑气吸入镇静”和“笑气麻醉”的概念一直混淆不清，因此麻醉医师反对牙科医师使用笑气，这就延缓了牙科医师对笑气的广泛使用。虽然笑气目前在牙科中常规使用，并被认为是安全药物，但在临床医学中更多的是联合其他全身麻醉药进行复合麻醉。

二、笑气的生理学和药理学作用

笑气是一种具有淡甜味和气味的无色、无刺激性气体，它是一种全身麻醉剂，但也是如今使用的所有麻醉气体中效能最弱的。它是有效的镇静 / 抗焦虑剂，可抑制中枢神经系统，并对呼吸系统影响甚微。笑气吸入后，很快被肺泡吸收，通过血液运输，但不溶于血清，不与血红蛋白结合，也不参与生物转化。

由于笑气的相对不溶性，吸入后通过浓度压力梯度迅速扩散到组织和细胞内，如中枢神经系统。它通过肺部快速排泄。笑气的清除通过呼气的方式，采用与吸入和弥散正相反的路径进行，并且笑气的低溶解度使其可以被迅速代谢。

（一）笑气的心血管效应

笑气使外周血液循环阻力轻度增加，同时也使心排血量轻微减少，所以血压基本维持不变，这特别适用于治疗脑血管系统疾病的患者，不会导致心率（脉搏）或者血压的变化。笑气在血液中以游离气相分布，3 ～ 5 分钟可在血液内达到饱和，从吸入到排出，循环一次的时间为 3 ～ 5 分钟。呼吸频率出现的明显变化多由于患者的放松状态引起，而非笑气本身导致。

（二）笑气的中枢神经系统效应

笑气复杂的作用机制是由其多重药理特点决定的。亚麻醉状态下的笑气浓度仅有镇痛和抗焦虑作用，不会导致意识丧失，笑气的麻醉作用可能是因为 NMDA 受体的抑制，消除了对神经系统的兴奋性影响所致。

（三）镇痛和抗焦虑

笑气应用于产科中缓解分娩阵痛已有悠久历史，笑气还可用于癌症患者的自我给药镇痛，与诸多医疗程序相关的疼痛和不适，以及一些外伤或者畸形的复位。但医师必须明确区分，高浓度的笑气麻醉可引起意识丧失，而低浓度笑气是在保留意识的前提下，产生一些精神状态层面的作用效果，如镇痛、抗焦虑和欣快感。有研究表明，笑气吸入后引起的放松、舒适感，是独立于笑气镇痛作用机制的一种特异性抗焦虑作用。虽然具体的作用机制尚不明确，但有足够的证据表明笑气的镇痛和抗焦虑的作用机制分别类似于阿片类药物和苯二氮䓬类药物。

（四）麻醉作用

笑气作为第一个用于外科麻醉的药物在医学史上占据重要地位。尽管它的麻醉效能有限，但仍是运用最广的全身麻醉药物。在一个标准气压下，人体最低肺泡有效浓度是 104%，而单独使用笑气需要更高的浓度和压力才能达到麻醉效果。因此，鉴于其低效能，临床中吸入笑气以降低第二种吸入麻醉剂的最低肺泡有效浓度，加快诱导速度（即第二气体效应），并增强全身麻醉时的镇痛作用。全身麻醉剂，笑气长期以来被认为是通过非特异性方式作用于神经元细胞膜，改变细胞膜的通透性和（或）影响膜离子通道。然而，仍需要大量研究方能明确笑气麻醉所涉及的分子机制和神经传导通路。也有研究表明，笑气的药理特点类似于麻醉药氯胺酮，都是 NMDA 受体拮抗剂。实际上这两种药物联合使用会产生协同神经毒性。

三、笑气在儿童牙科中的应用

相比其他大多数专业，牙科因其临床操作时的工作特殊，所以就诊压力更大。尤其是在儿童牙科，哭闹的儿童、不配合的家长、很小的开口度和体积小的牙齿，无形中营造了一种紧张的工作氛围。笑气可减缓牙科就诊压力，帮助实现一种轻松的就医体验，使医师、家长和孩子三方都受益。

相比其他镇静剂，笑气用于儿童主要有以下几个优势：起效快、恢复快、剂量调整方便。

现代牙科诊疗中，真正能让孩子身体有痛感的治疗并不常见，虽然有些临床操作会有些许不舒服，但通常孩子只会回答相对立的两种结果，如黑 – 白、痛 – 不痛，很难表达中间的“灰色区域”。然而，无论是生理还是心理方面，疼痛的定义在临床环境中都很难准确界定，所以，即使是一些轻微的不适也可能会被放大，称为“疼痛”。笑气显著的镇痛、抗焦虑的特性，可减少或消除意识清醒患者的痛感和焦虑，缓解不适。

受先前就医体验的影响，成人也会有类似儿童的恐惧和焦虑。不过由于儿童没有类似于成人就医时的体验，所以当置身于焦虑或紧张的环境中时，会流露出最真实的情感，对恐惧、焦虑的反应和情感暴发通常都是应激行为，需要外界帮助来缓和这种情绪。笑气作为行为管理的辅助手段，可以帮助儿童适应紧张的环境。

情绪和痛阈密不可分。当患儿恐惧、焦虑或不安时，痛阈会变低，一点小事就可能会激惹或惊吓到他。如果在治疗过程中把疼痛降低至最小化是目标之一，那么减缓患儿的焦虑程度至关重要。预期焦虑与手术疼痛呈正相关，针对与手术相关的预期焦虑提前进行干预将有助于减轻儿童和青少年的疼痛反应。使用笑气镇静可减轻或消除恐惧和焦虑，还可提高痛阈，减轻疲劳感，同时疼痛敏感性和疼痛反应都会发生变化。此外，将注意力从治疗操作转移到别处也能提高痛阈，结合笑气的镇静特点和注意力转移的安慰效果，医师可轻松完成临床中的注射操作。

有研究报道儿童对笑气效果的描述，像“做梦”或“太空中漫步”。Berger 等报道，有些儿童描述成“飘浮的、暖暖的、刺痛的”感觉。另有研究称，在牙科治疗时，儿童喜欢在吸笑气的同时听音乐。Langa 将儿童在笑气镇静下的状态描述为“假死状态”，即身体静止不动、头和四肢很放松、不会突然乱动。当孩子处于放松状态时，对医师和自身的干扰最小，治疗效果方可最佳。鉴于如上所述的笑气 / 氧气镇静技术使用的基本原理，许多牙科医师采用此技术管理儿童就诊行为。笑气的使用目的：①减少或消除焦虑。②减少牙科治疗时突然的身体移动和消极反应。③增强沟通和患者的配合度。④提高痛阈值。⑤增加对长时间就诊的忍耐度。⑥减少窒息。

四、麻醉的分期

Guedel 创立的全身麻醉分期有 4 期：①诱导期（又称镇痛期）。②兴奋期。③外科麻醉期。④过量期。第一期是从麻醉诱导开始到患者意识丧失结束，在此阶段患者的痛觉尚未消失。1968 年，Langa 引入“相对镇痛”的概念来定义笑气吸入镇静，并根据吸入笑气的浓度（表 7–1）和患者的临床表现，将第一期的镇痛程度分为 3 个阶段。

表 7-1 不同浓度笑气的作用

100%	可引起缺氧
80%	可导致缺氧，出现幻觉或离奇古怪的梦境；可能会导致呼吸系统、心血管、肾脏或肝脏损伤
65%	可使患者进入麻醉的兴奋期
35%	取得并维持患者配合的同时，最大限度实现镇痛
25%	镇痛效果相当于 10mg 吗啡

第一阶段（5% ～ 25% 笑气）：患者较放松，表现正常，意识清醒，脚趾、手指、舌头和嘴唇可能会有麻刺感，可能会“咯咯笑”。生命体征正常，无明显临床表现。

第二阶段（26% ～ 55% 笑气）：相对镇痛阶段，患者可能会表情恍惚，目光略显呆滞（有时伴有眼泪），反应迟钝，声音嘶哑，感觉温暖，昏昏欲睡。可能会感觉像在飘浮，或者游离于周围环境，可能会听到悦耳的声音，并且可能发生部分性遗忘。生命体征仍然正常。痛觉减弱或消失，但触觉和压力觉仍存在，对周围环境感知减少，听觉和嗅觉迟钝。1994 年，Gillman 和 Lichtigfeld 引入了术语“精神止痛性笑气”来描述第二阶段的痛觉丧失，该术语明确区分了用于抗焦虑 / 镇痛的笑气浓度与用于麻醉中使患者完全意识丧失的更高剂量。

第三阶段（56% ～ 70% 笑气）：患者暴躁易怒，目光冷硬凝视，瞳孔通常中央固定且扩张，频繁张闭口，对周围环境无感知，可能伴有幻觉出现。Roberts 报道称，患者在这一阶段的体验像是在飞、坠落或者不受控制地旋转，可能感到胸闷，通常变得不够配合。

尽管有些医师更喜欢以闭眼和言语困难为特点的“做梦”阶段，但其实第二阶段的笑气浓度便可完全达到镇静作用，并有利于牙科医师和儿童的沟通交流。通常第一阶段持续时间较短，而第二阶段可持续数小时，儿童在第二阶段的表现是通过摇头或点头来回应问题，而不是言语作答；面部放松，下颌自然下垂，嘴巴微张而非紧闭；在无须做回应时，眼一般闭着；胳膊乏力，静止不动，手掌摊开；双腿一般会从椅子侧面滑落；生命体征平稳；保护性反射没有显著丧失，可恢复到术前水平。镇静的目标达到这一阶段便可，不要过度，此为笑气镇静的最佳效果。

对有些患者，出现“失控”的感觉可能会比较麻烦，也有一些人可能会有“幽闭恐惧”，感觉受约束或者不舒服而不配合戴鼻罩。笑气吸入后患者的感受被认为类似催眠后的状态。儿童行为管理和牙科操作中可能用到的暗示性和想象力在笑气作用下会被强化，这一点非常有用。在吸入笑气的状态下给予的一些暗示，如“修理牙齿非常有趣”，可使孩子更容易、更快地接受后续的复诊治疗，另外还有益于教导孩子改进口腔卫生的方法。

个体的生物多样性决定了对各浓度笑气的反应不尽一致。有些人出现的症状比较多，有些很少；有些症状比较重，而有些则不明显；有时临床表现较显著，有时则很轻微。滴定技术一般用于控制这类反应差异较大的药物的用量，使用笑气 / 氧气滴定技术和严密监控患者的临床表现是成功应用笑气 / 氧气的关键。

当应用并监控笑气镇静镇痛时，临床医师必须要了解所产生的临床表现。进行持续的监控是有必要的，因为舒适的镇静镇痛可能迅速改变并且变得不舒适。正确的操作技术以及对身体、生理和心理上的变化的充分认识，才能将不良反应降至最低。评估笑气吸入镇静镇痛程度的临床表现具体如下。

（1）眼的活动能够非常好地指示镇静水平。

（2）眼活动度减少：达到预期镇静、镇痛程度。

（3）眼活动度增加：镇静、镇痛程度可能过轻。

（4）眼球固定，淡漠凝视：镇静、镇痛程度过深，需减少笑气浓度。

（5）胳膊和双腿交叉：患者不够放松，需增加笑气浓度。

（6）患者话语较多：由于口呼吸导致镇静、镇痛程度较轻。无须增加笑气浓度，只需告诉患者停止讲话，使用橡皮障能够防止这种情况出现。

（7）患者应答迅速：镇静、镇痛程度过轻。

（8）患者应答迟缓且谨慎：镇静、镇痛程度理想。

（9）患者无应答：有可能是累了或者睡着了，如果联合应用了其他镇静剂，刺激患者并且进行口头检查。

（10）面部出汗：告知患者这是正常的，并且这种状况会过去的。

（11）四肢麻痹：告知患者这是正常的，并且治疗结束后这种感觉会消失。

（12）嘴唇、舌头或者口腔组织的麻醉：取决于局部麻醉的注射时间和深度。

案例：小东，5 岁，体健，4 个象限都有牙齿需要修复。首诊检查时可以配合，但医师发现其有些焦虑，虽然注意到了这一点，但还是决定通过非药物性行为管理对其进行治疗，第一次和第二次复诊，配合度良好，第三次复诊，虽然注射药物时有哭，但最终可以平静下来，但第四和第五次复诊时，孩子被父母强制带进诊室，一直歇斯底里地哭闹，拒绝接受注射操作。

案例讨论：尽管使用笑气的最终目的是使患者放松以增加其就诊舒适度，但它还有另外一个重要目的就是作为行为管理的辅助方法。没有哪一种行为管理方法能够适用于所有孩子，在选择合适的方法前，一定要仔细观察孩子的就诊行为。在孩子首次就诊过程中对其进行观察后，医师需要评估其在后续治疗中的配合程度，并且平衡该评估和治疗需求之间的关系。在小东的案例中，首诊时可观察到她有轻微的焦虑，一两次复诊或许不会出现行为问题。但是，孩子不能接受连续的一系列复诊。对于此类问题，并没有可准确预测的标准，只能通过临床工作经验获取这种预测能力。在这类案例中选择合适的行为管理方法并不容易。因此，在牙科医师开始治疗时，虽然孩子有些焦虑但是很配合、很可爱，后来却出现了行为问题，说明行为管理的方法是值得商讨的。

小东的这种反抗行为是可以避免的，如果她的焦虑问题得到重视，结果可能会有很大改善。对于首次就诊有些困难的孩子，结合使用药物非常有效，就小东而言，她可以沟通，也能自控，所以结合笑气 / 氧气吸入镇静技术进行行为管理是最理想的选择。Musselman 和 Mc Clure 在行为管理的初版教科书中将这种情况称为“预防用药”，它能够防止孩子在牙科就诊时出现不必要的紧张，从而避免后续出现较难管理的行为问题。首次就诊使用笑气提高儿童就诊的舒适度，可直接影响之后的就诊体验，改善就诊行为，减轻焦虑。即便在以后的复诊中不再用笑气，孩子也可以很配合。

五、操作技巧

首次使用笑气之前，必须对家长做出介绍性解释，告知父母：孩子焦虑或恐惧的情绪并不罕见，许多孩子在首次就诊时都会出现。向家长做出如下所示的简单解释，保证笑气没有残留且是常规安全使用的。

牙科医师：J 太太，小东是个好孩子。但大多数孩子在首次就诊时都会感到紧张，正如之前讲的，我们的目的是帮助小东成为一个不再对牙科感到恐惧的配合良好的孩子。为了使她更容易接受诊疗，我们将会使用 N_2O，它通常被称为“笑气”，吸入这种气体后，她会感觉没那么紧张，更容易接受局部麻醉注射操作，而且会感觉治疗时间相对缩短了。如果合理使用笑气，可以让孩子喜欢牙科。这种作用会在治疗结束后消失，不用担心。

此外，家长会得到一份关于笑气的信息手册，并且可以提出有关笑气治疗程序的问题。牙科医师必须获得口腔诊疗和笑气镇静的知情同意书，并将其放在患者的表格中。患者的记录还应包括使用笑气镇静的适应证。同时，记录其他药物的使用情况也非常重要。表格中应详细记录笑气的使用浓度、患者的表现、手术持续时间、治疗结束后增氧程序和发生的全部并发症（或其他的不足）的书面记录。

笑气/氧气镇静的关键是儿童能接受鼻罩，所以不建议用于抗拒型儿童。使用前，一定要检查确认孩子没有感冒，可以正常鼻呼吸，这一点很重要。向孩子介绍鼻罩时，有许多方法，但医师的解释一定要在孩子能理解的水平之内，如实并且简洁。因为一些赘述可能会加重焦虑，引发消极反应。通常，会用到告知－演示－操作（TSD）方法，提前告知接下来要做的事情和这么做的原因。

（一）告知

（1）给予积极的建议。如：

“Donna，由于你有许多牙齿需要治疗，同时我也不想伤害到你，所以我会用我的魔法空气。它很特别，而且我只给我最喜欢的孩子用，它会让你感觉很有趣，有的孩子甚至会笑出来。”从而营造出一次令人愉悦的独特体验。

（2）解释鼻罩。如：

“像这样，我会用一个很小的、有趣的鼻子。”牙科医师自己试戴鼻罩做演示，同时做解释。“看，我像不像飞行员？”或者“戴着这个有趣的鼻子，我是不是很滑稽。”

（3）解释戴上鼻罩后的反应。如：

“通过这个特制的鼻子，你会闻到很香甜的气味。”

（二）演示

向孩子演示鼻罩的用法，这个时候，不应该让孩子做选择，避免问“你想戴着这个鼻子吗？”。

接下来，将鼻罩放在紧张的孩子的鼻子上。（“让我给你看看它有多好玩”“小东，我也为你准备了一个好玩的鼻子，因为你的鼻子没有我的鼻子大，所以假鼻子也小一些”“像这样，我需要你戴着这个小丑鼻子”，让小朋友自己把鼻罩戴上）。

（三）操作

操作之初再复述一遍治疗计划。

“由于你有许多牙齿需要治疗，同时我也不想伤害到你，所以我会用一种很特别的魔法空气，只给我最喜欢的孩子哦，它会让你感觉很有趣，有的孩子甚至会笑出来。”

将鼻罩放在她面前，在放置之前应该有气流通过面罩。

“试着闻一下，很好闻。”

给小朋友一面镜子，然后将鼻罩轻轻放到她的鼻子上，因为她双手拿着镜子，所以不太可能去扯鼻罩。

“自己拿着镜子，你可以看到你看起来有多搞笑。”

有些牙科医师更喜欢让孩子张开嘴巴呼吸，而不是经鼻呼吸。在他们的首选方法中，孩子被告知不要用鼻子呼吸，并且保持嘴巴张开。“不要闭上嘴巴，保持嘴巴张开，先不要用鼻子呼吸，等我告诉你时，再用鼻子呼吸”，“我可以让它闻起来像巧克力饼干或者草莓，你喜欢闻哪种？”

有些牙科医师喜欢使用有香味的鼻罩，或者提前在鼻罩上涂些有香味的调味品以提供一种更好闻的气味。然而，大量研究显示，根据孩子的选择来看，这种有趣的气体闻起来更像巧克力或者草莓。孩子张开嘴巴呼吸，通过镜子可以看到自己。

六、潮气量和气流的判定

潮气量是指平静呼吸时每次吸入或呼出的气量。气流量要和潮气量相一致。对一个 4 岁的孩子而言，体重 20kg，潮气量接近 4L，即镇静开始时氧气流量是 4L，根据小朋友的体重和年龄调整每分钟的气流量（L/min）。储气囊 2/3 满，吸气时储气囊稍有下陷，但不是完全变扁；呼气时气囊充盈，但不是完全饱胀。表 7–2 是 2 ～ 10 岁孩子的参考数据，帮助大家判定气流量。可以发现，随着孩子年龄的增长和体重的增加，呼吸频率下降，而潮气量增大。

表 7–2　儿童的呼吸数据

体重（kg）	年龄（岁）	每分钟呼吸次数	每分钟气流量（mL）
13.6	2 ～ 3	30	2700
20.0	4	30	4000
28.0	6	27	5000
26.0	8	22	5300
43.0	10	20	5700

七、镇静时的气体滴定

开始之前先指导小朋友经鼻呼吸方式。正常呼吸 3 ～ 4 次之后，教她 / 他闭口，用鼻子呼吸 1 次；之后闭口，鼻呼吸 2 次；再闭口，鼻呼吸 3 次，逐渐增加鼻呼吸次数，直到其完全用鼻呼吸，期间逐渐导入气体。

观察储气囊的变化是监测呼吸的关键，气囊过分充盈会影响监测。因此，如果气囊饱胀，医师必须检查孩子的呼吸状况，指导孩子深呼吸，让她 / 他明白你的意思，如“我希望你呼吸的气量多一些，尽可能用力地呼吸”。

如果气囊没有变化，减少吸入的气流量，检查鼻罩是否紧密贴合，保证气流闭路循环。鼻罩不够贴合会导致气体泄漏，不仅影响气囊的变化，还会污染操作医师的当前环境（呼吸区域），同时也会刺激孩子的眼。此外，还要检查一下通气管道是否打结。一旦建立有效通气（氧气 2 ～ 3 分钟），就开始镇静气体滴定。

年幼的孩子，通常需要医师指导如何正确呼吸，浅而快的呼吸（呼吸急促）不足以提供所需的肺泡通气量，此时，牙科医师可以给孩子做演示，大多数孩子会模仿。反复告诉他 / 她闭口，尽量用鼻子呼吸，必要时可以把手指放在孩子的嘴唇上，鼓励其通过鼻罩呼吸。使用橡皮障也有助于经鼻呼吸。一旦橡皮障就位，经口呼吸变得困难，经鼻呼吸更容易。

针对儿童，有两种启动笑气镇静方法：标准滴定技术和快速诱导技术。

（一）标准滴定技术

标准滴定技术（又称慢速滴定技术或慢速诱导技术）常用于成人或年龄大的孩子。即开始时慢速吸入 100% 的氧气，2 ～ 3 分钟后，调整氧气浓度为 80%，笑气 20%，每隔 1 ～ 2 分钟调整气体比例，使笑气浓度每次增加 10%，相应的氧气浓度降低 10%，保持初始建立的总气体流量。通常情况下，进行药物注射和安放橡皮障时气体滴定比例接近 1 ∶ 1，然后在进行牙体修复治疗时，笑气的浓度降到 30% 左右。标准滴定技术成功的关键，很大程度上取决于患者能否准确描述吸入笑气后的反应，对于年幼的孩子，整个操作过程中牙科医师需要慢慢引导他，告诉孩子："很快，这种魔法空气会让你感觉很有趣，你也可能会笑，但是千万别忘了用鼻子呼吸，而不是用脚趾！"

半分钟后，再问孩子："你的胳膊感觉累吗？你的鼻罩扶得很好哦"，如果孩子做出肯定的反应，告诉孩子把胳膊放下来，指导助理扶着鼻罩。"很快，你会觉得很好玩，还记得我们为什么要这么做吗？是因为我不想在治疗牙齿时伤到你，你已经比大多数 4 岁孩子做得棒了，在这里我们都很喜欢你（语言正强化）。很快你就会有愉快的感觉，腿和脚可能会感觉痒痒的或者有些沉。或许你会感觉像在坐飞机飞翔，总之，你的感觉会很好"。

始终用一致、平和的语气更容易让孩子保持安静，进入相对安全的状态。尽量不要用一些明确的词语描述孩子的感觉，尤其是年长一点的孩子，这种暗示反而会引导他们做出积极的反应，产生假阳性的笑气反应。另外，如果孩子作答异常或者临床体征失控又或异常兴奋，则提示镇静过度，应该降低笑气浓度，不要增加浓度。

镇静结束时，需给予 100% 氧气至少 3 分钟，这在儿童中非常重要，特别是在饱和度迅速降低的过程中。因为在血液中笑气比氮气的溶解度高 34 倍，可能发生扩散缺氧。当患者恢复正常（镇静前）的意识水平和正常的言语和步态时，就可以离开了。

（二）快速诱导技术

快速诱导技术是使用笑气的另一种方法，可分为 4 个阶段，见表 7–3。和标准滴定技术类似，对 4 岁孩子而言，快速诱导也是先给予 4L 氧气流速，但是 1 ～ 2 分钟后，氧气与笑气比例调整为 1 ∶ 1，维持 5 ～ 10 分钟，待注射操作结束、橡皮障安放好之后，降低笑气浓度，增加氧气浓度，保持预先设定的气体体积，然后笑气浓度维持在 25% ～ 35%。同样在结束时给予 100% 氧气 3 ～ 5 分钟。由于这种技术给药快速，必须密切关注患儿的体征，如身体的活动度、眼的表现或者言语是否含糊，如果担心镇静过度，可以降低笑气的浓度。这种方法可以帮助医师很快地管理好就诊行为，所以更适合用于年幼或者高度紧张的孩子。

表 7–3　吸入镇静各阶段的浓度

阶段	剂量
诱导	3 ～ 5L 氧气
注射	2L 笑气；2L 氧气（50%）
维持	1 ～ 2L 笑气；3L 氧气（25% ～ 40%）
恢复	3 ～ 5L 氧气

无论使用哪种方法，在临床治疗中关于笑气浓度的变化一直存在两种观点。第一种认为，进行一些简单的操作时（如充填修复治疗），应降低笑气浓度。反之，一些有刺激的操作（如拔牙、注射局部麻醉剂）时增加笑气浓度。第二种观点认为，频繁地改变笑气浓度可能会引起不必要的恶心，甚至呕吐。镇静的感觉就像坐过山车一样，所以建议在整个治疗过程中都保持稳定的笑气浓度。

一般而言，利用笑气 / 氧气来镇痛、抗焦虑时，笑气浓度常规不应超过 50%，高于 50% 可能会导致深度镇静，可能会增加不良反应发生的风险。此外，AAPD 指南要求，没有联合其他镇静药物，单独使用笑气时，只需要持续观察孩子的反应、面色、呼吸频率和节律。然而，如果使用高浓度笑气，可能引起轻、中度镇静，就需要使用血氧饱和度监测仪、袖带血压计和心前区听诊器或二氧化碳监测仪进行监测。

为安全起见，使用笑气时，牙科医师、助理医师要一直在场，至少要有一名助理医师在诊室，切记不可将患者单独留在诊室。

一般情况下，笑气不应在没有局部麻醉时使用，但为避免局部麻醉操作的不适，有些临床医师会利用笑气的镇痛特点，进行一些简单操作，如 I 类洞的修复时不再进行局部麻醉。不使用局部麻醉的缺点是不能保证临床操作无痛。但笑气和其他药物性治疗技术及非药物性治疗技术一样，成功的关键都是无痛。有些牙科医师在遇到抗拒的孩子或家长时，会尽量避免进行局部麻醉注射，但如果结合笑气镇静和良好的注射技术，则很少会感觉到不适，所以强烈推荐使用局部麻醉。

八、不良反应

如果设备良好、使用方法正确、适应证选取合适、操作者经过正规培训，在儿童的药物性行为管理中，笑气是安全、有效、不良反应相对很小的药物。最近法国的一个针对 7571 名儿童的系列研究也证实，50% 的笑气产生较大不良反应的概率很小（0.3%），并且所有的不良反应都可在数分钟内纠正，没有一例需要进行气道干预。另有纳入数千人的研究也证实了 50% 笑气的安全性。

偶尔会发生头痛和方向感迷失，这是由于笑气从血液快速释放到肺泡引起的急性缺氧所致。治疗结束时停止吸入笑气后，给予 100% 氧气可避免这种不良反应。

儿童使用笑气时，最常见的并发症是呕吐，所以有些医师会要求患者就诊前禁食。对于术前是否禁食和禁食时间长短仍存有争议。虽然呕吐发生率不高，但有些医师认为这是笑气镇静最主要的并发症，所以要求完全禁食。而反对者则认为，呕吐发生率很低，并且笑气镇静并不是深度镇静，孩子仍有保护性反射活动，即便是发生呕吐，也不会造成生命危险。因为气道保护性反射是完整的，所以不可能吸入呕吐物，更不可能造成肺误吸。

一些研究已经报道了这个问题，Babl 等调查了在急诊科使用笑气镇静时的空腹状态和不良反应的关系，在急诊科，由于手术是临时的、非择期的，所以术前禁食有些困难，此项研究中，71.1% 的患者没有达到禁食固体食物的要求，但并没有出现严重的不良反应和气道意外，所以笑气是一种安全的镇静 / 镇痛药物，无严重不良反应，轻、中度不良反应发生率较低，未发现术前禁食与否与呕吐有必然联系。

在更早的研究中，关于呕吐频率的观点也不尽一致。Hogue 等报道称 5% ～ 40% 的笑气无不良反应。而 Houck 和 Ripa 研究发现，当笑气的维持浓度在 30% ～ 60% 时，有 10% 的孩子发生呕吐。后来的研究者建议牙科医师在健康调查问卷中询问以下内容，以筛选易发生呕吐的患者。

您的孩子在之前的牙科治疗过程中是否发生过呕吐？

您的孩子有晕车 / 晕机经历吗？

您的孩子是否患流感或胃肠感染？

对有呕吐或晕车病史的患者，可给予止吐药。

近年来，Kupietzky 等设计的一项交叉试验评估了笑气镇静时空腹状态和呕吐的关系，禁食组从禁食到开始治疗的平均间隔时间为 6 小时，非禁食组为 1 小时，采用笑气浓度维持在 50% 的非波动浓度 / 流速的快速冲击诱导方法，仅有一名试验者发生呕吐，是在治疗刚结束的时候发生的，结果是 1% 的受试对象发生呕吐，统计学概率为 0.5%。禁食和非禁食受试者之间没有发现其他差异。

除了笑气给药期间发生呕吐的发生率较低之外，还有其他的原因不需要禁食。禁食的孩子可能会激动，在牙科治疗中会不配合，这与使用笑气镇静的目的相悖。不进食的孩子经常很烦躁，有时好斗，偶尔会导致脱水，陪同的父母也会不太配合，而且饥饿的孩子易怒，镇静会有难度，所以牙科医师可能会用更高浓度的笑气来克服孩子的阻断性行为，但较高的剂量又可能会导致镇静过度，而过度镇静本身也会引起呕吐。另一个需要考虑的问题是空腹的孩子在治疗时更敏感，更易恶心、呕吐。

临床小贴士：有时候，孩子已经经历漫长的治疗，变得烦躁，这可能是恶心和呕吐即将发生的信号，也可能意味着进入“兴奋期”。此时有些医师可能会考虑增加笑气浓度来减缓其焦躁。这是很常见的反应，但事实上正确的做法应该是降低笑气浓度。

笑气镇静时发生的恶心和呕吐通常和以下原因有关：镇静过度（对患者而言笑气浓度过高）；急剧增加和降低笑气浓度引起的“过山车”效应；镇静时间过长，即笑气吸入时间越久，恶心、呕吐发生率越高；有恶心、呕吐史。

AAPD 指南中关于对儿童牙科患者使用笑气的描述为，“使用笑气镇痛 / 抗焦虑，不需要禁食。不过，临床医师或许会建议在笑气吸入前 2 小时，进食一些清淡饮食”。

九、禁忌证

笑气 / 氧气镇静并不能管理孩子的所有行为问题，尤其是一些歇斯底里或者反抗的行为，对无法和牙科医师沟通的哭闹、歇斯底里的孩子进行治疗，并不能取得良好的效果。这种情况下，强迫戴鼻罩只会使其更加反抗，完全不能顺利或配合地经鼻吸入笑气。

任何可能导致鼻塞的病症会妨碍儿童充分吸入笑气，如普通感冒、上呼吸道感染或支气管炎、过敏或花粉热。咽鼓管阻塞的患者，由于鼓膜膨隆会有耳痛现象。中耳炎的患者使用笑气可能会导致耳朵鼓膜穿孔。笑气在血液中的溶解度是氮气的近 40 倍，所以可以迅速扩散至体内的空腔脏器，局部发挥压力作用，正是因为这种空腔膨胀现象，笑气不可用于肠梗阻的患者，否则气体快速扩散会引起明显的不良反应。其他部位的气体积存，临床表现不明显。近期接受视网膜手术的患者眼内可能会有气体残留，随着笑气的吸收，可能会引起眼压升高，造成不可逆的视力损害。

虽然大多数哮喘患者和具有其他形式的慢性阻塞性肺疾病的患者使用笑气是安全的，但仍有一部分需谨慎使用，如有严重部疾病，需通过低氧来刺激呼吸运动，而不是通过二氧化碳积聚来刺激呼吸的患者，这是因为：①这类患者通常对笑气镇静更敏感。②笑气镇静时额外吸收的氧气消除了对呼吸运动的刺激。通常，那些有支气管哮喘的患者可以接受笑气，因为它对支气管和肺组织无刺激性。而压力增大可导致哮喘发作，因此，笑气镇静可能有帮助。

对一些特殊患者，如服用镇静剂、止痛剂、抗抑郁药或抗精神药物的患者，或者意识水平低下的患者，笑气也有不同程度的正强化作用。其他一些潜在的不良反应，如维生素 B_{12} 缺乏的患者使用笑气可能会导致脊髓神经损伤，虽然很罕见，但临床医师一定要了解这些潜在的严重并发症。

虽然动物实验发现笑气对生殖有多种潜在风险，但是否会增加人类的自然流产率和致畸性仍有争议。研究发现，笑气废气处理场地附近的废气水平和对身体健康的不良反应之间并未发现关联，但也有报道称，未使用废气处理设备并且每周暴露于笑气中的时间大于 3 小时的工作人员，其生育力会下降。因此，建议女性在妊娠前 3 个月勿接触笑气。

为减少笑气相关的职业健康伤害，AAPD 建议使用有效的废气清除系统来降低周围环境中的残留笑气，定期评估和维护笑气运输及清除系统。虽然回收设备可明显降低牙科医师呼吸区域内的笑气水平，但还没有达到美国职业安全健康研究所的标准，所以在牙科诊疗操作时，如果患者欠配合，如言语较多或哭闹时，工作人员周围的笑气浓度会增加，必须联合使用口周回收装置。

十、安全性

首要的安全考虑是防止缺氧。目前已经设计了能确保最小氧气流量并限制笑气用量的安全装置来防止缺氧。Donaldson 等列举了用于确保笑气镇静的安全性和有效性的 12 个安全特征，同时学者们也讨论了安全功能故障的示例，以及防止出现负面结果的处理步骤。

笑气 / 氧气传输装置通常设置最大笑气浓度为 70%、氧气 30%，以确保患者吸入的氧气量比周围大气环境中的至少高 9%。一些安全标示可保证在氧气通气不良的时候停止输送笑气。定位销安全系统可防止非氧气罐意外连接到氧气附接入口，并且直径指示系统有助于确保合适的气体流过适当的管道。尽管有这么多安全标示，但也有牙科医师报道过因为设备安装不当或设备损坏造成的缺氧事件。如果在笑气镇静使用过程中怀疑安全标示有问题，临床医师应立即摘掉患者的鼻罩进行检查。

如果患者的血氧饱和度较基线数据下降了 2% 或更多，需立即中断笑气吸入，并且检查使用的气瓶是否有潜在的故障。

理想的废气清除系统应该借助于通过压缩空气运转的抽气泵，而无须通过牙椅上的真空系统，这种抽气泵的清除能力要达到 25L/min。

第三节　口服药物镇静技术

镇静通常是指对个体意识水平进行调节，达到减轻焦虑或恐惧，使人放松，改善情绪的理想状态。这种意识上的改变可通过药物或非药物介入来实现。下面将主要介绍药物作用产生的意识改变。

一、概述

镇静药物调节意识水平。意识水平涉及完全清醒到完全昏迷一系列连续的状态，而这些状态的调节一定程度上与患者的用药数量和剂量有关。因此，镇静深度水平通常是指在某个具体时间点间接、持续的患者意识水平指数。

镇静深度的定义有多种。不同专业组织提供的镇静指南中均可找到关于镇静的定义。针对各种情况下的儿童患者，包括牙科，常用的镇静指南是目前美国儿科学会 / 美国儿童牙科学会使用的。在该指南中定义了 3 个不同的镇静水平。

轻度镇静：服用药物后患者产生仍可正常回应指令的状态。尽管患者的认知状态和协调状况可能受影响，但呼吸系统和心血管系统功能未受影响。

中度镇静：药物产生意识抑制，期间患者可有针对性地回应指令（如“睁开你的眼”，可以是单独的指令或者伴随轻度的触觉刺激——轻拍肩膀或面颊，但不要拍胸肋骨）。对于年长患儿，这种程度的镇静意味着能保持互动的状态；而对于年幼患儿会预期出现与年龄相符的行为（如哭闹）。躲避反射，尽管是对疼痛刺激的正常反应，却不被认为是唯一的与年龄相符的针对性反应——该反射必须伴随其他反应，例如，推开疼痛刺激，这才可确认达到了更高的认知功能。进行中度镇静时，不需特意维持气道通畅，自主呼吸是完整的。心血管功能通常也可维持。然而，某些本身可能引起气道阻塞的治疗（如牙科操作或内镜），医师必须能发现阻塞并帮助患者保持气道的通畅。如果患者自身无法自主开放气道并解除阻塞，那么可以认为患者进入了深度镇静。

深度镇静：药物诱导产生的意识抑制，期间患者无法被轻易唤醒，但当受到重复性的口头或疼痛刺激后可以有针对性地做出反应。自主呼吸功能可能受损。患者可能需要辅助以维持气道通畅，而自主呼吸功能是受损的。心血管功能通常是能维持在正常水平的。深度镇静状态通常伴有部分或完全气道保护性反射功能的缺失。

本节重点介绍轻度镇静和中度镇静。但任何镇静药物及其剂量均可产生不同程度的镇静效果。因此，不能认为某种药物是“可产生最小镇静作用的药物”。事实上，有可能在绝大部分儿童中产生最小镇静效果的药物，却在某些儿童中产生较预期值更轻（弱应答）或更强（高应答）的效果。

AAP/AAPD 中一个重要的内容就是抢救。临床指南中的抢救，涉及临床操作者为已经或者有潜在可能转入危急病情的患者进行完善的处理时所具备的相关知识、受过的训练和技能。也就是说，所有进行儿童镇静治疗的临床操作者都必须具备可识别患儿危急状态的能力，并能立刻做出反应，稳定患者状况，以避免陷入灾难性的后果，儿童镇静中最常发生的危急状况是呼吸抑制。因此，医师还必须具备高效的基本呼吸道管理技巧，包括使用气囊 – 面罩正压通气给氧。因此，在允许受训者进行儿童镇静以前，必须让受训者接受专业训练。训练最好是通过专门的麻醉科轮转，使受训者在有经验且高度受训的专业人员指导下反复地接触各类气道危急情况。

二、常用药物

20 世纪 50 年代和 60 年代的文献中可以找到在牙科治疗中将镇静药物作为儿童“术前用药”的报道。除了同时代常使用的乙醇，同样的药物也被用于各种情况下的药物治疗，而几乎在 20 世纪的整个前半段，巴比妥类药物占绝对控制地位。同时期其他值得注意的药物包括水合氯醛、阿片类（主要是吗啡）和溴化物。

1952 年，Ruble 将该时期的药物进行了一次经典回顾。他描述了当时文献中常用的药物，包括巴比妥类药物、溴化物类以及吗啡等。有趣的是，就像在其回顾中所提及的，20 世纪 50 年代所面临的问题与挑战同今天是一样的。术前用药主要用于“紧张和高度焦虑的儿童”。焦点集中于镇静程度、剂量和药物的给药方式。在家庭、学校以及牙科诊室的引导会让孩子成为“快乐”的个体。Ruble 还提到“尖叫、剧烈反抗的儿童”常使相当简单的牙科治疗变得复杂而耗时，在这种情况下，镇静对患儿及牙科医师都有帮助。

儿童牙科治疗中较为常用的药物包括笑气、水合氯醛、哌替啶、咪达唑仑等苯二氮䓬类药物和羟嗪 / 盐酸羟嗪等抗组胺类药物。吗啡、阿法罗定、巴比妥类及氯丙嗪也有被提及。通常将这些药物分为 4 类：镇静催眠类药物、苯二氮䓬类镇静药、抗组胺类药物、吸入雾化类药物。

（一）镇静催眠类药物

镇静催眠类药物主要用于产生睡意和睡眠，并常被分为巴比妥类和非巴比妥类。巴比妥类，如戊巴比妥数十年前是相当流行的。然而，由于其可能产生拮抗反应，已不再用于儿童的镇静治疗。

1. 水合氯醛

数十年来，儿童牙科最常用的催眠类药物是水合氯醛。水合氯醛常单独用药，但有不少研究探索了水合氯醛与一种或多种药物的协同作用。

（1）特点：水合氯醛由 Justus Liebig 于 1832 年发现，并于 1869 年作为麻醉和镇静催眠药物使用，其通过抑制中枢神经系统发挥作用。其作用机制尚未明确，但目前认为是通过 GABA 受体复合物发挥作用。作为催眠药，其治疗剂量可产生睡意、困倦，或在某些情况下过度兴奋。水合氯醛与其他药物联合使用时，必须密切观察患者状况，因为随着镇静程度的加深可能会导致呼吸抑制。水合氯醛有一个独特效应就是潜在抑制颏舌肌的作用。扁桃体肥大或腺样组织肥大的患儿不适宜用含水合氯醛的制剂，因为其有增加上呼吸道阻塞的可能性，特别是患儿在俯卧位时。

水合氯醛是油性物质，并对黏膜组织有明显的刺激性。因此，不应用于有胃炎、食管炎及口腔有创伤的患者。同时，也应当注意避免水合氯醛碰触到眼结膜，这可能在口服水合氯醛时，患者咳嗽或咳痰时发生。使用无针软管快速给予患儿水合氯醛导致其泼洒至口腔后部的注药方式。较高剂量的水合氯醛常与心律失常相关联。因此，具有某些心血管疾病的患者应避免使用。

水合氯醛并无止痛作用。因其口感不佳，口服时需要加入额外的调味剂。水合氯醛口服剂在美国于 2012 年 4 月停产，而在有些国家仍有生产。水合氯醛的其他制剂（如胶囊）在美国仍可购买，但是如果有必要，口服剂也可以由药剂师配制。

案例：4 岁的小杰原计划在小剂量镇静下进行半豁的牙齿修复治疗。其母亲拿到内含水合氯醛糖浆的塑料注射器，并经指导给小杰用药。几分钟后患儿母亲向工作人员求助，小杰拒绝服用药物，她将药物吐到其母亲身上，并一直大声尖叫和乱踢。

案例讨论：轻度镇静时，口服镇静剂难题之一就是药物的给药方式。大多数进行轻度镇静的患儿不配合，并在很多情况下表现出反抗的行为。无法摄入处方剂量的药物必然导致不理想的镇静效果。在很多例子中出现家长无法让孩子服下水合氯醛糖浆的情况。当牙科医师面临与上述例子中相似的情况，即无法确定患儿服下了多少药物，那么为了继续进行此次约诊而给予患儿更多药物的行为就可能存在危险性。

牙科医师应让家长首先选择让孩子自行服药，向孩子解释为什么必须吞下全部剂量的药物。家长可诱导孩子服下小量的糖浆，然后服下少量的水。可以用杯子或软管。有些孩子更愿意用杯子。但是，在很多情况下家长都会失败。即使已经预计家长可能失败，也值得一试，因为这会更有利于家长愿意让牙科医师给药。

一旦家长愿意以后，让患儿站在牙科医师面前，医师坐在椅子上。患儿的头微向后仰，家长固定住患儿的手。牙科医师用一根手指技巧性地放置于患儿的磨牙后垫处，另一侧手抱住患儿的头并缓慢滴下药物，使其顺着手指流下。该动作通常刺激吞咽反射，并让患儿有机会调整呼吸和吞咽。有时患儿拒绝吞咽并在口咽部堆积大量药液，这时可让家长稍捏住患儿的鼻，让患儿吞下或咳出药液（通常是前者）。在很多情况下，当太多药物溶液注射入口内（通常由家长注入时发生）或者是医师操作太快时，患儿会咳嗽并试图压制气道反射，但是这非常难受。

由于水合氯醛具有黏膜刺激性，使用技巧特别重要。水合氯醛快速射入咽后壁并流入会厌和喉部结构时，常引起局部喉痉挛。

（2）临床应用：较为典型的情况是，在最初口服水合氯醛或以水合氯醛为主的混合制剂的 15 ～ 25 分钟内，患儿会表现出轻度非抑制或兴奋状态。有时该非抑制状态可表现为健谈、对周围环境的探索性过度活跃、社交互动以及整个人显得蠢笨，但也可表现为偶发的烦躁不安。这一阶段之后通常表现为嗜睡或困乏并可致入睡。此时，并不足以表示可以完全让患儿家属离开并开始牙科治疗，但表明需要依据镇静程度的增加，仔细地进行临床监测及使用电子监护仪（如血氧饱和度监测仪）。

在治疗程序开始前通常会让家长回避。家长的回避一般在服药 45 分钟以后，此时血液中活性代谢产物的浓度达到高峰。发挥作用的时间（依据是否使用其他配伍药物、患儿的疲劳程度以及患儿的特质，如患儿的性格和认知发展水平）通常需要 60 分钟或更长时间。

需要注意的是，在整个治疗过程中临床技巧和流程非常重要。许多临床医师同时使用口服镇静术前用药和笑气镇静。在放置好鼻罩之后，缓慢而轻轻地开放患儿的气道，让患儿面部朝上呈仰卧位。如果患儿处于清醒状态，医师可以用低声交谈来转移患儿的注意力。使用合适的笑气浓度和流速，轻柔地微张患儿的口腔，插入开口器，并缓慢开大。在回顾和确定了预定的治疗方案之后，进行表面麻醉和局部麻醉。如果患儿在注射时变得焦躁不安，麻醉医师在进行局部麻醉后应当重新安抚患儿。

镇静治疗中应当使用橡皮障或类似的隔湿措施（如 Isolite 隔湿装置），但不能用棉卷隔湿。通常，我们可以用手机不喷水或喷非常少量的水来切割牙齿，而这些水可以经高速 / 强吸引器从口内吸走（注意：强吸引器应当一开始就在离患儿一定距离的地方开启，并缓慢移近，以免惊吓到患儿）。同样情况适用于治疗用头灯，在远离患儿面部的地方打开，然后缓慢调节角度以照亮口腔。获得足够的麻醉深度之后，即可进行牙齿预备。当麻醉效果发挥时，牙体修复过程一般可以快速完成，偶尔会出现患儿烦躁的状况从而需要再次处理。如果经过这一系列处理后，患儿开始进入镇静状态，通常还是可以产生好的镇静效果。这一过程也可以同时使用其他镇静药物。

Anderson 早在 1960 年曾做过关于水合氯醛的一个研究。他在儿童进行口腔护理时单独使用水合氯醛。Anderson 主张使用水合氯醛来“使不配合、情绪化的患儿更好地将治疗进行下去”，并帮助患儿提高治疗的耐受度。他指出对于部分 3 ～ 4 岁的患儿有必要在牙科治疗 30 分钟前给予多达 1200mg 的用药。在报道的 300 例患儿的镇静治疗中，通常不需要局部麻醉，所有的口腔治疗可以一次完成。其他关于单独使用水合氯醛或同时使用笑气的研究也有报道。大部分的研究显示，水合氯醛产生了良好的镇静作用。但是，目前在牙科治疗中水合氯醛较少被作为患儿镇静的单独用药。

有不少研究者使用水合氯醛配伍其他镇静剂，特别是抗组胺药。这些研究中水合氯醛和羟嗪的用量分别为 40 ～ 75mg/kg 和 1.0 ～ 2mg/kg。有部分研究显示，经配伍水合氯醛给药较单独使用水合氯醛可更有效改善患者行为的预期，但也有研究并未发现差别。

异丙嗪曾被作为镇静剂广泛应用，其抗组胺特性可以与水合氯醛协同作用。在以上研究中，其使用剂量按体重计量（mg/kg）并制成单个大药丸（12.5mg）。这样的配伍给药较单独使用咪达唑仑或水合氯醛及哌替啶合剂时，血压可能轻微降低，但其效果却没有临床显著性差别。

水合氯醛曾与异丙嗪和羟嗪联合使用，称为“三联剂”，在现今儿童牙科高级课程中仍被传授。通常，与其他镇静剂或药物组合相比，此三联剂组合可以产生更好的行为效果，即患儿更安静且哭闹行为更少。然而，因为剂量不同或其他相似的“三联剂”组合可能没有行为改善或者相当的效果。不同剂量的水合氯醛可能产生行为效果上的显著差异，其使用剂量越大，产生安静 / 睡眠状况的可能性就越高。但是，越容易进入安静 / 睡眠状态，气道或呼吸抑制的风险越大。

当三联剂中水合氯醛浓度达到 50mg/kg 时，呼吸抑制的风险会增加，表现为呼吸暂停和（或）血氧饱和度低。可通过降低水合氯醛的剂量和增加哌替啶或在三联剂中用咪达唑仑替代水合氯醛减少呼吸抑制。

2. 哌替啶

哌替啶曾是儿童牙科最常用的镇静药物，尽管其很少被单独使用。哌替啶常与其他镇静药物联合使用，这些药物包括咪达唑仑、羟嗪或异丙嗪，以及水合氯醛。最初使用哌替啶与其他镇静药物配伍的原因之一是其具备止痛的特性，而大部分与其配伍的药物，如咪达唑仑，通常缺乏这一特性。此外，哌替啶可以轻度加强其他药物的镇静效果，而且在许多病例中产生改变患者情绪的作用。

哌替啶通常是口服给药，但由于其味苦，使用时需要某些调味剂以调节其口味。黏膜下给药是哌替啶另一种常用的给药途径。有研究评估了经口和经黏膜下哌替啶镇静下接受口腔治疗患儿的行为状况，结果显示不同给药途径的患者行为效果无差异。

哌替啶经黏膜下给药发挥作用的速度较经口给药快。经黏膜下给药的一个缺点是可诱发充血反应，通常会导致面部注射区域水疱以及皮肤瘙痒。这些效应除了直接暴露于哌替啶而引起血管反应，还间接由肥大细胞释放组胺引发。哌替啶经黏膜下给药的另一个不良反应是当注射进入位于上颌结节远中的翼丛时，有可能立即引起低血压。鉴于此，似乎经口使用治疗剂量的哌替啶更加稳妥，可能消除黏膜下反应。其他需重点关注的是局麻药与包括哌替啶的某些麻醉药物间的潜在交互作用。过量使用某一种或两种药物均可导致癫痫和（或）死亡。

（二）苯二氮䓬类药物

苯二氮䓬类药物是一大类当单独使用治疗剂量时安全范围较广的药物。这类药物可在一定程度上抗焦虑、镇静催眠、抗惊厥、松弛骨骼肌及产生遗忘效应。其药物作用机制与激活 GABA 受体复合体相关。当 GABA 受体复合体被激活时，有普遍的抑制作用。因此，苯二氮䓬类药物间接加强 GABA 的抑制作用。尽管有许多种苯二氮䓬类药物，但牙科儿童镇静治疗最常用的是咪达唑仑、地西泮和三唑仑。

1. 咪达唑仑

咪达唑仑是儿童口腔或医疗治疗中最常用的苯二氮䓬类药物。20 世纪 90 年代早期，其首先被用于牙科治疗的镇静，而在 20 世纪 80 年代早期该药已运用于临床。随着该药在牙科逐渐流行，咪达唑仑被重新评估，以评价其发展、特点、代谢、应用以及不良反应。

口服咪达唑仑后会有一系列行为变化。轻微但可感知的态度或行为变化可在 5 分钟内观察到。在 10 ～ 15 分钟内，可见到患儿明显的放松状态和社交活跃性增加。有时患儿表现为更安静且友好的状态，特别是如果患儿最初表现为害羞或退缩时。当患儿使用咪达唑仑 15 ～ 20 分钟时，可将患儿与其家长分开。如果同时使用笑气，通过对话分散患者注意力，并开始将笑气鼻罩放置在患儿的鼻子上。

正如前面在水合氯醛部分提到的，它使用相同的镇静方案并开始治疗。但咪达唑仑的作用时间只有 20 ～ 40 分钟。所以当咪达唑仑单独使用时，仅可用于短时间的牙科治疗。偶尔在一小部分患者中会出现单纯的烦躁以及异常兴奋，导致即使在父母的怀抱中也无法安抚或控制。这种反应通常在疼痛性治疗的即刻或之后发生，通常被称为“愤怒儿童综合征”。

据报道，约 2/3 的牙科治疗患者在单独使用咪达唑仑时成功完成了治疗。有研究显示，相较安慰剂或相比镇静前的行为，咪达唑仑可改善患者的态度、行为及总体治疗结果。

咪达唑仑曾与哌替啶、羟嗪、氯胺酮、水合氯醛、曲马多、芬太尼、舒芬太尼、纳布啡、氟哌利多和对乙酰氨基酚联合使用。这些研究使用的方案或实验设计很少是相似的。因此，很难确定哪种组合具有始终如一的优势，即使有这样的组合存在。尽管如此，与单独使用咪达唑仑相比，其他药物与咪达唑仑配伍使用通常可轻度改善患者的行为表现，但也并非总会发生。改善的行为可能是剂量多少的作用。

低龄儿童口腔治疗中咪达唑仑通常是经口用药。同时，研究者们也将注意力放在经鼻给药的途径上。此外，其他给药途径还包括肌内注射、黏膜下给药以及经静脉给药。咪达唑仑经非肠道给药（即通过经口腔及直肠以外其他任何途径）的剂量范围较口服给药少得多（如剂量分别是 0.2 ～ 0.3mg/kg 和 0.5 ～ 1.0mg/kg）。研究证实，患儿的性格会影响包括咪达唑仑在内的其他药物的作用效果。害羞或内敛的孩子效果一般不佳。通常，最先出现的明显的生理性变化为心率加快和阻断性行为，之后表现为安静，达到所期望的情绪。咪达唑仑没有镇痛作用，因此当咪达唑仑与止痛药联合使用时，通常会改善患者的行为。

2. 其他苯二氮䓬类药物

地西泮是儿童口腔科常用的药物，而三唑仑的临床运用比报道的更多。地西泮可产生较好的骨骼肌松弛作用和抗焦虑作用，其起效时间较长，通常给药后将近 1 小时，患者才准备好接受牙科治疗。该药可产生良好的 1 小时镇静作用。完全代谢和排泄体外也需要更长时间。因此，儿童的离院时间可能被延迟，因而在忙碌的工作中用作低龄儿童的用药可能不是非常有效。

有不少关于单独使用地西泮或与其他药物联合运用的报道。部分研究评估了地西泮在患儿口腔治疗中经直肠给药的效果。这些研究大部分时间较早，表明该法已不如过去使用得那么频繁。此外，有研究显示经直肠给药，咪达唑仑较地西泮作用更佳。有研究评估了地西泮经口用药产生的遗忘效应。显然，具有行为管理问题组的患者发生健忘症的总数明显降低。其他研究也显示相似的结果。还需进一步的研究来说明使用地西泮和其他苯二氮䓬类药物的低龄患儿，其阻断性行为和健忘与药物是否存在关联性。

地西泮也曾与氯胺酮一起使用。在这些研究中，口服氯胺酮的使用剂量为 4 ～ 10mg/kg。低剂量的效果较差，而高剂量组间效果并不存在明显差异。然而，呕吐的高发率通常与氯胺酮相关。

有研究者在儿童牙科治疗中使用三唑仑。这些研究在 20 世纪 90 年代后期和 21 世纪初进行。其中一项研究评估了三唑仑和水合氯醛以及羟嗪在学龄前儿童中的使用情况。使用的剂量为三唑仑 0.2mg/kg、水合氯醛 40mg/kg 和羟嗪 25mg/d。在行为和生理上，两组间无显著差异，而学者认为三唑仑与传统的水合氯醛以及羟嗪同样有效。有趣的是，一项对照研究显示，三唑仑组（0.3mg/kg）较安慰剂组呈现出较少改善。需要指出的是，在低龄儿童中，当使用剂量从 0.005mg/kg 增加至 0.03mg/kg 时，三唑仑可能会产生共济失调和视觉损害。相似发现曾报道于三唑仑经舌下用药于年长患儿时。

其他曾被用于儿童牙科治疗且与非苯二氮䓬类相似的镇静药物包括唑吡坦，一种帮助成人睡眠的药物。唑吡坦激活部分 GABA 复合体来帮助催眠，并可通过氟马西尼来逆转这个过程。有研究者提出，在儿童中与其他更常用的药物（如咪达唑仑）比较，唑吡坦并非理想的药物。

三、抗组胺药

在接受牙科治疗的患儿中，当与其他镇静药物配伍使用时，抗组胺药是仅次于笑气的常用的辅助药物。单独使用时，常用于中度镇静，并对儿童相对安全。抗组胺药具有止吐、抑制分泌和中度镇静的特性。

研究显示，将羟嗪与其他镇静药物配伍使用对行为的改善作用不确定。这种不一致性有可能是由于使用方法的差异（如剂量）导致的。尽管如此，无论其是否真的有利，在对患儿采取镇静措施时，羟嗪仍然是常用的配伍药，主要因为其具有止吐和轻度镇静的作用。

异丙嗪也是较常与其他药物配伍使用的药物，但并未明确其效果与羟嗪有差异。而且，在 2 岁以下的患儿中，异丙嗪与呼吸抑制相关联，因而美国食品药品监督局发出警告，异丙嗪慎用于非常小的儿童。

儿童牙科治疗中使用的口服镇静药物苯海拉明尚无相关研究。在治疗中，作为其他药物的附属药而使用。关于苯海拉明是否会影响儿童的行为仍存有争论，然而，有一些证据显示其没有效用。

四、临床总结

临床医师在为患者提供口腔健康维护时，希望获取并了解最佳的循证信息。此原则不仅仅适用于复杂的治疗项目，如修复材料和技巧、专科处理（如牙体牙髓治疗）、牙科器械和诊所管理，同样也适用于患者的管理，特别是对具有挑战性的群体的管理，如老年或儿童患者。医师的最初愿望和最终目标是以友好和支持的方式最大化地传递有效而优质的治疗，而这通常需要使用药物技术来成功管理具挑战性的患者。因此，医师们为了实现这一目标，努力寻求“最佳”药物。

但是，缺乏优质和科学的数据对可满足特定患者需求的这些药物做个排序。如双盲和随机研究设计、患者分组、剂量反应，甚至常见标准的选择等问题在临床情况下都变得难以控制。即使已开展了几十年的临床研究，观察镇静药物及其效果对患者的行为和生理的影响，我们仍然还站在广泛而极少被了解的知识洞穴的门口，而我们却每天都要进入这个洞穴寻找关于“什么是对我的患者最好和最安全的镇静药物？”的答案。

一项使用 Meta 分析方法的研究，通过剖析镇静药物知识的模糊部分来明确不同的镇静药物对接受牙科治疗的儿童进行行为管理的有效性。研究者们使用了多个电子数据库，也人工查询了许多文献。他们寻找从婴儿至 16 岁年龄段的儿童，且具有双盲、随机以及对照的镇静研究。排除使用交叉过程的研究设计，因为存在干扰的可能性，也就是说，基于初诊所产生的经验在后期就诊中会产生不同的患者反应。仅有 36 项超过 2000 名患者的研究达到标准。许多研究存在偏差较高的风险性，研究中至少用到 28 种不同的镇静药物，笑气用或不用。使用的剂量、给药方式和时间等因素波动范围宽泛。他们发现可证明牙科治疗中镇静儿童使用咪达唑仑来作为有效药物的证据不足，而笑气与其他镇静剂联合使用可改善患者行为。研究者们认为对此需要做进一步的研究，研究中应使用严格的对照设计且以标准为参照进行比较研究，他们将标准定义为咪达唑仑和笑气。

笔者认为这样的研究需要一个大的模式转变。转变的关键在于更好地运用电子科技、疗效标准的统一、交互的行为管理原则和所累积数据开发的相关支持。多利用各种不同模式，如私人诊所、教学项目和医院间的配合对于模式转变也是相当重要的。否则，就目前状况而言，全身麻醉仍是最有效的方法。

第四节　静脉镇静技术

静脉注射给药是一种能准确滴定使用剂量以达理想镇静深度的给药方式。

一、适应证

（1）美国麻醉医师协会（American Society of Anesthesiologists，ASA）分类为Ⅰ类或者Ⅱ类的患儿。

（2）由于心理或情感发育不成熟，智力、生理或医学上有残疾而不能合作的患儿。

二、禁忌证

每种静脉镇静药物的禁忌证不同，临床中应根据适应证严格选择使用药物，排除禁忌证。

三、操作步骤

（1）选择符合适应证的患儿，应着重询问患儿监护人，患儿是否存在镇静药物的用药史，并与患儿监护人签署知情同意书。

（2）回顾患儿的口腔科治疗病史，并记录其生命体征。

（3）使用符合患儿年龄特点的 TSD 技术，用其能理解的语言与其交流。

（4）使用 0.07mg/kg 的咪达唑仑进行静脉镇静，达到理想镇静状态后开始口腔治疗。

（5）镇静治疗期间需全程监测患儿生命体征，每 5 分钟记录一次。

（6）治疗结束后停止给药，保留静脉通道，记录患儿的术后生命体征，并进行复苏评估，待患儿达到出院标准后关闭静脉通道，方可随监护人出院。

四、注意事项

（1）皮肤试验在静脉注射前进行，先给患儿注射初始试验剂量，在短时间内观察患儿有无过敏反应或是否对该药物敏感。

（2）患儿需全程严密监护。

（3）患儿治疗结束后不宜立即关闭静脉通道，待患儿完全复苏后方可关闭。

第五节　全身麻醉技术

一、概述

口腔科全身麻醉技术是利用麻醉药物诱导意识丧失，在这种状态下语言和疼痛刺激都不能使患儿清醒，自主通气功能受抑制，保护性反射部分或全部丧失，必须依靠气道管理保证患儿的安全。与外科全身麻醉的区别在于后者要求麻醉达到催眠、镇痛和肌肉松弛的效果，而口腔科全身麻醉不需过高的镇痛效果，一般也不需要肌肉松弛。

二、适应证

（1）患儿有智力或全身疾病等方面的问题，无法配合常规治疗。

（2）需要立即治疗的3岁以下低龄患儿，且治疗需要较大。

（3）非常不合作、恐惧、焦虑、抵抗或不能交流的儿童或青少年，多数牙需要治疗，并且在短期内其行为不能改善者。

三、禁忌证

（1）有不适宜做全身麻醉的身体状况。

（2）仅个别牙需要治疗，且通过非药物性行为管理可配合完成常规治疗。

四、操作步骤

（1）选择符合适应证的患儿，应着重询问患儿监护人患儿是否存在镇静药物的用药史，与患儿监护人签署知情同意书。

（2）详细的病史询问及体格检查、口内像采集，有合并其他疾病的患儿应当进行相应的特殊检查和治疗。

（3）麻醉前安全核查及准备：核对基本情况，禁食、禁饮时间核查，呼吸道评估，预测潜在的困难气道风险，以及预估手术出血量。

（4）术前常规禁饮、禁食，进入手术室后监测心电图、心率、血压、血氧饱和度、呼气末二氧化碳浓度或分压和体温。

（5）麻醉诱导：以苯磺阿曲库铵、丙泊酚、舒芬太尼诱导。

（6）经鼻明视气管插管，插管后将七氟烷调节至2%、氧流量调节至2.5L/min开始麻醉维持。

（7）术中监测心电图、心率、血压、血氧饱和度、呼气末二氧化碳浓度或分压。

（8）口腔治疗结束后，轻柔拔除气管导管。

（9）拔管后患儿平稳转运到复苏室，护士应对心率、血压、血氧饱和度、意识状态实时监测，并定时记录直到患儿离院。

（10）结合患儿的生命体征以及麻醉复苏评分，适时准予患儿出院，对家长行术后指导及口腔卫生宣教。

五、注意事项

（1）术前应进行完善的术前评估，严格选择适应证，排除禁忌证，以保证手术安全。

（2）整个治疗过程应有专人严密监测生命体征。

（3）全身麻醉治疗前，医师应为患儿制订系统的治疗方案，如口腔护理、饮食指导、定期复查等，同时应使家长全面了解牙齿治疗的必要性，使用全身麻醉的原因，向家长仔细解释治疗的计划和过程，并告知潜在的风险，并签署知情同意书。

（4）术后需经过出院评估标准的检测，达到标准方可出院。

第六节　儿童口腔镇静镇痛中急症的处理要点

在过去十几年中，儿童牙科诊室内的镇静操作大量增加。据估计，高达20%的儿童需要化学药物镇静，以完成安全且有效的牙科治疗。镇静过程中，儿童患者的安全性呈现出最高的风险和最低的错误容忍率。儿童牙科镇静的最严重的不良后果是脑损伤和死亡。我们希望预防紧急情况的发生而不是等到它们出现之后再处理。大部分镇静急症是可以避免的。严格遵守镇静指南虽然无法完全避免急症，但确实能预防其中的大多数。一项关于治疗操作不当事件的研究显示，大多数案例没有遵从指南进行。由于不完善的术前检查、过量使用镇静或局麻药物、不当的监测，以及没有在急症情况出现时做出正确反应，都可能导致潜在问题的发生。

大多数医疗急症的基本处理原则是:（P）体位,（A）气道,（B）呼吸,（C）循环,（D）针对性处理措施：个性化诊断、给药和除颤。由于其与儿童牙科镇静相关，下面将处理原则做详细阐述。

一、病史采集

熟悉患者病史对预防医疗急症的发生非常重要。基于患者病史，预判可能发生的情况非常重要。在任何牙科治疗前必须完成病史调查问卷。调查问卷可以由患儿父母或其法定监护人完成。近年来，开始使用电子病历表格，简化了病史采集过程。

牙科医师检查由父母完成的病史表格，询问任何一项记录在案的医疗问题。据此，牙科医师来评估各项异常对镇静治疗的影响程度。例如，如果患儿哮喘，病史回顾中会包括以下对话："患儿哮喘发作的频率是多少？""有没有特定的变应原？""最近一次发作是什么时候？""发作时需要看专科医师或住院吗？""患儿有没有曾经需要通过住院插管来治疗哮喘发作？""患儿使用什么药物？""患儿平常有没有携带沙丁胺醇的习惯？"对于即将接受镇静治疗的患者来说，采集病史更为重要。

二、体格检查

下一步是体格检查。儿童牙科医师需要对每一名患儿进行体格检查，无论他们是否认识到其重要性。这可能并不像内科医师检查的那么复杂，亦或没有那么精确，但必须要做。儿童牙科医师进行的体格检查一部分是正式的，而另一部分是非正式的。非正式部分包括对患儿简单的视诊。通过简单的观察，儿童牙科医师可以判断患儿是否罹患某些全身性疾病，如肥胖、黄疸、眼球突出症、呼吸困难（哮喘或其他支气管疾病），或者心功能缺陷，甚至可以发现患儿是否有注意力缺陷多动障碍。H&P 指的就是病史采集和体格检查。

体格检查的正式部分包括血压、脉搏、呼吸、体重、身高、体重指数（body mass index，BMI）、Mallampati 气道分级以及美国麻醉医师协会评分。

1. 体重指数

体重指数是一项鉴定儿童可能存在体重问题的筛选指标。美国疾病预防和控制中心以及 AAP 推荐在 2 岁以后开始使用 BMI 来筛查儿童超重和肥胖。BMI 按照年龄百分位分为 4 组：第 5 百分位以下的儿童为体重不足；位于第 5 至第 85 百分位之间的为体重正常；位于第 85 至第 95 百分位之间为超重；超过第 95 百分位为肥胖。研究显示，在口腔治疗的镇静中，儿童超重 / 肥胖是一个危险因素。总的来说，在有一件以上不良事件的儿童中，他们的体重百分位也更高。同样，有更高 BMI 百分位的患儿也更容易发生不良事件。尽管只是初步结果，但这些发现提示儿童超重 / 肥胖可能与牙科治疗的镇静不良事件相关。需要镇静的肥胖儿童患者可能需要转诊到医疗中心或与口腔麻醉医师共同治疗。

2. Mallampati 气道分级

最初的 Mallampati 气道分级包括 3 级，后来发展为 4 级。

Mallampati（Samsoon 和 Young）将上呼吸道划分为以下几类。

（1）Ⅰ类：完全可见（扁桃体弓）。

（2）Ⅱ类：腭垂完全可见，咽喉部分可见。

（3）Ⅲ类：仅能见软腭和腭垂基底。

（4）Ⅳ类：看不到软腭。

Mallampati 评分是阻塞性睡眠窒息的存在性和严重程度的独立预测指标。Mallampati 评分每高 1 级，阻塞性睡眠窒息的发生率平均增加 2 倍。对于进行中度镇静操作的儿童牙科医师来说，患有阻塞性睡眠窒息的患者不是理想的治疗对象，因为围术期的风险与睡眠窒息的严重程度成比例。儿童牙科医师应与口腔麻醉医师协同工作来处理此类患者。

不像婴幼儿，大多数 8 岁左右的儿童，其气道已与成人类似。在此之前，儿童与成人有显著的解剖学差异。婴儿喉头在 $C_{3\sim4}$ 而非成人的 $C_{4\sim5}$，更大更靠上，有利于推动舌头。会厌也更大、更硬，并且角度后倾。儿童患者的甲状软骨宽大而环状软骨窄小——儿童患者气道的最狭窄部分。在治疗中，当婴儿需要面罩通气时可能同时需要肩或颈圈。当评估婴儿时，需要特别注意下颌颏部：如果相对于上唇更靠后，可以预料这会是一个较难处理的气道。在婴儿和儿童患者中，鼻部和口部气道特别有用。

在完成病史采集和体格检查并回顾后，牙科医师要按照患儿的体格状态进行分级。大多数患儿是健康的。明确来说，他们都是“ASA Ⅰ”类的低并发症风险患者。

3. 美国麻醉医师协会（ASA）评分

美国麻醉医师协会（ASA）在 1963 年提出的按照围术期患者的全身状况（ASA PS）等级来评估麻醉风险。ASA 评分是针对患者总体健康状况的主观评估，分为 5 个等级。仅当患者的 ASA 评分为Ⅰ级（完全健康且配合的患者）或Ⅱ级（轻度全身疾病的患者）时，可以由私人牙科医师操作。Wolters 等调查了 ASA 体格状态分级与围术期风险因子以及术后效果之间的关联强度，结果显示 ASA 体格状态分级是术后效果的一项预测因子。总结如下，患者 BMI、气道条件评估以及 ASA 评分可以用来筛查潜在的复杂患者。

三、医疗急症

医疗急症的早期发现始于初始迹象或症状。在处理医疗急症期间，牙科医师需要时刻关注实时情况。注意力不集中会减慢反应时间，并且儿童患者与成年人的身体条件和解剖结构有很大差异，这使得儿科医疗急症较之成年人发生得更迅速。当提示需要处理时，牙科医师必须立即开始。牙科诊室中的医疗急症的处理可能仅限于维持患者的主要生命功能，直到急救服务到达为止，尤其是在主要并发症发生时。包括确切、积极的操作来处理特殊情况，如速发型超敏反应。处理操作应至少包括基本生命支持和主要体征监测。

牙科医师不可以开具不了解的药物。本节讨论的药物主要为儿童牙科医师可以开具处方的药物。由于在轻、中度镇静中没有静脉通路，故应尽量避免静脉给药。

（一）急救装备

儿童牙科诊室的医疗急救装备应包括设备、耗材和药物三大类。这里仅讨论儿童牙科医师能够放心使用的设备和药物。尽管如此，也可能需要其他设备和药物。

1. 设备

带有调节器的氧气罐，包括压力计和流量调节计。

（1）儿童专用非回吸面罩。

（2）复苏包，成人 1000mL，包括压力计和面罩。

（3）听诊器。

（4）袖带血压计（小号和中号）以及无液血压计。

（5）美国心脏协会指南中规定的自动外用除颤器。

（6）Magill 镊。在牙科操作中寻找掉落在下咽部的异物时使用该工具可以挽救生命。

2. 耗材

（1）Yankauer 抽吸接头。吸引头设计为在不损伤周围组织的前提下进行有效吸引。它用来吸引口咽部分泌物以避免阻塞气道。

（2）吸唾管。

（3）鼻插管。

（4）鼻咽插管（软）：直径 4.0mm、4.5mm、5.0mm、6.0mm。

（5）口腔插管：长度 40mm、60mm、80mm。

（6）喉罩声门上气道尺寸：1.5（5 ～ 12kg）、2（10 ～ 25kg）、2.5（25 ～ 35kg）。

3. 药物

对于医疗急症的基本药物装备至少包括以下 7 种药物。

（1）氧气。

（2）儿科专用肾上腺素自动注射器（每次 0.15mg），成人专用肾上腺素自动注射器（每次 0.3mg）以及 1 ： 1000（1mg/mL）安瓿 2 个。

（3）沙丁胺醇（舒喘宁）气雾剂（每次 90mg）。

（4）苯海拉明非肠道给药注射剂，50mg/mL。

（5）阿司匹林 325mg，非肠溶衣。

（6）硝酸甘油 0.4mg，片剂。

（7）葡萄糖。

如果使用麻醉剂和（或）口服苯二氮䓬类药物进行药物镇静，则需要其他药物，包括纳洛酮以及氟马西尼。氟马西尼需要静脉给药。

（二）医疗急症的处理方法

医疗急症处理的计划至关重要。建议所有的医疗急症按照基本原则进行：（P）体位；（A）气道；（B）呼吸；（C）循环；（D）针对性处理措施：个体化的诊断结果，给药和除颤方式。

心搏骤停的处理推荐的基本原则是（C）循环、（A）气道、然后才是（B）呼吸。处理所有医疗急症的原则应该始终如一，此项原则适用于所有案例，且所有案例在每次每时都在此项原则的指导下进行。这增加了发生医疗急症时反应的稳定性和可预测性。一个能早预防，早发现，并有效处理医疗急症的牙科治疗团队更能获得令人满意的结果。注意，药物治疗较之于基础生命支持来说是次要的。对于医疗急症处理的基本目的是相同的：保证患者大脑收到持续充足的饱含氧气和葡萄糖的血供，有足够的灌注压力来保持功能，而不发生损伤。

1. 发现问题

在实施急救方案之前，儿童牙科医师首先要意识到医疗急症发生了。按照 AAPD 指南所述，要发现镇静中的患儿出现问题取决于持续监测。患者的脉搏、血氧饱和度以及呼吸都应该在该年龄的正常范围内。儿童的心率通常较高，且随着年龄增加而减缓。例如，2 岁幼儿的正常值在 80 ～ 130 次 / 分，而 10 岁儿童正常值在 70 ～ 110 次 / 分。任何变化都应该第一时间发现并分析。以下情况应视为警报信号。

（1）血氧饱和度水平变化。如果出现这种情况，重置血氧饱和度监测仪传感器（或如果束缚手足时，松开束缚器），改变头位，抬高下颌。如果回到正常水平，则继续治疗。

（2）镇静中的患者无反应。对于大多数病例，儿童牙科医师仅采用轻、中度镇静。患者在此种程度下应该是有反应的。

镇静中的患者出现无反应的情况可能会发展为深度镇静，这是一种紧急情况。因而，牙科医师要停止治疗并评估患者状态。为了评估患者状态，尝试利用刺激引发反应，如倾斜头部和抬高下颌。这些刺激后，确认患者无反应，撤去橡皮障。

如果使用的是笑气镇静，立即给予 100% 纯氧。启用诊所急救团队 / 计划 / 方案。当牙科医师感到必要时，呼叫医疗急救援助（Emergency Medical Service，EMS）。

按照以下步骤，立即调整到合适体位，让患者仰卧在缓慢升高的牙椅上（图 7–1）。

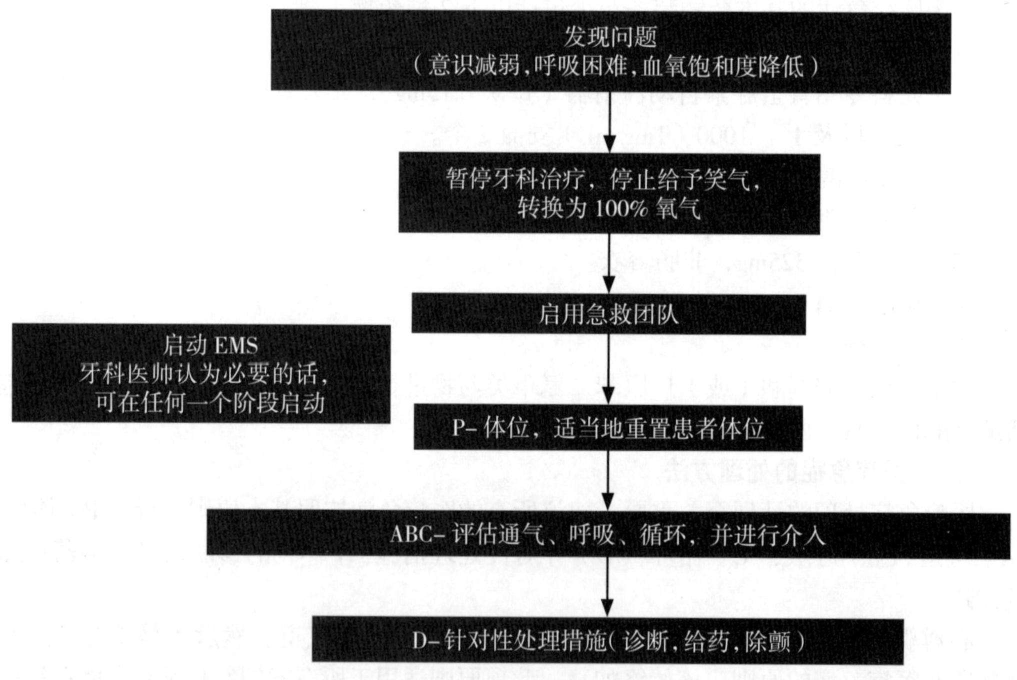

图 7–1　牙科医师在基本原则指导下规范使用所有的医疗急救处理方法

如果需要，可以在牙椅上进行有效的胸外按压。Lepere 已证明牙椅能够提供足够的脊柱支撑，确保在心搏骤停时体循环有充足血容量。大多数牙椅是可预定程序的，使临床医师能够调整到急救体位。儿科治疗椅背是平坦的，适合实施所有的急救治疗，可以在儿童的腿部下方放置枕头，抬高下肢。几乎所有的医疗急症都会出现意识丧失，共同的原因是脑部供血不足。意识丧失被定义为对感觉刺激没有反应（如语言或肢体接触刺激）。将患者放平能够增加脑部血压，大多数情况下患者能够重获意识。如果患者仍然没有反应，则要实施 ABC。

2. 气道

通过倾斜患者头部和抬高下颌，操作者和治疗团队成员必须立即确保气道开放。通过此操作可以预防脑部损伤，因为其将舌从咽后部移走而排出了阻塞物（舌体），继而获得氧气。如果在这一操作后仍未获得通气，医师需要重置患者头部。如果还是没有开放气道，医师应当实施推下颌骨动作，将拇指放置在患者下颌角后方并且向前推。镇静过程中常见的两种紧急情况是呼吸道阻塞和呼吸抑制。

3. 呼吸道阻塞

至今为止，口服过量镇静药物的最常见医疗紧急情况是呼吸道阻塞。在这种情况下，儿童牙科医师必须终止牙科治疗，抢救患者。虽然存在患者对药物过度敏感的可能性，但在牙科诊室中，大多数口服镇静药物过量的情况是因为牙科医师使用了超出推荐剂量的药物。苯二氮䓬类药物最容易引起呼吸道阻塞。如今在儿童牙科诊室中，苯二氮䓬类药物是使用最多的口服镇静类药物，且当使用推荐剂量时，非常安全。然而，有的儿童牙科医师会在临床操作中挑战口服镇静药物的极限。虽然增加镇静药物的剂量确实会提高效果，但若超过制造商推荐的剂量会导致安全性降低。药品说明书的推荐剂量是既安全又有效的。超过此剂量，无安全性保障。

舌体松弛并阻塞气道是典型的引起呼吸道阻塞的原因。处理方法是将舌体拉出气道以外，传统处理方式为简单的头部倾斜和抬高下颌。目前，轻度倾斜头部和抬高下颌后推下颌骨被证明更加有效。

最终确定，向任意一边抬高患者头部 30° 以打开气道更为有效。假设给予的口服镇静药物量并没有大到引起呼吸道阻塞，患者应当在 1～3 分钟内恢复意识并能自主呼吸。

急救箱中的氟马西尼可以减少苯二氮䓬类药物的效果。但是，药品说明书中明确强调该药物只能通过静脉注射。氟马西尼不能通过肌内注射、皮下给药或舌下含服。故对于大多数不经常操作静脉注射的儿童牙科医师来说，使用氟马西尼并不容易，所以不能依赖氟马西尼来处理苯二氮䓬类药物过量。

4. 呼吸抑制

仅次于口服过量镇静药物的呼吸道事件为呼吸抑制。它极少发生在单独使用苯二氮䓬类药物后。呼吸抑制事件的发生基本上总是和与苯二氮䓬类药物联合使用的阿片类物质有关（从不单独使用）。口服阿片类药物有助于镇静，但它们也确实会增加风险。阿片类药物不如苯二氮䓬类药物的安全范围大，而且过量服用后不能靠简单地倾斜头部和抬高下颌来急救。再次强调，不超过制造商推荐的最大剂量意味着几乎不会过量。尽管如此，通过每次增加“一点点”来超越极限会最终引起过量。呼吸抑制总是发生在呼吸阻塞之后，或伴随发生，故还是需要做倾斜头部抬高下颌和（或）推下颌骨的操作。除了进行良好通气的操作之外，呼吸抑制需要通过使用袋瓣式面罩装置来获得正压氧气以增加或替代患者的呼吸运作。用双手拇指封闭面罩，并通过推下颌骨来抬高下颌以打开气道。一人实施通气，另一人用双手维持人工气道。

与氟马西尼不同的是，阿片类特效拮抗剂纳洛酮可以肌内注射给药。但是，较之于静脉注射给药，肌内注射给药明显需要更长的时间起效和到达峰值效果。一般认为纳洛酮肌内注射给药需要 2 ～ 3 分钟起效，10 ～ 15 分钟后达到峰值。

5. 呼吸和循环

大多数意识丧失的患者中，倾斜头部抬高下颌可以建立一个人工气道（A）。尽管如此，气道开放必须用“看”“听”和“感”技术来评估呼吸（B）。如果患者没有呼吸，给予 2 次呼吸，每次呼吸持续 1 秒，使用的空气体积量要足以看到胸廓上升。如果条件许可，移除笑气鼻罩，医师需要使用隔离设备，如袖珍面罩或面罩式装置。牙科医师需要注意，不要换气过快或者给予过多的气体。年龄小于青春期的儿童（定义为青春期开始前，由第二性征出现来决定），医师应当给予人工呼吸，每分钟 12 ～ 20 次（青少年和成人的频率为每分钟 10 ～ 12 次）。然后，触诊颈动脉搏动。对于无意识的儿童、青少年或成人患者来说，颈动脉是评估脉搏的最佳动脉血管。为了确定颈动脉的位置，牙科医师或团队成员应先触诊患者的甲状软骨，然后移动手指压入胸锁乳突肌前凹里。

尽管针对非专业人员的基础生命支持训练推荐跳过脉搏触诊环节，但此规则并不适用医疗卫生人员，包括牙科医师。医疗卫生专业人士应当能够检查脉搏。如果 10 秒后仍不能触诊到脉搏，牙科医师或团队成员应假定患者心搏骤停并进行每分钟 100 次的胸外按压，与通用的基础生命支持训练步骤一致。

牙科医师应将双手放于患儿双侧乳头连线间胸骨的下半部，然后用一侧手掌根部放置于另一侧手上向下按压。对于 1 岁以上至青春期以下的儿童来说，胸部按压为胸腔深度的 1/3 ～ 1/2。对于更大的儿童和成人，每次按压深度应当下压胸腔 3.8 ～ 5.1 厘米。医务人员快速有力地按压并获得充分的胸腔反弹是非常重要的。一人操作 CPR 的儿童胸腔按压，其通气比例与成人一样（30 ： 2），但双人操作 CPR 对儿童的比例为 15 ： 2。完成 4 ～ 5 组需要 2 分钟。与基础生命支持同步开始的是给氧。下一步是打开 AED 并且按语音指导操作。

进行以上所有步骤的目的（P → A → B → C）是为了确保患儿的脑和心脏能够接收到富含氧气和糖的血液，即细胞需要的维持正常功能的“燃料”。

（三）针对性处理措施

针对性处理措施是紧急处理的最后一个步骤，包括诊断、给药和除颤。可能的话，诊断并且进行相应处理（例如，诊断为哮喘、低血糖症以及过敏反应）。除了氧气之外（这可能是在任何一项急救中都会用到的），极少需要药物。需要注意的例外情况是急性支气管痉挛（哮喘）和过敏。

1. 哮喘

在儿童牙科患者中最常见的呼吸困难可能就是哮喘，即急性支气管痉挛。其他儿科患者可能出现的呼吸困难包括过敏反应、呼吸急促、换气过度、糖尿病酮症酸中毒或意识丧失。

在美国数以百万计的儿童罹患哮喘，这是一种被描述为呼吸困难的慢性呼吸道疾病。哮喘发作时十分痛苦并且有潜在致命可能。在美国，哮喘是儿童期一种主要慢性疾病，并且是造成儿童残疾的主要原因。

患者因哮喘而发生呼吸困难时希望坐直。牙科医师据此评估患者气道情况，能够交谈的有意识的患者即有通畅的气道，呼吸正常，并且有充足的脑部供血以及血压（足够的灌注压）来维持意识。针对性处理措施包括支气管扩张剂。对于意识清醒的患者，支气管扩张剂通常为沙丁胺醇，使用定量雾化吸入器给药。有哮喘病史的患者会有自己的吸入器。如果患者丧失意识或者由于缺氧、高碳酸血症或其他原因不能配合使用定量雾化吸入器给药，或是支气管痉挛而难以吸入沙丁胺醇，牙科医师需要联系医疗急救援助并且肌内注射肾上腺素。

2. 意识障碍

伴随着呼吸窘迫，还可能存在意识障碍或意识丧失，这归咎于一系列诱因，包括使用过量的镇静药物。

牙科诊室中患者出现眩晕有很多原因，但通常最终原因是脑供血不足及低血压。最简单和最低侵入性增加血流的方法是将患者置于仰卧位。仅有眩晕症状的患者通常是有意识并且能够交谈的（已评估气道、呼吸和循环）。针对性处理措施仅包括将患者放置在适当的仰卧位。特伦德伦伯格体位（Trendelenburg 体位，即屈式体位）并不是理想体位。在此体位，胃肠下部的内容物撞击在膈膜上，增加呼吸负担。一旦患者被放置在合适的体位，儿童牙科医师应当评估眩晕的原因。什么原因，是由于血管迷走性昏厥还是低血糖症或血容量减少。尽管有很多可能的解释，在牙科诊室中发生意识丧失的最常见原因（假设没有使用药物）是昏厥和低血糖症。

3. 血管迷走神经性昏厥

昏厥，或血管迷走神经性昏厥，是牙科诊室中最常见的医疗急症。昏厥的发生率在两个年龄段中较高：青年（15 ～ 24 岁）和超过 65 岁的老年人。然而，在大龄婴儿和刚学步的儿童中也出现一个小高峰。目前在低龄人群中导致昏厥的最常见的原因是反射性昏厥，尤其是血管迷走神经性昏厥。

治疗的基本原则同前述眩晕的治疗方式。牙科医师或治疗团队成员应将患者放置于仰卧体位。大多数昏厥患者气道通畅，呼吸正常并有足够的脉搏。典型的昏厥患者通常在 30 ～ 60 秒会对体位变化产生反应。如果患者在此时间内没有反应，可能不是简单的昏厥，牙科医师必须考虑其他的原因。让有反应的患者保持在仰卧体位，给予纯氧直到完全清醒。为了使身体恢复到正常水平，当天不能再让患者接受任何其他的牙科治疗。

4. 低血糖症

牙科医师应考虑的眩晕的其他原因包括低血糖症。这些患者可能会有糖尿病病史。1 型糖尿病（有时还有 2 型糖尿病）的儿童牙科患者自己注射胰岛素来降低高葡萄糖水平（0 高糖血症）到正常值的上限以下（120mg/mL 或 6mol/L）。由于注射胰岛素，糖尿病患者必须立即摄入食物以防止低血糖症的发生。引起 1 型糖尿病患者低血糖症的最常见原因是注射胰岛素后未进食。

临床典型的低血糖症患者易于识别，因为常伴有多汗和心动过速引起的眩晕。随后，他们昏迷并最终丧失意识。只要患者有意识，医务人员就要将其放置在舒适的体位。有意识的低血糖患者气道通畅，能自主呼吸，并且有正常的脉搏。低血糖症患者的治疗方式是注射糖类（指葡萄糖，而非蔗糖）。低血糖症的无意识的儿童口腔科患者需要非经胃肠给药葡萄糖。绝对不能向丧失意识的患者口内放任何东西。对儿童患者缺乏静脉穿刺经验的牙科医师需要求助医疗急救援助。

在上述意识丧失病例中的任何一种情况下，紧急情况的初始处理是相同的。牙科医师应将患者放置在仰卧体位。如果患儿在 1 分钟内没有反应，医师基本可以排除昏厥。牙科医师需要打开气道并且评估呼吸（看，听，感）。如果患儿有呼吸，那么接下来应该检查循环系统。患儿颈动脉有无明显的搏动（婴儿中检查前臂动脉），患者有自主且正常的呼吸可能是低血糖症或脑血管意外，但不是心搏骤停。心搏骤停的患者不能自主呼吸（尽管仍有终末濒死呼吸）。窒息患者需要 100% 纯氧正压通气。

有自主呼吸的、被放置在仰卧体位的患者，如果在 30 ～ 60 秒内没有反应，那么可能是低血糖症或脑血管意外。如果患者血压正常（即接近基线值），那么可能的原因是低血糖。

5. 癫痫

在牙科诊室中，发生剧烈抽搐的患儿通常具有癫痫病史，常被称为癫痫患者。针对癫痫的首要治疗措施同其他医疗急症。当患者强直阵挛发作时是无意识的，需要被放置在仰卧体位。牙科医师应当将患者最大限度地“倾斜头部、抬高颏部、推开下颌”。癫痫发作的患者有正常的呼吸和心血管功能，牙科医师可以摸到强有力的颈动脉搏动。

儿童牙科医师或治疗团队成员必须撤除患者口中所有的牙科治疗器械以保护患者不受伤害。当患者癫痫发作时不能在其口中放置任何东西。儿童牙科医师或治疗团队成员应当将患儿家长带入手术间来帮助评估患儿病情。家长可以判断患儿表现是否是平日典型的癫痫发作，如果是，只需要进行简单的监测。另一方面，如果此次癫痫发作非常严重，儿童牙科医师需要联系医疗急救援助。

6. 局麻药物过量

直至癫痫发作前，很多儿童牙科医师都没有意识到局麻药物过量。当然，预防是最重要的。局部麻醉不要超过药品说明书规定使用的最大剂量一般不会出现这个问题。只有当患儿气道没有维持打开时，过量使用局麻药物才可能会致命。需要倾斜头部、抬高颏部和（或）推开下颌。在任何医疗急救中都需要给氧。对于大多数儿童牙科医师来说，上述这些即是局麻药物过量使用的全部治疗原则。然而，如果是经过训练可以进行静脉注射的儿童牙科医师，可以使用脂肪乳剂进行静脉注射。起始剂量为 20% 脂肪乳剂 × 1.5mL/kg。

7. 过敏反应

过敏反应可轻可重。根据 Malamed 提供的数据，“轻度过敏反应”是仅次于昏厥（眩晕）的在牙科诊室中最常见的医疗急症。此外，过敏反应在常见医疗急症中排名第 11 位。在牙科诊室中最常见的变应原是乳胶。引起药物性过敏反应最常见的是青霉素。患者可能会对青霉素和青霉素类药物过敏（阿莫西林、复方阿莫西林等），以及其他在诊室内开具、给药及分发的药物和试剂。需要注意的是，在牙科诊室中，因注射局麻药物导致的真正的过敏反应的发生率接近零。

如果过敏反应仅表现为瘙痒、荨麻疹或皮疹，那么即为轻度过敏反应（不危及生命的）。但是，如果患者出现心血管和（或）呼吸异常，通常可见由于低血压和（或）脑供血不足（心血管问题）造成的眩晕或意识丧失，或呼吸困难（呼吸道问题），牙科医师必须将此类过敏视为危及生命的状态。

除了严重程度之外，过敏反应还需要用时间来描述。暴露在变应原数分钟至数小时之后才发生的过敏反应被称为“迟发性过敏反应”，而那些在接触变应原数秒钟至数分钟即发生的过敏反应被称为“速发性过敏反应”。一般情况下，过敏体征和（或）症状出现得越快，越有可能发生严重的过敏反应。本章目的不在于回顾过敏反应的复杂病理生理基础，如 IgE、IgG 以及其他抗原、抗体和细胞反应，也不包括处理那些并不危及生命的轻度过敏反应。

过敏反应是一种有着复杂机制和临床表征的急性的、危及生命的、系统性的反应。停止使用导致过敏的药物并且尽早注射肾上腺素是治疗的基础。肾上腺素是治疗过敏反应的首选药，因为其是 α_1 受体激动剂，能够帮助升血压，而 β_2 受体激动剂能够舒缓支气管平滑肌。用自助注射器在大腿上肌内注射肾上腺素会更快吸收并且等离子体水平会更高。同时在大腿（股外侧肌）肌内注射肾上腺素还优于在手臂（三角肌）肌内注射或皮下注射。在过敏反应中没有确定的静脉注射肾上腺素的推荐剂量。因为有潜在致死性心律失常的风险，在心搏骤停患者中，或那些对静脉注射血浆替代品不反应的极低血压个体，肾上腺素只能通过静脉注射给药。

如果过敏反应严重，患者会（或即将会）丧失意识。牙科医师需要将患者放置在仰卧体位，打开气道，评估呼吸。通常，呼吸是自主且充足的。如果患者停止呼吸，牙科医师必须立即使用袋瓣式面罩装置给予正压纯氧。如果患者丧失意识，脑部血压会非常低。另一名牙科治疗团队成员必须立即联系医疗急救援助，因为患者很可能需要住院治疗。对门诊患者发生过敏反应的恰当药理学处理已列在图 7–2 中。

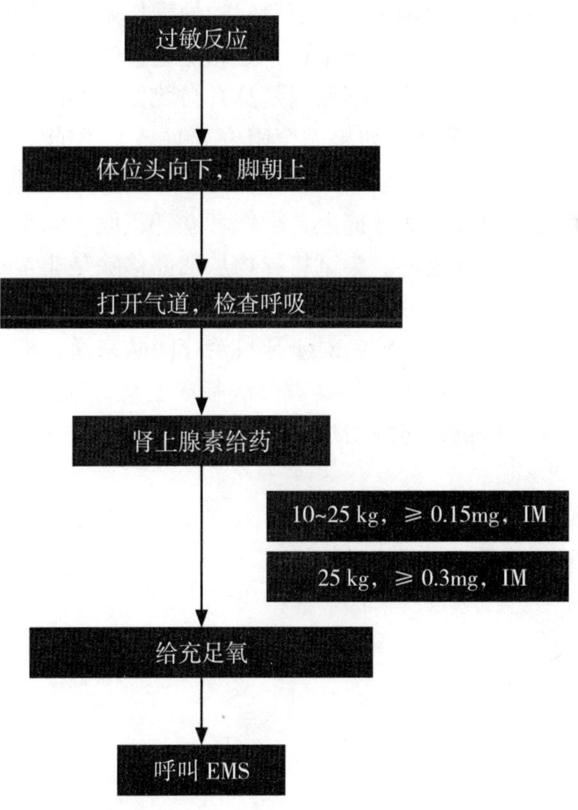

图 7–2　过敏反应的药物管理

预防：在处理可能有过敏反应史的牙科患者时，第一步是与过敏学专家讨论变应原的检测。如果可以的话，应当延期治疗，直到检测出变应原。如果变应原确定是局部麻醉药，那么应选择是使用全身麻醉，或者使用组胺拮抗剂，例如苯海拉明来作为局麻药。大多数注射式苯海拉明拮抗剂具有局部麻醉性能。就这一点而言，苯海拉明是最常使用的组胺拮抗剂。

8. 异物吸入

在牙科操作中，一个常见的危险是牙科器械和材料的误吸。在修复步骤中，尤其是在镇静下，对象是低龄儿童并且气道管理非常困难，异物吸入是一个问题。此类事件更加强调了预防的重要性。牙科医师应当常规使用充足的隔离装置以及强吸。应当常规使用橡皮障并且绝不能在镇静患儿口中使用棉卷。在撤去橡皮障后，当使用不锈钢预成冠时应该格外小心。使用网垫作为咽喉隔离物，助理应该准备强吸引器来找回掉落的预成冠。

通过强吸，大多数异物卡在外周气道。大的、尖的或不规则的物体可能卡在喉部入口处，尤其是在低于 1 岁的婴儿中。异物也可能卡在气管中，但在大多数情况下吸入的异物会进入主支气管。在成人中，右侧支气管是异物卡住的最常见部位，这是由于其直径更宽并且走向更直。然而，在儿童中，异物卡住的部位是由个体的气道解剖结构决定的，并且有研究表明，在此年龄组中异物吸入在左、右主支气管的分布差异很小。这通常被解释为在儿童气道中相对对称的支气管角，直到 15 岁。

美国心脏学会已出版针对异物阻塞气道急症的处理指南。如果阻塞物较温和并且患儿能够咳嗽和发声，那么建议不要进行干预，让患儿通过咳嗽和呕吐来清通呼吸道，同时观察是否有更严重的信号。这些气道反射是具有自我保护性的，说明阻塞不完全。完全呼吸道阻塞是突然的呼吸困难。如果完全阻塞并且患儿不能发声，推荐使用膈下的腹部猛推（海姆立克操作法），1 岁及以上可使用。操作时，扶起患儿，站立于其背后，向上挤压腹部，或者改成留患儿在牙椅上，操作者立于正面，以掌根挤压其腹部。如果患儿没有反应，开始进行心肺复苏。尝试将异物从咽部移除是非常重要的，盲目用手指摸索会将阻塞异物推向更深的口咽部。

牙科诊室中可能会出现医疗急症，对于牙科治疗团队来说，准备好如何应对非常重要。不管是哪种医疗急症，它们的最佳处理办法基本上是一致的：摆正患者体位，评估气道、呼吸和循环情况，提供针对性治疗。

第八章　特殊儿童口腔诊治的舒适化操作要点

一、概述

当今社会，很多人罹患残疾。尽管患病率在不同国家和地区存在差异，但估计有高达 20% 的儿童和青少年可能受到残疾或慢性疾病状态的影响。此外，随着医疗卫生技术、诊断工具的发展以及治疗方案选择的增加，残障人士的数量随之增加。例如，越来越多的早产儿由于医疗条件的改善而存活下来，但这些儿童罹患残疾的风险也增加了。

本章将讨论残疾或处于慢性疾病状态的特殊儿童患者，并通过实例来促进牙科医师在牙科诊室对这类患者的行为管理。本章还将焦点聚集在牙科团队如何与儿童患者及其家长共同创造积极的牙科治疗环境，以促进良好的口腔健康发展。与正常儿童牙科患者一样，接诊特殊儿童也涉及“儿童牙科治疗三角关系”——儿童、父母或法定监护人、牙科团队。本章将对该治疗“三角”中的每个角色进行详细阐述。为了牙科治疗和护理的成功，“三角”的 3 个组成部分必须通力协作，互相沟通。最后，负责治疗的牙科医师，应具备一定的关于儿童残疾的诊断知识，并对家庭心理学有足够的理解。

在讨论“儿童牙科治疗三角关系”的各个角色之前，必须关注与特殊儿童有直接关系的两项重要的国际声明。第一项是 1989 年由联合国通过的《儿童权利公约》，这个公约得到了世界上大多数国家的认可。《儿童权利公约》的首要重点是儿童拥有权利。根据《儿童权利公约》第三条，儿童的“最优利益”是当作出涉及或影响儿童的所有决定时应遵循的指导原则。《儿童权利公约》对于儿童在卫生机构内获得治疗和尊重的方式产生了重大影响（例如，《儿童友好保健倡议》）。儿童有权参与治疗的决断，他们的观点值得尊重，并且医师还应时刻考虑到其年龄和成熟程度。第二项声明是 2006 年由联合国通过的《残疾人权利公约》。它的目的是“促进、保护和确保所有残疾人充分且平等地享有所有人权和基本自由，并促进尊重他们固有的尊严。”《残疾人权利公约》注意到社会对于残疾人观念的改变。从历史上看，残疾个体常被视为客体而非主体。过去，社会以慈善、施舍的名义向残疾人提供帮助和支持，而现在不再被认可。《残疾人权利公约》提高了残疾人的地位，它强调了残疾人是与其他人一样的主体，因此他们享有和他人相同的权利，这其中当然包括与健康有关的权利。治疗儿童的牙科专业人员需要意识到这些社会态度的变化，并在实践中遵守这些原则。

由于本章涉及残障儿童，所以如何对“残障”进行定义是很重要的。现在，残障和慢性疾病状态不仅被视为国际疾病分类中定义的一类诊断，对残障和慢性疾病状态的理解和分类同时也基于“生物 – 心理 – 社会”模式，后者在世界卫生组织国际功能残疾和健康分类（International Classification of Functioning，ICF）及其对于 17 岁以下个体适用的儿童和青少年版（International Classification of Functioning，Children and Youth Version，ICF–CY）中有所阐述。作为一种模型，ICF 就解剖结构、身体功能、活动性和参与度等方面阐述了人的功能。这些功能受健康状况、环境因素和个人因素的影响。现在，ICF-CY 作为一种分类方法，包括了超过 1600 个与解剖结构、身体功能、活动性与参与度以及环境因素相关的项目。这种通用的分类法允许比较由不同病因导致的健康状况，它可以从生物 - 心理 - 社会的角度来描述一个人的健康概况。这种观点从牙科角度来看是有益的，目前口腔健康领域核心单元的相关研究正在进行。ICF 和 ICF-CY 提供了一种理解“正常 - 残疾”这种连续统一体的新方法，它侧重于个人的整体健康状况，而不是只专注于某种特定的残疾或病损。通过这种方法，显然任何人都可能曾经历健康问题，从某种角度上来说，这也是一种“残疾”。

二、特殊儿童

每个儿童都是独特的个体。这不仅适用于正常生长发育的健康儿童，也适用于残障或处于慢性疾病状态的儿童。儿童和青少年在成熟度、人格、脾气和情绪方面表现出巨大的差异。此外，特别是对于残障儿童来说，认知理解、行为守则和交际能力各不相同，这导致他们脆弱的心理和应对牙科治疗的能力也大不相同。

残障儿童患者的特殊性体现在许多方面。本章重点介绍因残疾或慢性疾病状态而有特殊需求的儿童，但重要的是要承认这种特殊性也可能因为其他的原因。例如，有语言障碍的儿童可能是因为他们迁移到一个陌生的国家，或是因为他们是移民家庭的成员，而在家中主要用他们的母语交流。沟通非常必要，它是治疗成功的基础。如果患儿或其父母不说当地的语言，就需要翻译。生活在贫困的社会经济环境中或其父母患有智力或精神障碍的儿童，需要得到牙科医师的特别关照。而且，必须记住并不是所有的儿童都以相同的速度生长发育。这些儿童可能不一定有残疾，他们只是发育迟缓，沟通和治疗需要调整到与他们的发育水平相适应，而不是根据他们的年龄。最后一个例子也说明了牙科医师，特别是儿童牙科医师应该掌握儿童生长发育的知识。儿童的生长发育、成熟水平也因他的残疾状态和受到的医疗条件的不同而有所差别，并且可能受到贫困的社会经济环境或父母疾病的影响。

了解儿童能力的最好方法是问诊。详尽的病史采集是必要的，理想的状况是儿童和父母都应该接受牙科医师的问诊。健康儿童的常规病历应包括关于医学诊断、用药情况、家庭和社会环境、学校和同伴问题等在内的信息。然而，对于特殊儿童患者，问诊需要更加详细，包括与该儿童特殊状况密切相关的信息。

当获取病史时，尤其是应询问围生期和出生时的情况。低出生体重、低血氧饱和度等并发症和感染可影响营养、生长和发育。儿童具有几个发育的节点，但这些节点仅在有限的时间内开放。儿童每通过一个节点或水平，在此过程中为其提供管理下一成长阶段所需的要求。例如，早产儿往往有吮吸、吞咽或呼吸障碍，这也可能因为受到他们接受的医疗干预的影响。然而，母乳喂养或吮吸有困难的新生儿可能面临进食困难的风险更大。发育训练通常可以预测儿童一般在较早年龄时就学会饮用流体和吞咽动作。基于这些技能，随着儿童日益成熟，不断喂食新类型的食物，他们将能够食用多样化的食物，体验味道和温度。在训练食用其他种类的食物前，先要成功地学会咀嚼和吞咽食团。一些由于早产或医疗问题而出现喂养困难的儿童在口颌区域会过度敏感，如果不进行治疗，可能使刷牙等基本的口腔卫生保护措施都难以进行，甚至牙科检查也存在困难。

围生期在牙齿矿化过程中也很重要。据报道，釉质矿化不全和釉质发育不全在早产儿中更常见，磨牙和切牙的釉质矿化不全在这些早产儿中发生率更高。此外，相比其他儿童，早产儿的牙科行为管理问题和牙科焦虑发生的可能性也更高。

病史应涵盖所有医学问题，关于住院的时间、用药史和负责儿童医疗保健的医师信息应尽可能详细。有些疾病和药物可能影响口腔健康，牙科医师应寻找是否存在任何与牙科护理有直接影响或相互作用的疾病及药物。儿童牙科医师还可能遇到一些罕见的疾病和综合征。除了教科书，牙科医师可以通过互联网，依靠一些优秀的数据库了解更多关于疾病的一般信息，例如“孤儿网”和“中国残疾人联合会”。另一个有用的网站是“双体”，可以通过 Pub Med 访问。一些国家还有专门研究口颌与牙科学方面罕见疾病的国家中心，如瑞典罕见疾病国家资源中心，它用英语提供了网站和智能手机应用程序。

其他重要的病史包括关于孩子的日常生活及他的优点和弱点。对于残疾或有健康问题的儿童，需花费大量时间讨论儿童的问题和弱点，当然，了解他的优点同样重要。

当计划进行一次个性化诊疗时，了解儿童的优点是有用的。例如，儿童可能容易被突然的、巨大的噪声惊吓，但同时对音乐感兴趣，并且对于某种特定类型的音乐尤为享受。该信息对牙科医师十分重要。例如，牙科医师可以在治疗期间播放音乐，或用音乐的名词来解释治疗过程中发出的声音。这项工作不仅可以减少牙科医师为了避免发出噪声耗费的精力，还减少对引起患儿反应的吸唾管声音的担忧。有些人可能认为有些牵强，但是当面对特殊儿童患者时，往往需要摆脱传统牙科医师的角色。要成功完成对特殊儿童的诊疗意味着牙科医师要尝试新的方法，常需要做出非常规的选择。

当父母和医疗保健专业人员讨论患儿的病情和限制时，让儿童在场并不总是最佳的选择。牙科医师可以试图通过没有儿童在场的父母约诊或安排电话采访来克服这个困难。避免向患儿透露负面信息、提前从父母处获得信息，可以使牙科医师更好地准备面向特殊儿童患者的首诊。通过预先收集患儿的重要信息，牙科医师可以在首次接诊时将注意力充分地投入到患儿本身和双方互动上去，而不必从病史开始。

三、家庭

父母和家庭是“儿童牙科三角关系”的第二部分。特殊儿童的父母在许多方面不同于健康儿童的父母，同残疾儿童一起生活会影响家庭生活的方方面面。有残疾或处于慢性疾病状态儿童的家庭，所有家庭成员都承受着巨大的压力。研究表明，母亲比其他家庭成员承受更多压力，并承担更多的责任。这种关注和担忧可能是终身的，并且不同于其他父母在他们孩子成长时常见的担心。作为成年残疾子女的父母，将会对其子女应该在哪里生活，是否能得到足够的帮助，以及当父母不在身边时会发生什么情况产生担忧。

拥有残疾儿童成员的家庭，其自力更生的水平或协调性影响他们如何应对儿童的医疗和牙科护理，以及如何管理抚养。家庭在平衡其脆弱的主观感受和从他人获得支持的方面尤为重要。这种观点强调获得支持的重要性，据报道能提高残疾儿童的身心健康水平。家庭除了获得来自亲友等的支持外，获得来自社会部门和卫生保健专业人士（包括牙科专业人员）的支持和积极响应同样重要。能够自力更生，且已经适应生活处境的父母和家庭，往往会增加他们照顾子女的信心。由此可以让他们的生活压力变小，能自主地生活。这将会影响他们如何应对他们的孩子在医疗和牙科治疗（包括家庭预防护理）

方面的需要。由于预防口腔疾病需要与家庭建立良好的关系，牙科团队需要对残疾人的生活有充分的了解。为了达到这种平衡，在治疗患儿的同时考虑整个家庭非常重要。

在 Trulsson 与 Klingberg 的一项研究中，患有严重和复杂疾病的儿童的父母接受了关于孩子口腔健康和牙科治疗问题的采访。父母们提出了希望能在牙科团队中看到的 5 种特质：尊重、参与、连续、知识和可行性。这 5 种特质可能被认作是同一个问题，但显然这些需求没有得到满足。采访中的另一个有趣的发现是，父母描述他们孩子的主要口颌或口腔健康问题的方式。根据受访父母的回答，他们孩子的主要口腔健康问题与营养和沟通有关。他们还提到牙齿咬合不齐，但只是关于改善咀嚼、语言功能、减少牙创伤风险的可能性，并没有美学上的要求。其他诸如龋齿和牙龈炎等口腔健康问题也没有父母提及。可能有人认为这与这项研究涉及患有复杂疾病的儿童有关，但不管如何，患儿父母和牙科医师双方对何者才是最重要的问题上明显持有不同的观点。

四、牙科团队

在发病率和未满足的医疗需求比例方面，残障人的口腔健康与正常人可能存在不平等。虽然大多数儿童牙科医师接受过接诊特殊儿童患者的培训，但只有通过对全体牙科医师进行教育和培训，才有可能提供大规模的基础保健。研究表明，提升牙科团队对有特殊需求患者的接诊能力和经验，对于确保所有人获得口腔健康是至关重要的。

残障儿童的牙科治疗差异很大。其中有很多原因，有一些重要原因与牙科医师本人和团队有关。研究指出，许多牙科医师和团队中的其他成员在治疗残障人方面感到知之甚少。造成这种感观的原因包括，许多牙科医师缺乏治疗残障患者的知识和经验，并且在本科或研究生课程中也几乎没有得到相关培训。由于牙科专业人员对这些患者的矛盾态度可能导致他们减少对这类患者群体的治疗。因此，要想成功地进行对特殊儿童患者的牙科治疗，在很大程度上取决于牙科团队，尤其是牙科医师自身。

区别化治疗的另一个原因是家庭的经济水平。社会保险制度也影响残障儿童的牙科诊疗，从长远来看也影响这些儿童的口腔健康。如果需要用药物方法治疗患者，可能相当昂贵。治疗特殊儿童患者成为牙科医师的极具积极意义的挑战，并使他们有机会在专业领域内学习进步。成功地管理和治疗特殊儿童患者，并让儿童重获笑颜，会给牙科医师带来巨大的专业满足感。这也让治疗特殊儿童患者的工作变得很特别。

下面介绍各类残疾，它将为牙科医师和牙科团队提供一些有用的提示。

五、躯体残疾

躯体残疾构成了残疾中的一大部分，一些躯体残疾使儿童运动能力降低，对其日常生活产生了重大影响。同是躯体残疾，临床表现的差异很大，从四肢麻痹到影响肢体或肢体的部分功能。一些躯体残疾可能出生时就存在，而另外一些躯体残疾可能是后天由于创伤或疾病获得的。这类常见残疾为脑瘫，其具有 4 种主要亚型：痉挛型（肌肉僵硬）、手足徐动型（慢动作）、共济失调型（缺乏肌肉平衡和协调）和混合型（具超过一种类型的脑瘫，最常见的是痉挛性运动障碍）。其他常见的疾病是肌营养不良症和脊柱裂。对于导致身体活动减少的疾病，如果肌肉张力改变的话，将存在身体姿势在生长模式和口腔健康方面对口腔产生影响的风险。因肌张力减退而无法支撑头部位置的患者，其发生错𬌗畸形的风险会增加，因为原本调节牙齿生长的肌肉力量受到影响，如舌、颊和其他相关肌肉结构的张力太低，反之，肌张力过高患者也是如此，如痉挛型患者有时会出现自我伤害或咬伤。这些患者治疗困难，牙科医师可能不得不使用咬合支撑物或开口器来防止儿童患者在治疗期间无意识地咬伤。

患者安然坐在牙椅上有助于牙科医师提高治疗质量和促进良好的患者管理。一些患者可能会在从轮椅转移到牙椅时遇到困难。尽管困难，但仍应尽可能将患者转移到牙椅上。椅位调节次数过多会增加患者的焦虑，为了减少牙椅调节量，一些牙科医师会在患者就座之前将牙椅预设在大致位置。儿童患者使用正常牙椅改善了牙科医师人体工程学位置，便于治疗及改善牙科治疗的质量。牙科诊室必须设计并预留可容纳轮椅的空间。在许多专门治疗特殊儿童的诊室中，使用滑动设备和升降系统可以将患者移动到牙椅上。

为了使患者更舒适地坐在牙椅上，可以使用不同种类的坐垫。坐垫对于大多数儿童患者非常有用，因为通常牙椅都是根据成人的身长设计的。还可以使用特殊的衬垫来支持低肌张力或处于痉挛状态的患者的身体。这些衬垫提供被动支撑，但不同于束缚装置。尼龙搭扣用于将衬垫固定在适当位置。对于有痉挛问题的患者，调整坐垫以帮助屈曲膝盖和髋关节（理想状态是呈 90° 屈曲），并将头部倾斜到颏胸位。这个位置可以帮助减少痉挛，并且使儿童更容易放松。这些衬垫也可用于智力残疾或精神残疾的患者。非残疾患者也可以从舒适的衬垫中受益。

一些有吞咽困难的儿童可能面临吸入风险。因此，牙科团队提高警惕并在治疗期间及时清除分泌物和牙科杂物是非常重要的。对于一些儿童，病情严重时，所有牙科治疗都需要在全身麻醉下进行。

镇静通常有助于减少焦虑，并帮助残疾儿童在治疗期间放松。最小剂量镇静常足够。同时，各类型的镇静剂及其剂量必须个性化选择。除非儿童能用鼻呼吸，否则不应该使用笑气镇静，因为除了无法吸入导致镇静无效外，笑气还会暴露于工作环境中。《（美国麻醉医师协会 ASA）身体状况评估》对于残疾儿童极为重要，如果镇静过程中出现任何问题应立即咨询儿科医师。对于某些儿童，牙科治疗不能按常规方法成功镇静，此时在全身麻醉下治疗可能是唯一的选择。获得全身麻醉设施的情况因国情不同而异，应努力为这类儿童争取医疗资源。缺少全身麻醉可能导致牙科治疗效果不理想，以及口腔健康进一步恶化，甚至根本无法治疗。从这个角度来看，如果社会想要确保残疾儿童与他人享有同等水平的口腔保健权利，实现全身麻醉医疗服务是一种公共义务。

通过将儿童的头部靠在操作者的身体上，通常可以获得令人满意的稳定性。使用橡皮障可以提供安全感，对于儿童行为管理是有帮助的。开口器有时可以在口内使用。束缚装置可以用于帮助约束其运动，或者有时在儿童的踝部上简单绑带也可以帮助稳定。这种额外装备可以保护儿童、促进牙科手术的便利和确保安全。束缚装置的使用存在地区差异。在瑞典和一些其他欧洲国家，束缚在文化上不被接受，在任何情况下都被法律禁止。但是，这些国家的临床医师需要花费额外的时间同父母和儿童一起努力，才能够在不使用束缚装置的情况下成功地治疗患者。然而，在不少国家，为了使知情同意的患者和（或）其父母受益，治疗时会使用到某些形式的约束措施。

另一种形式的躯体残疾是肥胖。美国疾病控制与预防中心将肥胖症归类为成人和儿童中生理、心理和社会因素干预下的一类流行病。在许多发达国家和发展中国家，超重和肥胖的发生率正在上升，其中的儿童肥胖最令人担忧。目前，在美国有 32% 的儿童和青少年超重或肥胖。在英格兰，有近 1/4 小学的儿童出现超重或肥胖，而到他们 11 岁时，超重或肥胖的比例增加到 1/3。据数据显示，其他国家中肥胖发生率也呈上升趋势。

人群中肥胖人数的上升可能对牙科专业人员产生影响。肥胖不仅会直接影响牙科疾病，还会影响牙科疾病的发展及治疗，还有传统牙科基础保健环境中治疗肥胖的实际难度。肥胖流行的速度已经超过了其对于医疗服务即将发生危机的认识，发达国家的许多医院和牙科诊所现在认识到需要配置治疗肥胖者的设备，如能承受体重 350kg 以上患者的床、起重器械、轮椅和便桶。

许多肥胖儿童来自社会经济水平较低的家庭。有几个因素导致超重和肥胖：不良的饮食习惯、大量食用快餐、含糖饮料、精制的小麦面包、很少或缺乏运动，以及一些遗传因素的影响。即使超重或肥胖的年轻儿童并不总是出现龋齿，但是如果体重未经控制，龋齿和牙龈炎症的风险也将增加。超重和肥胖会影响患者的 ASA 评估，牙科医师应该意识到肥胖对许多牙科常用药物的分布、结合和消除的影响。肥胖可能使患者药物性行为管理时用药复杂化，并且已经有关于牙科手术镇静期间的不良事件的报道。当肥胖者使用咪达唑仑或阿片类药物（如哌替啶）时，可能增加其呼吸抑制的风险。肥胖儿童使用面罩通气、喉镜检查、抽吸会遇到困难，术后肺不张、气道阻塞、支气管痉挛、血氧饱和度降低和危险呼吸事件的发生率也会增加。

除了关注肥胖儿童的牙科需求，基于以下几个原因，关心儿童的牙科医师在帮助解决儿童肥胖症的流行上处于独特的地位。第一，牙科医师可以定期访视儿童，提供纵向咨询并能够从小对其体重状态进行监视；第二，牙科医师比儿科医师更有可能定期访视年龄较大的儿童；第三，牙科医师可以提供可靠的膳食咨询。大多数治疗儿童的牙科医师认为，膳食咨询是口腔健康的重要组成部分。

对于牙科专业人员来说，超重和肥胖筛查时最困难的任务和障碍可能是确定儿童不健康体重状况的表达方式。然而，出于同情和鉴别力，牙科医师会指出问题，并发现孩子是否需要体重咨询。如果没有，牙科医师应该帮助孩子进行医学评估。由于肥胖和超重的治疗由几种不同的方法组成，这些方法又是个性化的，且需要在仔细医疗评估后决定，故牙科医师应仅限于对口腔健康问题提供建议。

六、智力残疾

根据美国智力和发育残疾协会规定，现在“智力残疾”取代以往“智力迟钝”而成为首选术语。2013 年 5 月出版的 DSM-5 手册（《精神障碍的诊断和统计手册》，第 5 版）出现了这个术语。根据美国智力和发育残疾协会的定义，智力残疾的特征“在于智力功能和适应性行为方面的显著限制，其涵盖许多日常的社会和实践技能。这种残疾发生在 18 岁之前”。智商低于 70 的个体被认为有智力残疾。然而，目前的定义包括精神功能和个体环境中的功能性技能。所以，具有低于平均智商的人可能不被认为具有智力残疾，除非他们在两个及以上的适应性行为中表现出缺陷。但智商测试依然是测量智力功能的主要工具，根据 DSM-5，智商评分低于人群平均水平两个标准差及以上，低于 70 的智商评分将被认为存在智力残疾。智商在 50 ～ 69 表示病情温和或可通过教育改善，智商在 50 以下则表示严重智力残疾。约 3% 的人群受到智力残疾影响，0.6% 的人群受到严重智力残疾影响。

智力残疾有诸多原因，最常见的原因包括遗传缺陷（如唐氏综合征）、围生期损伤（出生前、出生时或出生后的缺氧）、感染（如风疹或脑膜炎）或脑创伤。

由于智力残疾水平不同，个体的症状和表现差异很大。一般来说，智力残疾的儿童在获得自主生活的能力方面缓慢，难以记住事物，语言发育迟缓。有些儿童的智力残疾比较轻，经常只需要一些微小的支持就能成为可配合诊疗的牙科患者。在另一方面，不管在什么情况下有严重残疾的儿童都需要全方位的帮助，这些儿童经常需要在全身麻醉或镇静下进行牙科护理。并发症在智力残疾患者中很常见，许多智力残疾儿童还有其他健康问题，如其他躯体残疾、癫痫、神经精神问题、先天性心脏缺陷。

对所有儿童而言，为智力残疾儿童创造安全的环境是成功牙科就诊的基础。为了使儿童感到安全，必须至少满足3个条件：①儿童、陪同人员和牙科医师之间和谐的关系。②治疗期间疼痛的风险最小化。③帮助儿童建立控制感。逐步使用“告知－演示－操作”，有时可以在教育工具如照片或图片的帮助下以缓慢的速度执行。牙科医师应该给予患者掌控全局的感觉，使儿童知道将要发生什么，并且确信如果自己发出信号，该牙科医师会做出反应或停止。

由于智力发育减慢，许多智力残疾的儿童与其他儿童相比能力有限。因此，这些儿童的社会功能也受到影响，这与他们的残疾程度密切相关。要想让智力残疾的儿童和青少年在牙科环境中感觉舒适，则必须对这些患者投入一定的时间。这些儿童会因每次就诊时都面对同一个牙科团队而受益，牙科检查和简单的治疗通常更容易被智力残疾的儿童接受。所有治疗必须根据每个患者的能力和需求不断做出个性化的调整。例如，和其他正常儿童一样，打麻醉药会激起智力残疾儿童的恐惧，而打麻醉药后的麻木感有时更会引起强烈的负面反应。智力残疾的儿童不明白这种感觉为什么会发生以及它最终会消失。诸如咬唇或咬颊的并发症可能发生，在情况允许时，使用牙周韧带注射可能有助于避免这个问题。

很多智力残疾的儿童动手不便，又缺乏对保持良好口腔卫生习惯的理解，因此他们需要别人的帮助来进行刷牙等日常行为，并且这种帮助常需要维持到成年。

七、感觉障碍

主要介绍有不同程度听力和视力残疾的儿童的牙科治疗。视听感觉的缺陷干扰了医患沟通，并可能导致患者治疗的困难。

尽管在成人和老年人中更常见，听力残疾同样会发生在儿童中。听力损伤形式包括先天性和获得性两种，并且损伤水平从轻度到全聋不等。值得注意的是，听力残疾与其他情况（如智力残疾）以及一些综合征很有可能成为并发症出现。听力残疾儿童比听力正常的儿童更难学习词汇、语法、词语顺序、言语表达以及言语交流。这些缺陷会影响牙科护理中的沟通和治疗。使用手语解释是必要的，如果具备条件应该尽量提供。如果没有条件，牙科团队应确保就诊时安排有额外的时间。父母也可以在向患儿解释过程中提供重要帮助。他们应当被邀请参与到诊疗中来，因为有些概念可能很难解释，如对听力残疾患儿的局部麻醉。

与听力相关的问题将影响牙科治疗期间的沟通。理想情况下，牙科医师应该知道如何用手语交流。如果牙科医师不懂如何使用手语，仍然可以学习一些在治疗期间有用的手语。例如，用手语表示“张开你的嘴”“好孩子”和“牙刷”，以及“欢迎”“再见”

等社交表达也是有益的。手语不是一种通用语言，不同的语言和文化区域可以有不同的手语。通常，认知上了解牙科治疗的大龄患儿可以成为非常好的患者，同时牙科团队也必须投入时间和精力才能完成这一任务。考虑经典的行为塑造方法：告知－演示－操作方法。口头沟通是此程序的组成部分，因此必须对听力残疾患儿采用不同的管理方式。事实上，几乎所有面向普通患儿的沟通方法都不适用于听力残疾患儿。例如，许多有听力残疾的儿童可以使用唇语，牙科医师应该在治疗期间摘掉口罩。

使用镇静可以帮助一些听力残疾的儿童。如果患有听力残疾的患儿需要广泛的牙科治疗，则应优先选择在全身麻醉下进行操作，年幼的儿童尤甚。目前新技术已经能通过耳蜗植入物来治疗听力残疾，特别是先天性听力残疾。如果患儿使用助听器装置或具有耳蜗植入物，则有时需要在治疗期间调节头垫，为患儿找到舒适的位置。有时，如果在治疗期间听力装置不能在噪声下工作，则必须将其断开，尽管这会导致更多沟通方面的困难。

听力残疾儿童可以通过使用助听器或手势交流（手语、手指拼写）来部分弥补听力损失。然而，儿童常要到六七岁才能习得这些技能，而具有正常听力的儿童此时正在学习阅读和写作。具有天赋的儿童在敬业的教师（通常是父母）的训练下，早在三四岁即可获得视觉沟通技能。

由于许多听力残疾患儿不能进行正常的言语表达，因此必须使用替代方式来传达信息。以下小贴士有助于与听力残疾者沟通：①当与患儿沟通时，请摘掉口罩，并减少背景噪声。②学习一些基本的手语。③在“魔法石板”上书写基本信息，使用图画来解释事情。④沟通时一定要面对孩子，并确保光源不在你身后或直射患儿的眼。⑤使用短信或其他儿童如今使用的电子通信形式。

为了建立与患儿的和谐关系和良好沟通，前面已经推荐了许多方法。虽然牙科医师在处理普通患儿时不必使用以上所有方式，但在听力残疾患儿的行为管理上非常重要。例如，当调节牙椅时，操作者应该确保儿童知道即将发生的事，并可以扶住患者以给予安全感。口镜在大多数操作过程中非常有用，除此之外也应该使用触觉感知。允许患儿触摸牙科仪器，这对于普通儿童顺利进行牙科操作非常有利，以至于对于听力残疾患儿来说更要最大化地促进这项准备工作。在引入新仪器或设备前使用脱敏法。例如，在口内使用压缩空气之前应依次在操作者的脸颊或手上、患者的手上进行试验。为了让患儿通过触感认知，他们应当尽可能多地得到诊室所能提供的自由环境。但是这并不意味着纵容，相反，它旨在让听力残疾患儿适应环境。儿童对牙科诊所的小工具有永恒的好奇心，听力残疾患儿也不例外。

视力残疾儿童同样存在沟通问题。根据世界卫生组织（WHO）定义，儿童盲症是指一组发生在儿童期或青春期早期的疾病和病症，如果不加治疗，会导致失明或严重的视力损害。儿童中预估的盲症患病率从富裕国家的0.3/1000到贫困国家的1.2/1000不等。

失明可以与其他疾病例如听力残疾或智力残疾一起发病。这种情况下，在处理患者之前，评估患儿的智力能力以及了解其身体固有的缺陷是非常重要的。当智力残疾或听力残疾伴随失明时，即便是同患儿采取最原始的交流方式可能都是困难且徒劳无功的。在这些情况下，推荐将其转诊给具有丰富残疾儿童治疗经验的专家。

同许多其他残疾一样，失明症状程度不同，病因不同，有的是在特定情况下发生。

有些儿童可能有部分视力，有些儿童可能在失明前具有正常的视力。当失明发生在5岁以后时，儿童可以保留一个可视的参考框架。然而，如果没有最起码的视觉体验，这些儿童不得不变成高度依赖语言，他们通过语言表达来识别对象和理解日常事件。

根据《国际疾病分类（第10版）》(2010)，视觉功能具有4个级别，分别是：正常视力、中度视力障碍、重度视力障碍和失明。中度视觉障碍与重度视力障碍并称为“低视度”，此两者连同失明一起代表了所有视力残疾。牙科医师应该经常检查儿童患者的视觉障碍程度。

由于行为塑造（TSD）中的“演示”部分对于视力受损或失明的患儿作用极为有限，或几乎不具可行性，因此必须加强牙科诊室在其他方面的教育和训练。这些患儿通过增加使用听觉、触觉和嗅觉等感觉来弥补视觉输入的缺乏。因此，新的治疗应该仔细解释，最大限度地增加除视觉以外的感觉。应该让视力残疾患儿识别所有新的声音和气味，让他们感觉到新的对象，并且尽可能地描绘这些对象。视力残疾患儿通过用他们的手指探索，可以具备优秀的触觉敏感性。他们也倾向于被动和减少活动，因为运动显然更危险，且需要花费更多的努力。他们需要更多的刺激以进入未知的体验中冒险。因此，“演示”这一步骤使用在视力残疾儿童身上异于用于正常儿童的方式，这需要牙科团队花费更多的努力来完成。

最近，学者开发了一种用于训练视力残疾儿童的口腔卫生维护的新技术。研究人员在印度的盲人学校与96名6～18岁的儿童合作，开发了视、听、触觉表现技术。该特殊的教育技术遵循此模式，儿童被告知牙齿的重要性和刷牙方法，然后儿童在模型上感知牙齿并使用牙刷去刷模型，一旦掌握这种方法，儿童就能感知到自己的牙齿并学会刷牙。研究表明，在教会视力残疾儿童使用这种特殊的个性化方法后，他们往往可以保持良好的口腔卫生。治疗视力残疾儿童是困难的，并且广泛治疗时可能需要镇静和（或）全身麻醉。因此，疾病预防才是我们的重点。

八、精神残疾

精神残疾包括自闭症和注意力缺陷多动障碍（attention deficit and hyperkinetic disorder，ADHD）等几种疾病，预计影响着至少5%的儿童群体。该疾病的诊断是基于描述个体经历的主要问题领域的一组特定症状。个体的诊断可能随时间推移而改变，相应的问题和症状也会随着个体的生长发育而改变。在DSM的新版本中相关诊断的定义和命名已经出现了一些变化，DSM-5（《精神障碍的诊断和统计手册》，第5版）在2013年5月公布（美国精神病学协会），其中一个新特征是将几种独立性疾病一并纳入孤独症谱系障碍（autism spectrum disorder，ASD），如DSM-4中包括的普遍性发育障碍，从阿斯佩格综合征（轻度）到孤独症（更严重的症状）的一系列神经精神障碍。

（一）孤独症谱系障碍（ASD）

根据DSM-5，个体应满足4个不同的标准才被诊断为ASD：非一般发育迟缓造成的社会沟通和社会互动的持续缺陷；受限和重复的行为、兴趣、活动模式；症状一定会在儿童早期出现（但在社会需求超过其有限的能力前可能不会完全显现）；所有症状对日常生活功能造成限制和损害。

据报道，如果没有其他潜在的基础疾病，ASD患儿和其他儿童的龋病发生率没有差异。可能的原因是其家庭成员看护者能够为儿童提供良好的饮食，并减少摄入致龋食物。然而，也有报道称ASD儿童与健康儿童的牙科记录相比，存在更多的牙菌斑和牙龈炎。原因可能同样与家庭成员或看护者有关，因为许多ASD儿童和青少年在进行口腔卫生保持时需要依赖他人的帮助，而为ASD儿童和青少年刷牙通常非常困难。

如果牙科治疗团队事先知道该儿童已被诊断为ASD，最好在首次就诊之前就与父母讨论患儿的病史和治疗，可以通过电话联系家人或单独安排与父母的会面来实现。在儿童就诊之前让父母访问诊所的优势是，当他们带孩子来时会感到更舒适——他们很容易找到路，知道在哪里停车，并已经认识牙科医师。此外，相比于普通儿童患者，父母角色的介入对于ASD儿童患者尤为重要。

同父母的面谈应该注重了解孩子的优点，他喜欢什么、哪些可以作为适当的奖励，以及孩子是否会说话，如果不会说话什么又是最好的沟通方式。了解孩子害怕什么非常重要，特别是噪声或强光之类的刺激。通常ASD儿童对声音、口味、气味和光线过于敏感。在进行牙科治疗时，ASD的儿童需要在治疗上获得帮助。许多孩子对某种熟悉仪式感到舒适，可将这种仪式用于治疗。对于患者而言，选择同一位牙科医师很重要，最好也能选择同一个助理或牙科医师，以便他们熟悉工作人员并且学会信任他们。ASD儿童有必要进行多次就诊逐渐接受牙科治疗。对于大多数精神残疾患者而言，ASD儿童需要在治疗上获得帮助。减少视觉和听觉的过度刺激通常是有帮助的，这将在阐述ADHD患者行为管理时进一步讨论。

由于许多ASD儿童在抽象推理上存在困难，医患之间的交流方式应该进行调整，以适应个体化的患者。应当使用细化的语言并消除抽象概念。很多ASD儿童对语言的理解止于文字表面，常误解抽象的说法，例如“小猫小狗”或“牵我的手”。采取清晰和客观的沟通是明智的，只要告诉儿童你想做什么，给出简单的指示，并省略小对话。避免涉及详细的解释和非语言的线索，患儿常会因为得到简单直接的信息而感到快乐。例如，因为牙坏了要补，而龋坏的原因并不重要。

检查或治疗的开始可以隔天，或在几天内的多次就诊后再进行，或者可在同一天连续进行几个短时间治疗。进行牙科治疗时，循序渐进地进行难度和压力增大的治疗步骤，如果患儿有需要，在每个步骤之间应该允许充分的停歇。在患儿配合得很好时，立即给予赞美和奖励。

许多罹患ASD和其他神经精神障碍的儿童和青少年可使用图片或照片作为沟通的辅助手段。牙科医师可以通过使用数码相机和打印机轻松地创建这种个性化定制的辅助工具。相册应该包括牙科诊室、患者会遇到的牙科医师和工作人员的照片。张开嘴的照片将象征着“张开你的嘴”，以及其他有用的图片，用以描绘牙刷、口腔预防工具、镜子、手术灯和牙椅。照片可以按照患者在就诊时看到的事物的顺序排列在相册里。相册也可以放在患儿家里作为一个教育工具，在准备访问牙科医师之前和在口腔治疗期间使用，以传达下一步将发生什么。知晓后续的治疗进程可能是减少焦虑和预防牙科医师儿童行为管理问题的最重要因素之一。对于患有精神残疾的儿童，更难以确保他是否能完全理解将会发生什么，他是否会对这些信息感到安心。相册中的照片或描述预期课程的书面社交故事之类的教具是非常有用的，它们可以为预约治疗行程或制订治疗计划起作用。父母在这点上可以有所帮助，因为他们知道他们的孩子将在牙科治疗期间所接受到的体验，就可以在就诊前和就诊时更好地给予孩子支持和鼓励。

在大多数情况下，应鼓励父母在治疗期间留在自己的孩子身边。许多牙科医师认为大多数父母是有帮助的。此外，在特定情况下获得支持，患儿会感到安全。但是，一些害怕牙科医师或有牙科恐惧症的父母不会支持患儿，他们可能会拒绝出席。在另一些情况下，牙科医师可能不希望在治疗期间让父母出现在旁边。

治疗的引入可以由牙科助理或护士进行。一旦判断儿童对所有干预步骤感到安全，即由牙科医师进行检查、治疗，且最好是与之前引入治疗的助理一起协作。

在治疗期间使用照片向儿童展示治疗中的各个步骤。即使当患儿见到牙科团队的新成员时，使用相同的照片并采取相同级别的治疗步骤会有助于儿童的配合并让他们感到安全。这个相册象征着“这是我们在这里的处事方式，您作为患者可以依靠我们”。这种辅助措施在治疗其他患者时也有用，如 ADHD、智力残疾，甚至年幼或焦虑的儿童患者。照片也可以作为患儿在家刷牙时的辅助工具。为此，照片可以展示刷牙用具、牙膏、患者的小贴士、牙齿表面清洁的插图等。

通常可以用口镜和探针进行牙科检查，并且在引入治疗后先实施预防性治疗，如刷牙、抛光和局部使用氟化物。但对于大多数 ASD 儿童来说，进行 X 线检查或牙体修复治疗更有难度。不是所有儿童都可以用非药物性行为管理。轻度镇静对于一些患者作用良好，而对另一些患者则效果不好。对于后者，通常需要全身麻醉。了解到患儿可能需要全身麻醉来治疗时，应尽一切努力来帮助患者保持健康。应当优先选择包括椅旁预防和增强自我护理等预防保健措施，并且可以由牙科医师和（或）训练有素的牙科助理来进行。为了加强治疗效果，ASD 儿童常需要频次较高的复诊来保持联系，维持成功的就诊经历。为了使儿童行为问题的风险最小化，还有一些关于沟通和环境的具体问题，将在 ADHD 部分详细说明。

（二）注意力缺陷多动障碍（ADHD）

注意力缺陷多动障碍是一种相对常见的疾病，它影响着 3% ～ 7% 的儿童和青少年。因此，它是所有牙科保健人员都可能遇到的疾病。患该病的男童多于女童，资料显示女童较少表现出可观察到的多动症状，因而延误诊断 ADHD。病因学尚未完全明了，但在大多数家族起源的病例中，它被视为一种高度遗传性疾病。患有 ADHD 的父母生育出的儿童患有 ADHD 的概率大于 50%。大多数 ADHD 儿童至少有一个近亲家属表现出 ADHD 的症状。然而，该病症也可能是后天的，并且一些患者同时具备先天和后天的组合属性。目前，尚不能区分这两种类型的 ADHD，因为它们症状相似，并且通常对使用相同的神经兴奋药物治疗做出反应。ADHD 被认为是神经传递功能的紊乱，尤其是神经递质多巴胺和去甲肾上腺素。注意力不集中、多动和冲动是 ADHD 的主要表现，其中个体表现出各种类型的症状而被诊断为复合型（最常见）。治疗包括药物治疗（主要是哌甲酯或苯丙胺），以及家长和教师的教育计划在内的心理教育策略。

关于 ADHD 儿童的口腔健康状况存在分歧。龋病发生的风险似乎略有增加，特别是报告中指出 ADHD 儿童和青少年人群中食物和饮料摄入频率较高，并且刷牙的频率较低。

研究表明，ADHD 儿童会带来更多的牙科行为管理问题和牙科焦虑。其原因尚未完全了解，但很可能因为许多 ADHD 儿童难以根据牙科需要调整其活动水平。许多 ADHD 儿童和青少年在牙科环境中的行为和反应停留在较低的年龄水平，如果牙科团队不理解儿童行为背后的原因，并且不能将治疗和需求与儿童的能力相适应，则会明显增加出现儿童行为问题的风险。不要强迫儿童接受治疗，相反，当给予适当治疗时，ADHD 儿童常被成功地管理。如果儿童具有安全感，并相信牙科团队，成功诊治的机会将大幅增加。因此，牙科医师必须有足够的时间进行治疗，且应当提供一个有助于儿童专注于牙科治疗的环境，从而便于患儿接受治疗。

对于特殊儿童患者，应优先考虑预防口腔健康问题及促进患者对于牙科保健的积极态度和接受度。尽量减少令人不安的视觉和听觉干扰以帮助儿童专注于治疗。为了帮助儿童集中注意力，应当减少不必要的外界刺激，如关闭收音机或音乐，关闭治疗室的门以减少背景噪声和干扰，并且消除视觉上的分心（如玩具或书籍）。因为 ADHD 儿童难以选择和过滤他们接收的刺激，所以他们会沉没于过多的外界刺激。同样的注意事项也适用于信息交流。牙科医师和其他卫生专业人员常认为交流和小对话对患者是有益的。虽然这对于许多患者是适用的，但是对于具有神经精神障碍的儿童而言并非如此。如 ASD、ADHD 儿童需要被告知在治疗期间会发生什么，多次使用照片辅助解释可能是有帮助的。此外，患儿需要知道他们将会见到谁、将做什么治疗、治疗程序的时长，以及最后发生的事情。在治疗期间使用直接客观的指令有助于儿童集中注意力。牙科医师最好直接说“请坐在椅子上”来指导患儿，而不是“你想坐在椅子上吗？”。前一种陈述方式是直接指令，而后一种陈述方式可被患者认作为一个问题，儿童可以用“不，我不想”来回答这个问题。这种情况下，顺利进行治疗计划是不可能的。

用于治疗 ASD 儿童的许多技术与用于其他包括 ADHD 在内的精神残疾、智力残疾儿童和有其他有特殊需要或焦虑的儿童的技术大致相同，关键在于根据患儿情况选择最适合个体的方法。

九、临床总结

接诊残障儿童并不是一件容易的事，对其进行牙科治疗则更加困难。但是这是牙科专业人员必须接受的，同时，牙科医师必须避免对该群体的歧视。

研究表明，可能存在一些障碍使得残障儿童无法接受到与他人同等的口腔保健。这些障碍涉及患儿、患儿家庭以及医疗和牙科健康专业人员等相关因素。

残障儿童无法获得与其他人相同的牙科保健或接受相同的牙科治疗。但这是可以改善的。首先，全面了解所有的儿童——他们在生理、情感和认知方面如何成长发育；其次，应该更多地了解残疾以及不同的疾病如何影响口腔和全身健康；最后，以宽容的心态实施诊疗。对特殊儿童有治疗意愿的牙科医师会发现这个领域既具有挑战性，又能带来成就感。

参考文献

[1] 孟焕新 . 临床牙周病学 [M]. 北京：北京大学医学出版社，2014.

[2] 高学军，岳林 . 牙体牙髓病学 [M]. 北京：北京大学医学出版社，2013.

[3] 傅民魁 . 口腔正畸学 [M]. 北京：北京大学医学出版社，2014.

[4] 王洁雪，黄睿洁 . 儿童口腔健康管理手册 [M]. 成都：四川大学出版社，2019.

[5] 王勤涛 . 牙周病学 [M]. 北京：人民卫生出版社，2011.

[6] 赵吉宏 . 口腔颌面外科门诊手术操作规范与技巧 [M]. 北京：北京大学医学出版社，2015.

[7] 李远贵 . 实用儿童口腔医学 [M]. 重庆：重庆大学出版社，2015.

[8] 武俊杰 . 正畸与儿童口腔病例精粹 [M]. 北京 / 西安：世界图书出版公司，2017.

[9] 陈伟 . 儿童口腔疾病防治 [M]. 杭州：浙江大学出版社，2019.

[10] 秦满 . 儿童口腔科诊疗指南与护理常规 [M]. 北京：人民卫生出版社，2015.

[11] 陈聪飞，王玉臻，杨加培 . 舒适化管理策略在儿童口腔疾病管理中的应用 [J]. 中医药管理杂志，2020，28（22）：167-168.

[12] 张莲芳，严娟，林泳希，等 . 儿童化语言在儿童口腔诊疗行为管理中的应用效果 [J]. 全科护理，2020，18（22）：2866-2868.

[13] 冉龙宽，樊林，郁葱 . 虚拟现实技术应用于儿童口腔治疗非药物行为引导的进展 [J]. 中国实用口腔科杂志，2020，13（7）：391-395.

[14] 潘进勇，郁葱 . 基于催眠和认知行为疗法的儿童牙科行为管理 [J]. 中国实用口腔科杂志，2020，13（7）：396-400.

[15] 樊林，郁葱 . 虚拟现实技术在儿童口腔治疗行为管理中的应用 [J]. 中国实用口腔科杂志，2019，12（11）：655-657.

[16] 杜欧，赵亮 . 不同行为管理方法对低龄儿童口腔诊疗的影响 [J]. 中国医药指南，2019，17（25）：104-105.

[17] 罗苑慈，黎秀贤，王少红，等 . 行为管理在学龄前儿童口腔治疗中的应用评价 [J]. 广州医科大学学报，2018，46（5）：83-85.

[18] 吕海驰 . 儿童口腔诊疗行为管理对患儿治疗配合度的影响 [J]. 临床医药文献电子杂志，2018，5（34）：87-88.

[19] 赵莹，林晓萍 . 儿童牙科畏惧症病因及行为管理方法研究进展 [J]. 中国实用口腔科杂志，2017，10（9）：562-567.

[20] 邹美玲 . 一次性与多次性乳牙根管治疗的临床对比 [J]. 首都食品与医药，2019，26（24）：60.

[21] 赵志华，姚敏 . 儿童乳牙根管治疗后 3 种冠修复方法的疗效及安全性比较 [J].

实用口腔医学杂志，2019，35（6）：895–898.
[22] 玛丽亚木古丽·帕塔尔，徐国强，等.非创伤性治疗与常规充填治疗儿童龋病的对比研究[J].临床口腔医学杂志，2019，35（11）：657–659.
[23] 秦爱丽，魏莉莉，蒋海晓，等.窝沟封闭术联合氟保护漆对儿童龋齿的预防作用分析[J].临床研究，2019，27（11）：106–108.
[24] 施俊，毛敏，邓蔡，等.根尖屏障术结合牵引再植术在年轻恒切牙复杂冠根折中的临床疗效[J].临床口腔医学杂志，2019，35（10）：618–621.
[25] 钱雅萍，姚淑萍，邹韵.变异干髓术治疗儿童乳磨牙牙髓病变及根尖周病的临床疗效[J].中国妇幼保健，2019，34（19）：4497–4499.
[26] 武志贤，高朵朵，杜莉，等.不同方法治疗儿童恒牙根尖周病变的效果研究[J].湖南师范大学学报（医学版），2019，16（4）：60–62.
[27] 程燕.窝沟封闭术联合氟保护漆在预防儿童龋齿的临床效果观察[J].智慧健康，2019，5（23）：82–83.
[28] 南骏翔，葛子，刘婷婷，等.复方阿替卡因在儿童牙体牙髓无痛治疗中的效果分析[J].中外医疗，2019，38（20）：101–103.
[29] 游文喆，窦桂丽，夏斌.乳牙间接牙髓治疗两年疗效观察及影响因素分析[J].北京大学学报（医学版），2019，51（1）：65–69.
[30] 蔡欣如，朱金晓.预防性树脂充填治疗年轻恒牙窝沟龋临床价值体会[J].全科口腔医学电子杂志，2019，6（1）：61–62.
[31] 束皓.橡皮障隔离技术在年轻恒牙牙髓切断术中的应用[J].大医师，2019，4（1）：136–137.
[32] 彭源，孙琦.儿童乳牙根尖周炎感染的根管菌丛分析的实验研究[J].实验与检验医学，2018，36（2）：174–177.
[33] 杨运强，邵乐南，汤国雄，等.分层麻醉在儿童乳牙拔除术中的应用研究[J].临床口腔医学杂志，2017，33（8）：489–491.
[34] 张洁，杨杰.直丝弓矫正技术应用于儿童替牙期的牙齿畸形矫正的治疗效果研究[J].全科口腔医学电子杂志，2017，4（10）：36–37.